HEYNE <

Das Buch

Huna-Seelenkraft erschließt das uralte Wissen der hawaiianischen Schamanen für den modernen Alltag: Neben einer klaren Einführung in die Grundzüge des Huna wird konkret vor Augen geführt, wie man die Huna-Prinzipien im modernen Alltag einsetzen kann – für ein gesundes, bewusstes und glückliches Leben.

Auf authentische Art und Weise eröffnen Petra Lazarus und Wulfing von Rohr völlig neue Wege, um das immense Lebenswissen der Kahunas praktisch im eigenen Leben anzuwenden: Mit einem einzigartigen Test wird es möglich, den eigenen Kahuna-Typ zu bestimmen. Hieraus ergeben sich klare Hinweise, welche Lebensaufgaben und welche Potenziale der Einzelne in dieses Leben mitgebracht hat und wie diese erfüllt beziehungsweise entfaltet werden können.

Darüber hinaus setzen die Autoren zum ersten Mal überhaupt die sieben Energiegesetze des Huna und die sieben Hauptchakras des Menschen miteinander in Beziehung – mit praktischen Übungen wird es möglich, die eigene Lebenskraft wirksam zu stärken.

Die Autoren

Petra Lazarus ist Heilpraktikerin, Schamanin, Yogalehrerin, Hunalehrerin und Autorin dreier erfolgreicher Ratgeber. Sie leitet Kahunakurse und Ausbildungen, wofür die hawaiianischen Huna-Lehren die Grundlage bilden. Seit vielen Jahren setzt sie in ihrer Naturheilpraxis in Bad Reichenhall mit großem Erfolg auch schamanisches Arbeiten und Kahuna-Healing ein.

Wulfing von Rohr ist Sachbuchautor, Journalist und Seminarleiter. Er ist Autor und Koautor zahlreicher Bücher über Naturheilkunde, Spiritualität und Geheimwissen. Er organisiert internationale Bewusstseinskongresse, hält Vorträge und leitet mystische Reisen zu Kraftorten.

PETRA LAZARUS
WULFING VON ROHR

HUNA-SEELENKRAFT

HEILUNG UND WEISHEIT AUS HAWAII

Praxisbuch

WILHELM HEYNE VERLAG
MÜNCHEN

Das vorliegende Buch ist sorgfältig erarbeitet worden.
Dennoch erfolgen alle Angaben ohne Gewähr.
Weder Autoren noch Verlag können für eventuelle Nachteile oder Schäden, die aus den im Buch gemachten praktischen Hinweisen resultieren, eine Haftung übernehmen.

MIX
Papier aus verantwortungsvollen Quellen
FSC® C014496

Verlagsgruppe Random House FSC-DEU-0100
Das für dieses Buch verwendete FSC-zertifizierte Papier
Super Snowbright liefert Hellefoss AS, Hokksund, Norwegen.

Originalausgabe 12 / 2012

Redaktion: Dr. Diane Zilliges
Umschlaggestaltung: Guter Punkt, München
Umschlagmotiv: © Nejron Photo / shutterstock
Grafiken / Illustrationen: te·ha grafik, draenn@gmail.com
Satz: te·ha grafik, draenn@gmail.com
Druck und Bindung: GGP Media GmbH, Pößneck

ISBN 978-3-453-70202-8

www.heyne.de

Inhalt

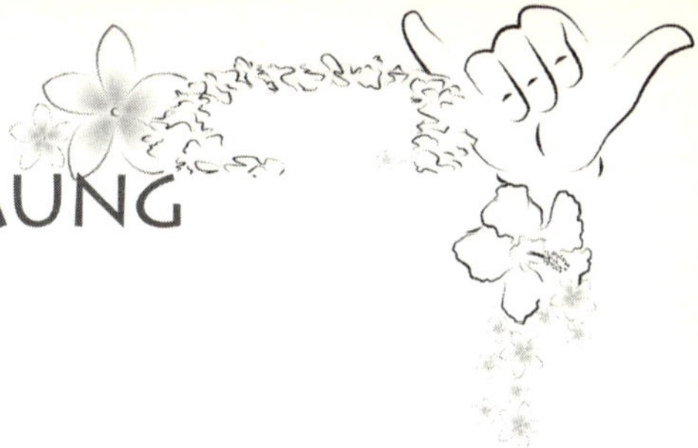

WIDMUNG

Dieses Buch ist all jenen gewidmet,
die den Weg des Huna gehen,
vor allem meinen Huna-Lehrern Nona und Alain W.

Petra Lazarus

Nana Veary: Mahalo!
Ja, du hast den Nagel auf den Kopf getroffen.
Change We Must – auch Huna wandelt sich.

Wulfing von Rohr

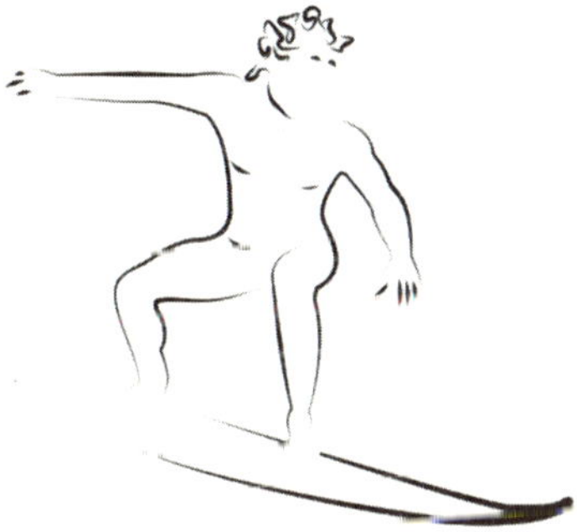

1. Huna Seelenkraft

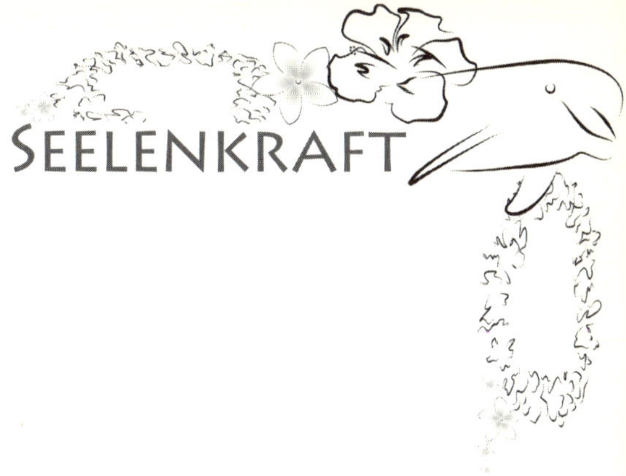

Meine Begegnung mit Nona

Haipule

»Träume nicht dein Leben,
lebe deinen Traum.«

In meiner langjährigen Praxistätigkeit als Heilpraktikerin und Schamanin empfinde ich es immer wieder wie ein Wunder, wenn sich die Lebensumstände der Patienten zum Guten wenden und Heilung eintritt. Ich darf die großen und kleinen Veränderungen mitverfolgen, die den Menschen mehr Kraft, Freude und Gesundheit im Leben bringen. Eine großartige Methode, die Gesundheit zu stärken, die Gefühlswelt in Ordnung zu bringen, die Seele in ihrer Vollkommenheit und den Geist in der Großartigkeit zu erleben, bietet uns das System von Huna. Huna ist eine stark praxisorientierte bewährte Heilmethode, die auf der genauen Beobachtung der Lebensumstände und persönlichen Einstellungen beruht. Das ihr zugrunde liegende Wissen reicht bis zum Ursprung der Menschheit zurück.

Wir wollen uns in diesem Buch mit den Grundlagen des »Großen Geheimnisses« befassen, wie die Huna-Lehre auch genannt wird. Hüter dieses großen Geheimnisses sind Meister und Meisterinnen, die »Kahunas« genannt werden. Ich möchte dich einladen, deinen eigenen Traum, deine vielfältigen Träume, zu verwirklichen, dein Potenzial zu erkennen und zum bewussten Mit-Schöpfer deines Lebens zu werden.

Mahalo

»Möge der Geist des Unaussprechlichen mit dir sein!«

Mein Weg zum Heilwissen der Kahunas

Nach Beendigung des Heilpraktikerstudiums begann vor vielen Jahren meine eigene Reise zu mir selbst. Ich probierte allerlei Therapiemethoden aus, lernte grob- und feinstoffliche Zusammenhänge besser zu erkennen und landete irgendwann in einem Seminar mit Suzan Wiegel. Diese wunderbare Lehrerin unterrichtete damals Aura-Soma. Am letzten Tag unserer Ausbildung verkündete sie dann: »Morgen beginne ich mit einer Kahuna-Ausbildung, hat noch jemand Lust mitzumachen?«

Kahuna – wieder eine neue Therapie? Wieder ein neuer Begriff, eine weitere Möglichkeit, heil zu werden? Was ist Kahuna, wer wendet Kahuna an, wann kommt Huna zum Einsatz, wie kann ich das erlernen und vor allem: Ist dieses System praxisorientiert?

Fragen über Fragen. Jeder Suchende kennt dieses Phänomen: Kaum ist eine Ausbildung zu Ende, findet sich ein neues Therapiekonzept, die Suche nach dem richtigen, einzigartigen Weg geht weiter, und es scheint keine Leitlinie auf den verschlungenen, vielfältigen Wegen zu Heilung, Ganzheit und Selbstverwirklichung zu geben.

»Noch eine neue Therapie?«, meldete sich mein Kopf. »Was kostet das nun wieder, kannst du dir das überhaupt leisten? Und außerdem: Du hast eh keine Zeit, musst wieder arbeiten, das bisschen Freizeit kannst du auch anders und besser verbringen.« Mein Verstand protestierte. »Was soll denn mit Huna anders werden? Du weißt doch eh schon so viel – über Mikrobiologie, über Dunkelfeld, über Farben, über Yoga, über Energiefelder, dies und jenes. Was willst du mit noch einer Therapieform anfangen? Es ist doch eh immer das Gleiche: Anfänglich ist alles nett, und hinterher kannst du die Methode bestenfalls in die Praxis einbeziehen. Oft ist aber außer Spesen nichts gewesen.«

Ich beobachtete den Dialog zwischen Herz und Verstand. Sicher, die Argumente stimmten vielleicht, aber ich spürte eine bis dahin unbekannte Sehnsucht in mir aufsteigen und eine längst vergessene Rück-Erinnerung an ein uraltes Heilwissen begann. Huna hatte mein Herz längst berührt, tiefe Freude erfüllte mich – und irgendwie weiß ich heute sogar: Ich bin zu Hause angekommen.

»Freude ist das stärkste Gefühl, das dich nach Hause bringt« – diese Einsicht aus dem Huna erlebe ich als weise und sehr humorvoll. In den vielen Jahren der Ausbildung in das Heilwissen der Kahunas vermittelte uns Suzan ihren ganzen Erfahrungsschatz, getragen von unendlich viel Liebe.

Dennoch blieb der Wunsch in mir, einen »richtigen« Kahuna kennenzulernen. Hawaii ist weit weg, die Reise aufwendig und teuer, ich hatte auf zwei Töchter Rücksicht zu nehmen … Doch mein Wunsch, mit einem Kahuna längere Zeit zusammenzuleben, wurde immer größer. Dann geschah ein Wunder, zu einem Huna-Kongress in München lud Suzan eine hawaiianische Meisterin ein: Nona.

Die erste Begegnung mit Nona

Nona lebte auf Hawaii, war eine der wenigen autorisierten Hula-Tänzerinnen und sollte auf dem Kahuna-Kongress in München präsent sein, Fragen beantworten, über Huna berichten, Gebete »chanten« und einfach nur den Geist der Kahunas repräsentieren. Es gab da nur ein Problem: Suzan Wiegel, die den Kongress organisiert hatte, wollte den weit gereisten und geehrten Gast nicht irgendwo einmieten, sondern suchte eine geeignete Unterkunft für sie. Auf die Frage, wer Nona beherbergen wolle, antwortete mein Herz schneller als mein Verstand.

»Ich«, rief ich aus, freudig erregt – und ein Traum ging in Erfüllung. Ich durfte eine »richtige« Kahuna-Frau in meinem Haus willkommen heißen, viele Stunden mit ihr verbringen und so mehr über die Lehre der Kahunas erfahren. Die Aufregung war riesig, mein Herz jubelte, ich war unendlich neugierig und konnte es kaum erwarten, Nona vom Flughafen abzuholen.

Meine Vorbereitungen in unserem damaligen Haus liefen auf Hochtouren, alles wurde mit noch mehr Sorgfalt gepflegt, ein Bett für Nona frisch überzogen, Blumen zum Empfang bereitgestellt, Früchte und Wasser ins Zimmer gebracht.

Und dann holten wir Nona ab. Suzan und sie erwarteten uns schon, Suzan, liebevoll wie immer, aber auch sehr respektvoll gegenüber Nona. Wie stellt man sich eine Kahuna-Frau vor? Ich hatte mir ausgemalt, wie sie wohl aussehen wird, und fragte mich, ob ich wohl sofort von ihrer Ausstrahlung erfüllt sein werde und ob ich gut mit ihr kommunizieren kann. Mein Englisch ist leider nicht mehr als schulreif. Aber obwohl mir mein Verstand viele Probleme einzureden versuchte, war ich nur freudig erregt, sie zu sehen.

Da steht sie endlich vor mir in ihrer ganzen Pracht: Nona – eine füllige Frau Mitte vierzig mit tiefbrauner Haut, den typischen Gesichtszügen der Hawaiianer und mit superlangen violettfarbenen Fingernägeln. Sieht so ein Kahuna aus? Ein Mensch, der das Heilwissen und die Weisheit der Huna-Lehre in sich trägt und anwendet?

Wie soll man sich einen weisen Menschen vorstellen, erkennen wir einen solchen überhaupt im Alltag? Nona hätte ich als Kahuna erst einmal nicht erkannt. Sie ist sehr menschlich und natürlich. Und frei von jedem Anspruch an die Mitmenschen. Sie ist einfach da. Erlebt den Augenblick, sieht und beobachtet die Natur und die Menschen, und erlaubt sich nie, irgendein Wort des Urteils abzugeben. Ihr Herz ist weich, ihre Augen strahlen, wenn sie von »zu Hause« erzählt. Von Hula, vom Meer, ihr Mitgefühl ist unendlich groß, sie vergießt auch Tränen, wenn sie von Herzen berührt ist. Und Nona ist sehr oft im Herzen berührt. Nona gibt sich so, wie sie ist, und in ihrer Gegenwart erlaube ich mir, auch einfach nur Petra zu sein. Mit allem, was zu mir gehört: meinen Stärken, aber vor allem auch mit meinen vermeintlichen Schwächen. Ich muss mich nicht verstellen, ich brauche keine Rolle zu spielen, ich darf einfach sein, wie ich bin. Ich beginne zu verstehen: Das ist auch Huna. Sein zu dürfen, wie wir sind. Ohne Wenn und Aber, ohne Schnickschnack, ohne Anspruch an sich selbst oder an die anderen. Erwartungslos. Und dennoch total präsent.

Nona hat eine lange Reise hinter sich, der Flug hat sie angestrengt, und nun fahren wir nochmals über 200 Kilometer zu uns nach Hause. Dort angekommen, zeige ich ihr unser Haus und ihr Zimmer, biete ihr Essen und Trinken an, Nona will jedoch schlafen. Alles okay, sagt sie mir immer wieder, alles gut, mach dir keine Sorgen. Obwohl sie müde ist, nimmt sie mir die Angst, als Gastgeberin zu versagen. Sie ist einfach nur in ihrer Liebe.

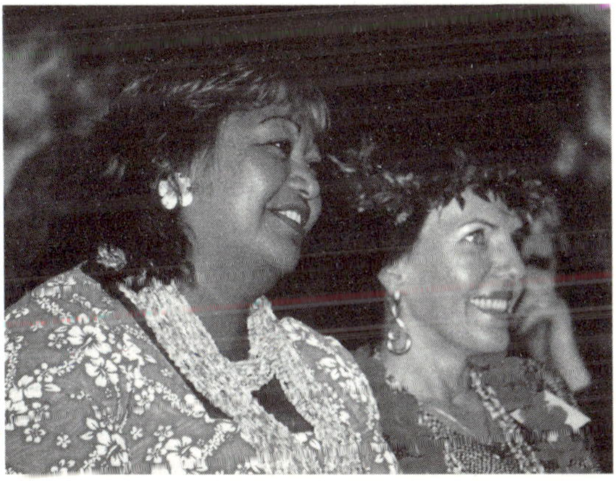

Nona (links) und Petra Lazarus

Der Kongress

Am Tag des Kahuna-Kongresses hat Nona ein Geschenk für mich: aus den Blumen, die ich in ihr Zimmer stellte, hat sie mir einen »Lei« geflochten, einen Blütenkranz – als Zeichen der Anerkennung und Wertschätzung. Nona gibt mir den Lei, setzt ihn mir auf den Kopf und segnet mich. Der Lei wird mich den ganzen Tag begleiten und mir Schutz und Hilfe geben, wenn ich in München zum ersten Mal in meinem Leben vor vielen Menschen einen Vortrag über Huna-Yoga halten werde.

Der Kongress verläuft sehr gut, die Stimmung ist fröhlich, wir sind alle glücklich, Huna präsentieren zu können. Neben Nona und einer professionellen Hula-Tanzgruppe zeigen die Kahuna-Lehrlinge, wie ich uns nun bezeichnen würde, ihr bisher erworbenes Können. Viele Vorträge, selbst kreierte Huna-Essenzen, Öle und Cremes, Workshops in Yoga und Entspannung. Die vielen hundert Menschen können miterleben, wie wir unser Potenzial verwirklichen – uns in unserer Kraft und Freude zeigen und eine neue Realität mit uns selbst erschaffen.

Nona betritt den Saal, groß, sehr präsent, füllig und sehr klar. Sie nimmt das Mikrophon und singt ein Gebet. Nein, sie singt es nicht, sie zelebriert es. Kräftig ist ihre Stimme, die Menschen sind still und voller Erwartung. Klarheit erfüllt den Raum und eine unendliche Stille folgt. Diese Energie macht atemlos und breitet sich in den Herzen der Menschen aus. Ein anderer Aspekt der Liebe, sagt Nona.

»Klarheit ist der höchste Zustand der Liebe.«
Auch das ist Huna.

Huna bringt Klarheit in unser Leben – das Ende eines jeden Chaos. Die Herzen sind berührt und weit. Wenn Nona Tränen der Rührung vergießt, weine ich mit ihr. Ich fühle mich eins mit allen Menschen und erlebe mich in einer tiefen All-Liebe zu mir und meinem Umfeld. Alles ist so einfach. Ist dies das Geheimnis der Kahunas?

Ich bin in meinem Mitgefühl und beobachte die Menschen, deren Gesichtszüge weicher werden, die mehr mit mir kommunizieren. Ich erlebe das Berührtsein im Herzen, die Offenheit und Einfachheit, ich bin einfach nur glücklich über den Tag. Ein Tag der Freude, der nie enden will – vielleicht, weil ich die Momente des Glücks wie zeitlich stärker ausgedehnt erlebe? Weil ich eintauchen kann in die Erfülltheit des Augenblicks? Huna lehrt uns: Wenn es schön ist, dehne die Zeit aus. Stell dir vor, dass dieser Zustand länger und länger anhält, genieße jede Sekunde und tauche noch tiefer ein in dieses Glück.

Nona freut sich über jede kleine Begegnung, doch plötzlich hält sie inne und weint. »Schau dir diese Frau an«, sagt sie zu mir, »und segne sie. Sie wird bald sterben.« Nona sieht die Aura der Menschen, sie kann sehen, wenn sich eine Seele verabschiedet, sie spürt den menschlichen Schmerz des Loslassens und Abschieds, des Ab-Scheidens.

Und wieder heilt sie, indem sie die Seele mit Segnungen auf ihrer letzten Erdenreise begleitet. »Heile immer, verletze nie« – das einzige Huna-Gebot wendet Nona unentwegt an. Heile immer, versuche jeden Augenblick, in dir und deinem Mitmenschen Heilung anzustreben. Das ist das Wesentliche, was die Kahunas uns auf den Weg mitgeben, es ist das, was sie als Grundlage eines erfüllten Lebens entdeckt haben.

Ein tiefes Transformationserlebnis mit Nona

Tage danach, ich war joggen und dann mit Nona frühstücken, bin ich in einer Meditation über Christus versunken. Ich erlebe ein Déjà-vu in einer Tiefe und Direktheit, dass ich noch Jahre danach jeden Augenblick des Ereignisses in mir spüre. Ich sehe mich in einer Inkarnation mit Jesus und unter dem Kreuz. Mein Schmerz ist nicht zu stillen, die Sehnsucht unendlich. Nona hat mir den Weg geöffnet, und nun kann auch hier endlich Heilung im Herzen beginnen.

Kahunas blicken auf eine lange Tradition der Initiationen zurück. Diese Einweihungsrituale befähigen die Schüler, das Wissen um Heilung und Energiegesetze in die Realität umzusetzen. Ein Schüler wird dabei über viele Jahre von den Kahunas geschult und auch gewissen Prüfungen unterzogen, bevor er oder sie initiiert werden. Dabei erlernen die Schüler übernatürliche Fähigkeiten. Dies bedeutet nicht nur die Ausbildung der Hellsinnigkeit, sondern vor allem die zielgerichtete Nutzung von Energien und deren Transformation.

Huna ist das große Geheimnis, die Kahunas seine Hüter – und nun Christus als Meister der Kahunas. Natürlich allem übergeordnet Mutter-Vater-Gott, das Licht, der Unendliche oder welchen Namen man auch nutzen will. Viele Kahunas nennen ihn den oder das »Unaussprechliche«, weil er beziehungsweise es so groß ist.

Das Heilwissen der Kahunas ist überkonfessionell. Du kannst als Kahuna der Kirche angehören, du kannst ein freier Christ sein, du kannst Huna auch als Muslim, Hindu, Jude, Buddhist oder Anhänger einer anderen Glaubensbewegung oder als Pilger auf einem anderen spirituellen Weg erleben. Huna ist für alle gültig und strebt die Verneinung von Vorurteilen an und die Bereitschaft, dem Nächsten im Herzen zu begegnen.

Nona als Hula-Tänzerin

Nona lebte mit ihrer Familie auf Hawaii. Sie war Mutter von drei Söhnen, betreute aber nebenher noch einige Waisenkinder. Sie war auch nach Europa gereist, um etwas Geld zu erwirtschaften. Aus diesem Grund organisierten einige Huna-Schüler einen Workshop für Hula-Tanz in Österreich.

Ich habe mich auf diesen Workshop gut vorbereitet. Gefastet, weil eine gute Figur ja so wichtig ist. Und ich habe viel Yoga geübt, um meinen Körper geschmeidig zu halten. Ich habe Nona nun einige Tage nicht gesehen, sie wurde schon vor einiger Zeit von meiner Freundin nach Österreich abgeholt.

Jetzt ist endlich der Tag des Workshops gekommen, viele Frauen sind dabei. Wir tragen alle weit schwingende Röcke, freuen uns darauf, einen Tag lang mit Nona zu tanzen.

Da erscheint sie wieder, mit einem eng anliegenden Body, der ihre Fülle unterstreicht. Da hilft auch die Farbe Schwarz nichts, Nona ist dick, viel zu dick, höre ich den Kommentar in meinem Kopf. Und sie hat nur ein kleines Baströckchen über dem Body, da sieht man jede Falte und jedes Speckröllchen – undenkbar für uns ausgehungerte europäische Frauen.

Nona steht auf und singt, chantet, ein Gebet wird gesungen. Und dann steht sie wieder vor mir, stolz nun, groß, die Haltung aufgerichtet und wieder sehr klar. »Die Schönheit einer Frau ist im Rücken!« Sie zeigt auf den unteren Bereich ihrer Wirbelsäule und steht kerzengerade.

Dann tanzt sie Hula und wir tauchen ein in eine Welt, die nur aus Schwingung, Weichheit, Schönheit und Harmonie besteht. Nona erklärt uns die Handhaltung, erklärt den Inhalt der Tänze, sie schwebt, so scheint es, über dem Boden. Nona tanzt, als gäbe es keine Erde. Ihr Oberkörper ist gerade, klar und aufgerichtet, ihr Becken erzählt schwingend eine Geschichte. Ihr Gesicht spiegelt Anmut und Würde wieder, ich fühle mich klein und bin über meine Vorurteile fürchterlich beschämt. In den Gesichtern meiner Mittänzerinnen erkenne ich ähnliche Gefühle der Achtung vor Nona und der erbarmungslosen Urteile über sich selbst.

Immer, wenn du be- oder verurteilst, trennst du dich von deiner Göttlichkeit, heißt es. In diesem Augenblick erlebe ich erneut die Tiefe und Weisheit der Kahunas.

Die letzten Tage mit Nona

Die Zeit verrinnt viel zu schnell. Nona nimmt noch eine CD auf, sie singt Lieder aus ihrer hawaiianischen Heimat, die von Liebe und Sehnsucht erzählen, der Schönheit von Hawaii. Ihre Stimme ist weich und geheimnisvoll. Der Erlös kommt dem Waisenhaus zugute.

Nona hat Heimweh, wenngleich sie den Besuch in Europa tapfer durchhält. Alles ist so eng hier, sagt sie, und warum die Kühe in den Ställen sind, während die Weideflächen grün und das Gras doch satt ist? Sie versteht vieles nicht – kann nicht verstehen, wie wir uns abmühen und rackern, weshalb wir so streng mit uns sind, wieso die Menschen so einsam sind, weshalb wir nicht miteinander tanzen und singen, warum die Umwelt so zerstört ist, weshalb wir teure Seminare besuchen, während doch nur eines zählt: die Liebe in all ihren Facetten, die All-Liebe.

Das ist nicht nur die Liebe zwischen Mann und Frau, die Liebe zwischen Eltern und Kindern, die Liebe zu den Mitmenschen, die Liebe zur Natur, die Liebe zu den Tieren und Pflanzen. Es bedeutet vor allem: die Liebe zu dir selbst. Dich so zu lieben, wie du bist. Mit allem, was dazugehört.

Mein Seelenplan ist es, diese Liebe zu erleben, diese bedingungslose Liebe in mir und meinen Mitmenschen zu erkennen und die Liebe des Unaussprechlichen jede Sekunde in mir zu erfahren. Es ist eine der Seelenaufgaben für uns alle.

Nona ist viel zu früh in die Heimat zurückgegangen. Ihr Herz war zu weich für diese Welt, hat man mir gesagt. Der Schmerz über das Leid von so vielen Menschen war oft zu gewaltig, die Sehnsucht zu groß. Ich bin Nona zutiefst dankbar und werde sie als meine große Kahuna-Lehrerin stets in Erinnerung behalten.

Sie gab mir folgenden Segensspruch mit auf den Weg: »Möge dein Weg gesegnet sein, mögest du die Seelenkraft in dir entwickeln, mögest du den Mut haben, deine Liebe zu dir zu entdecken, mögen die Liebe und der Segen des Unaussprechlichen immer bei dir sein. Aloha!«

Lele wale akua la

»Das Gebet steigt zum hohen Selbst auf.«

Was ist Huna?

Das Wort Huna lässt sich aus der hawaiianischen Sprache so ableiten: Huna bedeutet »Verborgenes, Geheimes«. Bestandteile des Begriffs sind HU (Aktivität) und NA (sowohl Zuhören als auch Heilen). Huna ist demnach auch »Heilung durch Zuhören« bzw. »auf unsichtbare Weise (verborgen, geheim) heilen, indem man auf etwas hört, was aus anderen als den normalen, sichtbaren und greifbaren Ebenen kommt.

Huna hat seine Wurzeln im polynesischen Raum, vor allem in Hawaii, und ist

- schamanische Weisheit,
- naturnahe Heilmagie,
- ein psychologisch kundiger Weg zur seelischen Harmonie,
- ein spirituell eigenständiger Weg zum Erwachen und zur Erfüllung,
- eine ganzheitliche Lebenseinstellung, die sich aufgrund von Erfahrungen und Inspirationen entwickelt hat, deren Ursprung im Dunkel liegt, die aber immer offen bleibt für die Aufnahme neuer Impulse und Entwicklungen.

Huna ist ein Weg der Bewusstseinsentfaltung, Heilung und Selbstverwirklichung, in dessen Mittelpunkt Lebensfreude, Mitmenschlichkeit und das mystische Erleben im Hier und Jetzt stehen. Huna kommt ohne Dogmen aus und ist und bleibt offen für lebendige Ausformungen, die der jeweiligen Zeit und den Menschen entsprechen.

Kahunas sind Menschen, die Huna auf menschliche und meisterliche Art ausüben. Es sind Heiler und Heilerinnen, die körperliche und seelische Leiden lindern oder heilen. Es sind geistige Freunde, die Menschen auf ihrem Weg im Alltag begleiten. Kahunas sind spirituelle Lehrer und Lehrerinnen, die anderen

Wege zur Quelle zeigen und ihnen Ermunterung und Werkzeuge zur Selbstermächtigung zur Verfügung stellen.

Huna arbeitet mit Prinzipien, die einzeln auch in anderen Traditionen weltweit bestanden oder bestehen. Das Wort kommt aus der hawaiianischen Sprache und bedeutet »Geheimnis«. Die Huna-Philosophie, wie sie bei uns bekannt ist, wurde vom Amerikaner Max Freedom Long (1890–1971) entwickelt, der von 1917 bis 1931 auf Hawaii lebte und wirkte. 1936 schrieb er sein erstes Buch, um seine Forschungen und Entdeckungen zum Huna zu veröffentlichen; 1945 gründete er das Institut »Huna Research«; 1953 schließlich publizierte er den Klassiker »The Secret Science at Work« (etwa: »Wie die geheime Wissenschaft wirkt«). Nach ihm wurde Huna durch den Psychologen Serge Kahili King weiterverbreitet, vor allem durch dessen Buch »Der Stadtschamane«. (Der promovierte Psychologe King wurde von der Kahili-Familie auf Kauai in Hawaii – deshalb der Namenszusatz Kahili – und von afrikanischen und mongolischen Schamanen ausgebildet, wie sein amerikanischer Verlag Simon&Schuster auf seiner Webseite mitteilt.)

Es gibt durchaus eine Diskussion in Hawaii und andernorts, ob und inwieweit Long, King und andere Vertreter der Huna-Bewegung außerhalb von Hawaii überhaupt »authentisch« sind (auch wenn sie dort gelernt haben beziehungsweise ausgebildet oder »adoptiert« worden sind). Auch steht zur Debatte, ob es legitim ist, dass sie und/oder andere eigene Elemente in die Huna-Philosophie und das Huna-System – falls man diese Begriffe überhaupt verwenden will – eingebracht haben.

Wir meinen, dass die Antwort auf beide Fragen durchaus lauten darf: Was Menschen hilft, was sich bewährt hat, was der Selbstermächtigung dient, was Leiden lindert oder sogar heilt, was Menschen Seelenharmonie und geistige Erfüllung bringt, was ihnen psychologische Balance und spirituelle Erfahrungen beschert, ist gut, ist stimmig und ganz und gar annehmbar. Und genau dem soll auch dieses Buch dienen.

Wenn wir beginnen nachzuforschen, woher Huna stammt, müssen wir fragen, woher die Menschen kamen, die auf den Inseln Hawaiis lebten. Vor einhundert Jahren sammelte William D. Westervelt hawaiianische Mythen und Legenden. In der Geschichte von *Ke-ao-mele-mele,* dem »Mädchen der Goldenen Wolke«, heißt es*: »Sie soll eine der ersten Personen gewesen sein, welche die Götter brachten, um im Paradies des Pazifiks eine Heimstatt zu finden. In alten Zeiten kamen die Ahnen der Hawaiianer aus weit entfernten Ländern übers Meer, für die sie unterschiedliche Namen haben, wie ›Der leuchtende Himmel‹, ›Das schwebende Land von Kane‹, ›Das weit entfernte Land von Kahiki (Tahiti)‹, und ›*Kuai-he-lani*‹. Das Mädchen der Goldenen Wolke wurde von *Kuai-he-lani* gerufen, auf Hawaii zu leben.«

Uns scheint es so zu sein wie mit wohl allen Weisheitslehren: Sie sind teilweise aus den lebenslangen Alltagserfahrungen von Menschen entstanden, die sich eins mit der Erde, der Natur und dem Kosmos wussten. Zugleich sind Einflüsse aus geistigen Dimensionen, Führung durch spirituelle Wesen und Befruchtung aus dem Raum des Unsichtbaren, aus dem Land der Träume und Visionen, der mystischen Erfahrungen und der Begegnungen mit »Göttern« unübersehbar. Wir finden ähnliche Entstehungsweisen zum Beispiel in Indien, in den Veden und Upanishaden.

Ein vielleicht nicht unwichtiger Hinweis: Oft werden Lehren und historische Personen von einer fernen Nachwelt idealisiert, romantisiert. Der Frankenkaiser Karl gilt heute als bedeutender Herrscher des europäischen Kontinents, der sowohl von den Franzosen als Charlemagne als auch von deutschsprachigen Völkern als Karl der Große in Anspruch genommen wird. Gern vergisst man dabei, dass er in seiner Zeit wegen seiner

* W. D. Westervelt: *Myths and Legends of Hawaii*, Seite 141 (Übersetzung W. v. Rohr).

Brutalität bei Eroberung und Missionierung auch als »Sachsenschlächter« in Verruf kam.

Gern idealisieren wir die Südsee und ihre Kulturen als »verlorenes Paradies«. Wir glauben oft, dass dort ein vollkommenes Leben möglich gewesen sei, unter der Leitung weiser Herrscher, erwachter Meister und wunderbarer Heiler. Dabei übersehen wir, vergessen wir oder wissen schlicht nicht, dass es auch auf den Inseln Hawaiis Mord und Totschlag gab, Menschenopfer, dogmatische *kapus* (Tabus), deren Übertretung mit schlimmsten Strafen geahndet wurde und die doch hauptsächlich dem Machterhalt einer Adels- und Priesterelite dienten. 1791 begann Kamehameha von Big Island, sich alle Inseln zu unterwerfen, was ebenfalls nicht ohne Menschenopfer abging.*

Damit wird der Kern der Huna-Lehren nicht wertlos, im Gegenteil. Spirituelle Weisheit, heilerische Erfahrung, eine ganzheitliche Einstellung zum Leben und vor allem Liebe – Liebe zu sich selbst, zu den Menschen, zu *ohana* als einer einzigen Familie, Achtung im Umgang mit der Natur – all das wird durch Machtansprüche, Egoausbrüche und offensichtlich inhumane Sitten und Gebräuche nicht unwichtiger, sondern sogar noch viel entscheidender.

Um diesen Kern der universellen Weisheit und Heilung, wie er vor allem auf Hawaii erfahren und weiterentwickelt worden ist, geht es in unserem Buch. Huna ist kein Dogma, kein ein für alle Mal festgelegter Kodex, an dem kein Jota verändert werden dürfte oder müsste. »Change We Must« nennt eine hawaiianische Kahuna, Nana Veary, ihr Buch. »Wir müssen uns ändern.« Um Huna im Sinne dessen, was Menschen heute als Hilfe für ihren eigenen Weg des Erwachens und der Heilung nutzen können, geht es auch uns hier.

* Harden, MJ: *Voices of Wisdom,* Seite 144.

Zentral dafür ist die Kraft des Aloha, die Kraft der Liebe. Sie wirkt durch die Sehnsucht irdischer Menschen nach »Mehr«. Sie fließt manchmal auch durch die Liebe der Geistwesen, der Götter, Engel oder Aufgestiegenen Meister, zu uns hier auf die Erde – damit wir für das geistige Erbe, die Schönheit, das Wunder und das Licht der Liebe erwachen. *Aloha* bezeichnet ein offenes Herz, eine Liebe zu sich selbst und zur Schöpfung.

He manu ke aloha,
'a 'ohe lala kau 'ole

»Liebe ist wie ein Vogel, für den es keinen Zweig gibt, auf dem er nicht gern sitzt.«

Oder einfach: »Ich liebe jede Liebe.«
Aber auch: »Verleihe deiner Liebe Flügel, damit sie sich in ungeahnte Höhen erheben kann.«

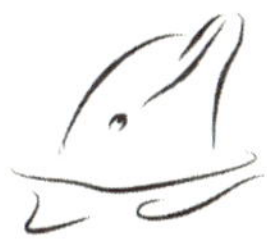

2. Mit Huna das Geheimnis der Seelenaufgaben entschlüsseln

Die wahren Talente und Lebensziele entdecken und verwirklichen

Wenn du mit dem Schnitzen anfängst,
offenbart das Holz seine Geheimnisse.
Keola Sequeria,
Kanuha-Holzschnitzer und -Kanubauer

Die meisten spüren, dass wir Seelenaufgaben haben. Sie haben von einem Seelenplan gehört, einem Lebensplan, von karmischen Lernaufgaben, vom spirituellen Potenzial. Viele unter uns sind jedoch irgendwie unzufrieden mit ihrem Leben. Sie fühlen sich nicht erfüllt, es fehlt anscheinend irgendetwas. Viele Menschen spüren, dass sie noch nicht (oder noch nicht genügend) zu ihrer Bestimmung gefunden haben, dass es ihnen an Lebenssinn mangelt, dass ein klarer Zweck und eindeutige Ziele (bisher noch) nicht gefunden sind.

In solchen Fällen neigen wir gern dazu, die Ursachen in der Familie, in der Gesellschaft, in unserer Beziehung, im Beruf zu suchen und andere Menschen oder bestimmte Umstände verantwortlich zu machen oder ihnen sogar eine Schuld zuzuweisen. Das führt notgedrungen zu Konflikten, ob sie nun bewusst oder unterbewusst ausgetragen werden. Es führt zu Spannungen und zum Entschluss, am äußeren Leben etwas zu ändern: den angestammten Beruf hinzuschmeißen und »etwas mit Menschen« zu machen oder »Heiler« beziehungsweise »Heilerin« zu werden. Man will einen neuen Partner, eine neue Partnerin suchen, den Wohnort wechseln und und und. Manches davon ist vielleicht tatsächlich sinnvoll und auch einfach dran. Aber die Wurzelursache, der tiefste (oder höchste) Grund für die subjektiv als real erlebte Unstimmigkeit ist damit noch nicht entdeckt und auch nicht aufgelöst: unsere Seelenaufgabe oder die Seelenaufgaben.

Mit diesem geheimnisvollen Thema des Lebensplans und seiner Seelenaufgaben wollen wir uns an dieser Stelle näher befassen. Wir werden feststellen, dass Huna wesentlich dazu beitragen kann, dass wir unsere Seelenaufgaben entdecken und annehmen. Wir möchten zeigen, dass Huna ein Sprungbrett mitten hinein in das eigene Potenzial und die wahren Seelenaufgaben sein kann – wenn du auch wirklich bereit bist zu springen! Wenn du dazu bereit bist, kann dir dieses Buch zu einem echten Durchbruch in eine ganz andere, neue, erfüllte und glückliche Ebene des Seins verhelfen. Es wird für viele Leserinnen und Leser mit Sicherheit zu einer »life changing experience«, zu einer lebensverändernden Erfahrung, wenn sie die eigenen Seelenaufgaben finden und erfüllen. Schnall dich geistig also gut an und überlege dir, ob du bereit bist, dich mit uns auf die große Fahrt oder den Höhenflug zu deinen Seelenaufgaben zu begeben.

Wir könnten uns dem Lebensplan und seinen Seelenaufgaben so nähern, dass wir uns zuerst die kleineren, gut überschaubaren Lernaufgaben und Verwirklichungsmöglichkeiten ansehen, und uns dann allmählich immer größeren widmen. Dass wir also mit dem »kleinen Menschen« anfangen und uns nach und nach zur Seele, zum höheren Selbst vortasten, um schließlich eine Ahnung vom Glanz des »großen Menschen«, des wahrhaft kosmischen Spirits zu erlangen. So machen wir es normalerweise – und kommen damit nicht recht voran. Solche

Erfahrungen hast du sicher schon gemacht, sonst würdest du dieses Buch ja nicht in der Hand halten, auf der Suche nach dem »Mehr«, das bisher offensichtlich gefehlt hat.

Gehen wir also anders vor: Wir könnten dem Vorschlag von Huna folgen und zuallererst unsere göttliche, kosmische Natur, unser durch und durch spirituelles Sein als unser wahres Wesen zu erkennen und wahrzunehmen. Um dann auf diesem festen und guten Fundament aufzubauen und mit der Kraft aus dieser unerschöpflichen Quelle von Sein und Leben unser irdisches Leben im Hier und Jetzt zu gestalten. Wir möchten diesem Ansatz von Huna folgen und laden dich ein, dich darauf zumindest einmal für eine kurze Zeit einzulassen.

Sag dir einfach: »Was wäre, wenn ich mich jetzt einmal für die Zeit des Lesens dafür öffne, dass alles wunderbar ist – dass das Leben wundervoll ist, dass ich wunderbar bin, dass alles gut ist? Was wäre, wenn ich es jetzt eine Zeit lang als ganz und gar wahr annehme, dass ich schöpferisch bin, ein kosmisches Wesen, ein göttlicher Funke, ein unbegrenzter Spirit?«

Eine wichtige Erkenntnis aus der Sicht von Huna ist, dass Seelenaufgaben immer mit Potenzialen, Möglichkeiten, Chancen, Gaben, Segnungen und Wundern zu tun haben, nicht mit schwerer Arbeit, Mühsal, Erschöpfung und so fort. Das zu akzeptieren fällt vielen von uns oft ziemlich schwer. »Was nichts kostet, ist nichts«, »Wofür ich mich nicht anstrengen muss, kann nicht viel wert sein« und weitere alberne Sprüche wollen uns vormachen, dass wir unser Glück nur im Schweiße unseres Angesichts hart erarbeiten müssten – und dann dennoch nie mehr als einen klitzekleinen Glückskeks, ein winziges Bonbon Wohlergehen bekommen können.

Wie schwer oder eben wie leicht fällt es einem Otter zu schwimmen und zu tauchen, einer Lerche zu fliegen und zu singen, einem Reh zu laufen und zu springen? Es fällt ihnen leicht, weil es ihre Natur ist. Und was ist unsere Natur als Spirit? Die Seelenaufgabe jedes Menschen ist es, frei zu sein, erlöst zu sein, Freude und Liebe zu empfangen, zu geben und zu teilen. Freiheit, Erlösung, Freude und Liebe im Hier und Jetzt – trotz der bekannten irdischen Probleme wie Krankheit, Not, Krieg, Tod, Ent-Täuschung, Angst, Widerwille, Hass, Niedertracht und so weiter.

Wie für Otter, Lerche und Reh ist es auch unsere Natur, dass wir frei, erlöst und voller Freude sind, dass wir lieben. Das sind Eigenschaften unseres göttlichen Wesens. Die Tatsache, dass wir – mit der Bibel zu sprechen – Söhne und Töchter des einen großen Vaters sind (wir fügen hinzu: der einen großen Mutter), berechtigt uns dazu. Wir sind wie verlorene Söhne und Töchter; besser vielleicht: Wir sind wie Kinder, die vergessen haben, dass sie Königskinder sind. Wir haben es uns sozusagen zur zweiten Natur werden lassen, dass wir sorgenvoll und bekümmert sind, Bedenken tragen und Ängste entwickeln – nicht nur vor Sterben und Tod, sondern auch vor dem Leben. Wir haben unser ewiges Sein vergessen. Wir wissen nicht (mehr), dass es für uns ja eigentlich gar keine Vergangenheit gibt und damit auch keine Zukunft, vor der wir uns fürchten müssten oder die wir herbeisehnen sollten. Es gibt immer nur ein einziges ewiges Sein im Hier und Jetzt. Die Ewigkeit ist nicht »dort hinten« oder »da oben«, sie ist keine sehr, sehr lange Zeit. Ewigkeit ist in jedem, wirklich in jedem Jetzt, in dem wir ganz gegenwärtig sind. Das weiß Huna, und auch ein moderner Weiser wie Pater Willigis Jäger, der Benediktiner und Zenmeister, hat dies erkannt und mit seinem Wort beschrieben: »In jedem Jetzt ist Ewigkeit.«

Huna vermittelt deutlich, dass Seelenaufgaben mit der Natur und dem Wesen des Menschen, mit dem Sein zu tun haben – nicht aber mit einer speziellen Kultur oder Religion, mit einer bestimmten Zeit, Sprache oder anderen Eigenart, die nur bestimmten Gruppen bekannt und vertraut sind.

Noch einmal – und spüre hinein, fühle in die Schwingung der Worte und beobachte, was sie in dir auslösen, in deinem Bauch, in deinem Herzen, im Kopf, im Becken, in der Haut, im Pulsieren von Atmung und Blutkreislauf: Es gibt wichtige, grundlegende und allgemein gültige Seelenaufgaben für uns alle, die – wenn wir sie erkennen und annehmen – es uns ganz leicht machen, speziellere und individuellere Seelenaufgaben für bestimmte Phasen unseres Lebens zu erkennen und zu erfüllen. Diese großen Seelenaufgaben sind:

- die Freiheit des Seins, der Seele, des Spirit erfahren und in diesem Bewusstsein so oft wie möglich leben,
- sich selbst als bereits erlöst wissen, auch wenn noch die eine oder andere Arbeit am Ego auf uns wartet,
- fühlen, dass in uns immerzu eine Quelle von Liebe fließt, die wir selbst stärker oder schwächer sprudeln lassen können,
- spüren, dass von unserem Inneren immerzu ein Duft von innerer und äußerer Schönheit ausströmt und auch den Alltag durchhaucht,
- erkennen, dass wir dabei sind zu erwachen, dass wir immer schon erwacht waren – und das bisher vor uns nur gut verborgen hatten,
- Erleuchtung als Licht des Lebens erfahren, das mal schwächer, mal stärker leuchtet, dessen Glanz uns jedoch immer umhüllt.

Uff ... starker Tobak? Kommt jetzt unser rationaler Verstand und sagt: »Überheblichkeit! Egoismus! Selbsterlösung! Illusion! Mangelnde Demut!«? Aber meldet sich still und leise darunter oder dahinter noch eine innere Stimme, die sagt, »Doch, doch, das stimmt schon – das ist wirklich mein innerstes Wesen. Das darf ich annehmen, auch wenn ich es heute noch nicht voll und ganz erfahren oder entwickelt habe«?

Erst durch ein aktives Leben, durch bewusste Entwicklungsarbeit auf allen Ebenen – körperlich, emotional, mental und spirituell, in uns und in unseren Beziehungen zu anderen Menschen –, erst dadurch, dass wir uns in das Leben im Hier und Jetzt ganz einlassen, uns einbringen, erst wenn wir auch »Fehler« riskieren, können wir erfahren, welche Geheimnisse die Seele uns im »Holz unseres Lebens« offenbaren möchte. Denken wir an das Zitat vom Anfang dieses Kapitels: »Wenn du mit dem Schnitzen anfängst, offenbart das Holz seine Geheimnisse.« Wenn wir damit beginnen, uns selbst als Teil des Ganzen, als Teil der Schöpfung und der Schöpfungskraft zu verstehen, dann kommt ein Prozess in Gang, der zu geistigem Erwachen, einem fröhlichen Leben, zur Erlösung von falschen Glaubensmustern und zu Liebe in vielen Formen führt. Wie es Meister Eckhart, der bedeutende christliche Mystiker des Hochmittelalters, einmal gesagt hat: »Der Herr hat mir all das gegeben, was er seinem Sohn gegeben hat – davon nehme ich nichts aus, weder die Heiligkeit noch die Einigkeit.«

Huna weiß dasselbe und spricht von einem »angewandten Geburtsrecht«. Huna ist jedoch nicht nur eine Weisheitslehre und eine Heilkunde, sondern etwas ganz Praktisches. Huna hat Methoden und Instrumente entwickelt, es gibt uns praktische Hilfsmittel an die Hand, es bietet uns Werkzeuge, um an uns zu schnitzen und das Geheimnis unseres Holzes zu offenbaren – unsere Seelenaufgabe, die allen Menschen zu eigen ist, und jene Seelenaufgaben, die unsere individuellen sind, über deren Erfüllung wir uns und unser Leben heilen. (Und wie du sicherlich längst weißt, ist die eigene Sinnerfüllung und Heilung eine Voraussetzung für die Heilung anderer Menschen.)

Huna bietet uns ein Idealbild vom befreiten, erlösten, selbstermächtigten Menschen an, der voller Freude aus der Kraft des Herzens lebt, sich mit ganzer Energie dem Leben widmet, sich und anderen Menschen aber auch zugesteht, im Außenleben weder heilig noch vollkommen zu sein, der sich aber dessen bewusst ist, dass er es im Innersten eben doch und bereits jetzt ist. Ein Mensch, der sich und das Leben als ein Wunder wahrnimmt – als Teil eines schöpferischen, kosmischen oder göttlichen Universums, das sich niemals rein rational erdenken und analysieren lässt, sondern nur in der Fülle und als »Geheimnis« erfahren werden kann.

Was sind unsere individuellen Seelenaufgaben?

Manche sprechen übrigens auch von »Seelenplan« oder »Lebensplan«. Das ist für uns gleichbedeutend mit »Seelenaufgabe«. Diese muss nicht etwas Spektakuläres sein, sondern kann ganz alltäglich und unscheinbar wirken, zum Beispiel wenn du so lebst, dass du mit dir selbst eins bist, wenn du wirst, wer du selbst bist, anstatt dich nach den Vorstellungen anderer zu richten. Was wäre, wenn du so lebst, dass andere verblüfft sagen: »Du bist ja ein(e) Lebenskünstler(in).« Es kann übrigens auch Seelenaufgaben geben, die mit der Familie oder mit den Ahnen zusammenhängen.

Wir haben sicher unterschiedliche Seelenaufgaben für verschiedene Lebenszeiten und zugleich auch auf jeweils anderen Ebenen. Dazu gehört es zu lernen, Ängste zu überwinden, Vertrauen zu entwickeln, zu lernen, aus der Fülle zu leben anstatt aus der unbegründeten Vorstellung von Mangel, Talente zu erkennen, Potenziale zu verwirklichen.

Die Seele hat das Ziel, die Aufgabe, den Plan, ihre einzigartige schöpferische Kraft, ihr einzigartiges göttliches Wesen zu erleben und zu manifestieren – in Harmonie und Übereinstimmung mit einem schöpferischen Gesamtplan, als eine »Stimme im Orchester«.

Weitere zentrale Seelenaufgaben

Über die allgemeingültige Aufgabe hinaus, die wir weiter oben beschrieben haben – sich selbst als unbegrenzten Spirit zu erfahren –, gibt es für viele, vielleicht sogar für alle Menschen noch weitere zentrale Lebens- oder Seelenaufgaben. Um diese gruppieren sich dann andere, kleinere herum. Diese kleineren sind oft nur für eine gewisse Zeitspanne, während einer bestimmten Lebensphase wichtig, aber nicht das ganze Leben hindurch.

Zu den zentralen Lebensaufgaben, die einen Menschen womöglich fast sein ganzes Leben lang begleiten und tragen, gehören zum Beispiel bestimmte Funktionen, die er ausübt:

- Fürsorge für andere Menschen,
- heilerische Tätigkeit,
- künstlerische, schöpferische Tätigkeit (Musik, Malerei ...).

Es kann sich jedoch auch um innere Lernaufgaben handeln, zum Beispiel:

- Vertrauen zu entwickeln,
- unabhängig zu werden,
- Entscheidungen treffen zu lernen.

Wie kann man Seelenaufgaben entschlüsseln?

Huna bietet dazu mehrere Schlüssel an. Hier die wichtigsten, die wir im Buch später näher und ganz praktisch behandeln:

- Das Huna-Modell der drei Selbste *Kane, Lono* und *Ku* gibt einen deutlichen Hinweis darauf, wo wir im Leben in unserer Bewusstseinsentwicklung stehen.
- Der Test »Welcher Kahuna-Typ bist du?«, den wir neu entwickelt haben, ist ein praktischer und dabei sehr aufschlussreicher Türöffner zu den Seelenaufgaben, zu den Fähigkeiten, die bereits bestehen und an denen man noch arbeiten könnte.
- Die sieben Energiegesetze, die sich mit den sieben Bewusstseinskräften befassen, bieten ebenfalls einen differenzierten Schlüssel zu den Seelenaufgaben. Dabei spürst du, welches Energiegesetz beziehungsweise welche Bewusstseinskraft dich besonders anspricht und welche eher nicht. Das kommt jedoch häufig erst mit der Zeit so richtig klar heraus. Durch die Arbeit mit den Energiegesetzen und den Bewusstseinskräften im Alltag findest du besser zu deinem Lebensplan.

- Gebete und Segnungen und ihre Resonanz auf uns können sich ebenfalls als Schlüssel zu den Seelenaufgaben erweisen. Denn sie dienen der Aktivierung der spirituellen Entwicklung und bringen Klarheit nicht nur darüber, was man nicht will, sondern auch darüber, was man wirklich will. Beim Ho'oponopono, einer der Segnungen, geht es dann auch nicht nur um Vergebung, sondern vor allem um Versöhnung.

Zur Erinnerung: Mehrere Seelenaufgaben können zeitgleich bestehen und sie können sich auch im Laufe der Zeit ändern. Deshalb ist es sinnvoll, immer wieder einmal auf diese Fragestellung zurückzukommen.

Welche Anstösse gibt es, Seelenaufgabe(n) zu suchen?

Wie weiß man, dass man auf dem richtigen Weg ist? Wenn man merkt, dass vieles anders werden muss, ist das ein deutlicher Hinweis darauf, dass nun das Thema Lebensplan und Seelenaufgaben ansteht. Wenn du den Impuls spürst, deine wahren Talente und Lebensziele zu entdecken und zu verwirklichen, bist du zweifellos auf dem Weg zu deinen Seelenaufgaben.

Die große Frage für Menschen, die spirituell interessiert sind, die im Prozess des Erwachens sind, die merken, dass sich vieles ändern müsste, weil sie sich irgendwie blockiert fühlen und gegen immer dieselben Türen laufen, heißt: Was ist mein Lebensplan? Was sind meine Seelenaufgaben? Welche Kräfte sind blockiert? Wie kann ich sie befreien und nutzen? Solche Empfindungen und Erfahrungen sind also ebenfalls ein Signal, dass du auf dem Weg bist, deine Seelenaufgaben zu entdecken.

Wenn du dir eine berufliche Veränderung wünschst, kann das ein guter Anstoß sein, deine Seelenaufgaben zu entdecken und bewusst zu verwirklichen (aber nicht jeder kann »mit Menschen arbeiten«, nicht jeder ist berufen, »Heiler« zu sein).

Es macht Sinn, realistisch zu sein, klar hinzuschauen und sich nicht in Illusionen zu verlieren.

Häufig sind es auch Partnerschaftsprobleme, die zu einem »Energiestau« führen, der nur gelöst werden kann, wenn man seine Seelenaufgaben identifiziert und bewusst zu wichtigen Lebenszielen erklärt. Oft scheint einer weiterzugehen, der andere scheint stehen zu bleiben. Familienthemen können ein Auslöser für die Suche nach Seelenaufgaben sein, zum Beispiel wenn die Kinder aus dem Haus gehen und man eine gewisse Sinnleere fühlt. Selbstverständlich sind schwere Krankheiten ebenfalls Auslöser für diese Suche. Manche Menschen spüren mehr als »normal«, können es aber nicht einordnen. Das geht dann in die Richtung von medialen Interessen und Fähigkeiten, und sie überlegen sich, inwieweit die Ausbildung dieser Fähigkeiten und die Arbeit damit zu ihren Seelenaufgaben zählen.

Einige einfache Fragen, die dir helfen herauszufinden, was deine Seelenaufgaben sind, lauten:

- Was will meine Seele?
- Welcher nächste Schritt steht an?
- Was soll, was will ich machen?
- Welchen besseren Weg gibt es, um meine Krise, mein Problem, meine Frage, meine Herausforderung zu lösen?

Denken wir daran: Der nächste Schritt ist möglich! Zumindest der erste Schritt auf einen neuen Weg ist immer möglich. Und den sollen wir machen, auch wenn wir noch nicht genau wissen, wohin die Reise geht. Stehen zu bleiben, in der Energieblockade zu verharren und uns über unser Schicksal zu beklagen, zu jammern – das bringt uns überhaupt nicht voran.

Was geschieht, wenn ich meine Seelenaufgabe(n) gefunden habe?

Man merkt es am besten im Alltag, und zwar daran, wie viel beziehungsweise was scheinbar selbstverständlich verwirklicht wird. Es muss dabei nicht unbedingt um »große« Ereignisse gehen, sondern oft eher um eine natürliche Lebenseinstellung, eine Leichtigkeit, darum, dass du in deiner eigenen Energie lebst, die sich harmonisch als Teil der schöpferischen Kraft versteht.

Du wirst mehr Energie zur Verfügung haben, dich glücklich und wie befreit fühlen. Du wirst ganz bei dir selbst und zugleich ganz im Leben sein. Du bist tief entspannt, wie in einem Heilzustand – alle Erschöpfung ist von dir abgefallen.

Woran merkst du, dass etwas im Sinn der Seele ist? Wenn es leicht von der Hand geht, wenn etwas viel Freude macht, wenn das Herz singt, wenn sich etwas gelöst hat. Wer sich auf Huna einlässt, wird auf seinen Weg geführt und weiß sich immer geführt. Huna geht tief und führt hoch und weit.

Ein Wort zu Lehrern

Lehrer sind etwas Wunderbares, finden wir. Deshalb achten wir alle unsere Lehrer und Lehrerinnen. Wir sind ihnen dankbar. Echte Lehrer erkennt man vor allem daran, wie zielstrebig und auf welche Weise sie ihre Schüler zu Meistern »machen« – das heißt, wie sie es verstehen, die in den Schülern innewohnende, bereits vorhandene Meisterschaft offenbar werden zu lassen und auszubilden.

Nainoa Thompson, ein meisterlicher Navigator der jungen Generation auf Hawaii, hat beim Meister-Navigator Mau Piailug von Satawal, einer Insel von Mikronesien, die traditionelle Art der Navigation nach Sternen, Sonne, Mond und Wellen gelernt. Nach seinem Universitätsstudium wollte er erkunden, wie vor tausend Jahren Boote von Tahiti, den Marquesa Inseln und anderen Orten wohl nach Hawaii gekommen sein konnten und den Weg zurückfanden. Auf seiner Jungfernfahrt führte Nainoa das Kommando. Er geriet mit dem Boot in schwierigste Bedingungen – Flauten, Sturm, Wolken, die eine Navigation nach Sternen und Mond unmöglich machten, und so fort. Er wollte und durfte aber von seinem Lehrer Mau keinen Rat einholen. So hatten sie es vereinbart. Nach einigen vergeblichen Versuchen aus dem Ego heraus gelang es Nainoa, den Mondstand trotz der dichten Wolkendecke innerlich zu spüren, zu »sehen«, und die Fahrt zu einem guten Ende zu bringen. Er sagte dazu: »Wenn ich erfolgreich navigierte, hatte er (Mau) als Lehrer Erfolg. Es gereichte zu seiner Ehre, dass er, obwohl er mit auf dem Boot war, mir kein einziges Mal etwas sagen musste und ich selbst wusste auch, dass ich nicht wollte, dass er mich korrigiert.«* Das ist ein echter Lehrer, Meister oder Kahuna, der anderen hilft, ihre eigene Meisterschaft zu entdecken und selbstverständlich auch mit großem Einsatz zu entwickeln.

Der schon erwähnte Zenmeister und Benediktinerpater Willigis Jäger hat einmal ein wunderschönes Bild in einem ähnlichen Zusammenhang verwendet. Er beschrieb, was bei einer Sonnenfinsternis passiert, nämlich dass sich der Mond zwischen Sonne und Erde schiebt, sodass wir Menschen eine kurze Zeit hindurch kein Sonnenlicht mehr haben. Dann sagte er, dass sich Kirchen und Dogmen manchmal auf die gleiche Weise zwischen Mensch und Gott schieben. Und das nannte er »Gottesfinsternis«.

Das Bild lässt sich auch auf unser Verhältnis zu Meistern und Meisterinnen, zu Lehrern und Lehrerinnen übertragen. Wenn sich ein anderer Mensch zwischen uns und unser spirituelles Ziel schiebt, wenn er oder sie unser Ziel verdunkelt, dann erleben wir eine »geistige Finsternis«. Dass der wahre Lehrer, das Höhere Selbst, der Geistführer beziehungsweise die Geistführerin – oder wie wir sie nennen wollen – innen ist, gehört inzwischen zur Einstellung der meisten Menschen, die im Prozess des bewussten Erwachens sind.

* Harden, MJ: *Voices of Wisdom*, Seite 220 (Übersetzung W. v. Rohr).

Sind wir bereit, noch einen Schritt weiterzugehen? Zu dem Wissen, dass Gott, Wahrheit, Licht nicht »dort« ist und wir »hier«, dass es also keine Trennung irgendeiner Art gibt. Und dass es deshalb bei selbstermächtigten Menschen auch zu keiner Gottesfinsternis oder geistigen Finsternis kommen kann, weil sie sich nämlich selbst als das Licht, die Wahrheit, die Liebe erkannt haben, nach der sie gesucht hatten?

Um Missverständnisse zu vermeiden: Hier geht es nicht um spirituelle Überheblichkeit, denn wir wissen und spüren ja, dass wir selbst aus einer noch größeren Quelle gespeist werden. Aber wir fallen auch nicht mehr in die spirituelle Falle, uns als getrennt, klein, minderwertig oder sonst irgendwie beschränkt zu betrachen. Möchten Königseltern, dass ihre Kinder glauben, sich wie dumpfe, vernachlässigte Straßenkinder irgendwo allein in Schmutz und Dunkelheit herumtreiben zu müssen, anstatt ihre eigene Königlichkeit zu erkennen und zu leben?

Huna als ein Weg

Nicht ein Heiler oder eine Heilerin kann alles und jeden heilen. Kein Kahuna wird missionieren. Kein Huna-Lehrer wird sich anderen aufdrängen oder ihnen direkt oder indirekt zu verstehen geben, dass ihr bisheriger Weg minderwertig sei und nur der Huna-Weg der beste und einzige.

Für manche, vermutlich sogar für viele, ist Huna ein wunderbarer Weg. Aber es wird auch Menschen geben, die sich auf einem anderen Weg besser fühlen. Für die Autorin hat sich indes Huna als der bisher beste Weg erwiesen, sowohl privat als auch als eine geistige Einstellung, aus der heraus Heilung immer besser gelingt. Für den Koautor ist Huna eine wesentliche Bereicherung und ein freier Weg, der ein völlig neues Lebensgefühl mit sich bringt. Huna hat sich für viele bewährt: als Grundlage, als roter Faden im Leben, der immer Orientierung bietet.

Ein Bild: Da ist das Feld des ganzen Lebens eines Menschen, das teilweise erschlossen ist, teilweise brachliegt. Auf diesem Feld gibt es auch unerwünschte Dinge. Huna hilft, das gesamte Feld des Lebens, die schon bestellten Flächen genauso wie die ungenutzten, neu zu pflügen und von gröberen Steinen und anderen Hindernissen zu säubern. Huna hilft dem Menschen dann, die rechten Samen auszusäen und eine gute Einstellung zur weiteren Pflege des Feldes zu entwickeln. Dann sind ein organisches Wachstum und eine reiche Ernte möglich, und auf diese Weise wird der Mensch ganz bewusst Teil eines natürlichen Prozesses des Lebens. Huna ist also ein ganzheitliches Angebot, das viele Aspekte von Erkenntnissen und Erfahrungen zusammenführt.

3. Welcher Kahuna-Typ bist du?

Sieben Kahuna-Typen

Es geht darum, welche Meisterschaft du in dir trägst und wie du sie entfalten kannst. Was deine Lebensziele sind und wie du sie verwirklichst. Viele kennen sicher die Einteilung in vier Persönlichkeitstypen nach C. G. Jung: sanguinisch, melancholisch, cholerisch und phlegmatisch. Es gibt theoretisch Reinformen und man verbindet diese vier deutlich unterscheidbaren Eigenschaften zu »Mischformen«, um ein genaueres Bild von einem Menschen zu zeichnen. Wenn wir dann hören, dass ein Arbeitskollege phlegmatisch ist und ab und zu melancholisch wirkt, oder eine Chefin sanguinisch sei, aber ab und zu cholerische Anfälle hat, können wir uns ein erstes Bild machen. In der Psychologie gibt es eine Fülle von Typologien und Testverfahren, um Eigenarten, Stärken, Schwächen und Potenziale herauszufinden.

Wir kennen eine Fünferzuordnung in der Traditionellen Chinesischen Medizin, in der Gesundheit als ein harmonisches Zusammenspiel aller fünf Elemente Holz, Feuer, Erde, Metall und Wasser betrachtet wird, die sogenannte Wandlungsphasen durchlaufen. Krankheit sieht man als eine Disharmonie in der Funktion eines oder mehrerer dieser fünf Grundelemente an.

Die Astrologie mit ihren zwölf Tierkreiszeichen dient dem gleichen Ziel, nämlich durch Typisierungen besondere Merkmale zu beschreiben, die sich von Gruppe zu Gruppe und Mensch zu Mensch unterscheiden. Ein Mann mit Stier-Sonne und Waage-Mond wird das Leben eher genießen, bedächtig und auf Ausgleich bedacht sein; eine Frau mit Fische-Sonne und Zwillings-Mond dürfte sehr einfühlsam, vielleicht medial, aber auf jeden Fall auch vielseitig interessiert und mitteilsam sein.

Es gibt eine Vielzahl weiterer solcher Einteilungen. Das neunfache Enneagramm (zum Beispiel Reformer, Helfer, Macher, Künstler, Beobachter, Skeptiker, Optimist, Führer, Vermittler), die buddhistischen fünf Elemente (Erde, Wasser, Feuer, Luft und Leere), die griechischen fünf Elemente (Erde, Wasser, Feuer, Luft und Äther), der Myer-Briggs-Typ-Indikator (mit sechzehn Varianten, die sich an Denken, Fühlen, Sensorik und Intuition und deren Gewichtung im Menschen ausrichten) sind nur einige darunter.

Wir bezeichnen mit diesen Methoden, gleich aus welcher Kultur und Zeit sie stammen, Eigenschaften, Vorlieben, Talente, vielleicht auch Schwachstellen einer Person, ihres Körpers, ihres Geistes. Wenn wir über das reine Funktionieren der Persönlichkeit in der Gesellschaft hinausgehen, dann fragen wir auch nach der Bestimmung und dem Auftrag der Seele, des individuellen Spirit. Wir forschen nach Zielen und Potenzialen. Und dann dient die Beobachtung und Beschreibung der im Menschen genetisch angelegten oder vielleicht auch karmisch mitgebrachten Möglichkeiten der bewussten Erfahrung und Verwirklichung von Lebenssinn. Dann helfen Typisierungen dabei, individuelle Klärung und Erfüllung zu erleben, sowohl körperlich als auch geistig. Das gleiche Prinzip einer Typisierung steckt in der Kahuna-Typologie.

Nach der hawaiianischen Huna-Weisheit gibt es sieben wesentliche Bewusstseinskräfte, die in jedem Menschen vorhanden sind. Wie sehr die eine oder andere Kraft ausgeprägt ist, welche dieser Kräfte mit welchen anderen besonders harmoniert und wie sie sich gegenseitig fördern – das macht aus, welche Art von Meisterschaft im Einzelnen angelegt ist. Es bestimmt, welcher Kahuna-Typ ihm beziehungsweise ihr am meisten entspricht. Dabei gibt es kein Gut oder Schlecht, kein Richtig oder Falsch.

Es macht ja auch den Reiz des Lebens aus mitzuerleben, wie sich das große Juwel des Seins in all den Milliarden von Facetten zeigt, die wir Menschen als Einzelne darstellen. Unsere Aufgabe ist es wohl, daran zu arbeiten, dass durch unsere Facette dieses magischen Juwels das Licht in Reinheit und Farbigkeit hindurchstrahlt, wie es eben unserer Identität entspricht.

Ein wichtiger Hinweis schon an dieser Stelle (und wir wiederholen ihn am Schluss dieses Kapitels gern noch einmal): Dein Kahuna-Typ kann sich im Verlauf des Lebens verändern. Er bleibt nicht gleich. Denn im Prozess des Erwachens, der Heilung und Ganzwerdung, der bewussten Erkenntnis von Lebensaufgaben und deren Erreichen, werden abwechselnd mal diese, mal jene der sieben Kräfte vorrangig entwickelt. Dann gibt es vielleicht eine Zeit lang eine Betonung von einer Kraft, während eine andere in den Hintergrund tritt. Das ist normal, das ist natürlich, das ist in Ordnung.

Und es ist auch normal, natürlich und in Ordnung, dass es niemals einen hundertprozentigen Idealzustand gibt. Kein Mensch wird je alle sieben Kräfte vollständig und genau ausgewogen entwickeln. Denn solange wir leben, gibt es Lernaufgaben, Entfaltung – aber keinen Stillstand. Die Kahuna-Typologie, die wir hier vorstellen, kennt also kein Besser oder Schlechter irgendeines Typs oder einer Mischform. Es geht bei diesen sieben Typen von Kräften nicht darum, dass sie sich gegenseitig ausschließen oder dass ein Typ das »Gegenteil« von einem anderen sei. Im neuen Bewusstsein gehen wir nicht mehr von Entweder-oder aus, sondern von Sowohl-als-auch.

Das Herausfinden, welcher Kahuna-Typ du bist, dient dazu, deine besonderen Stärken zu erkennen und zu fördern, ohne damit deine anderen Fähigkeiten, die du selbstverständlich auch besitzt, ins Abseits zu stellen. Natürlich werden wir uns in allen Punkten zumindest zu einem Teil auch wiedererkennen. Es geht jedoch darum zu spüren, wo unsere eigenen Schwerpunkte in der Lebensphase sind, in der wir uns jetzt befinden.

Du stellst am Ende dieses Kapitels fest, welches Huna-Prinzip du bereits stark entwickelt hast, was du dann besonders wirksam für dein Leben und deine nächsten Schritte nutzen kannst. Und du merkst, bei welchem Huna-Prinzip derzeit vielleicht gerade besonderer Nachholbedarf besteht. Du empfängst hoffentlich auch einige wichtige Impulse dafür, was deine Bestimmung, deine Aufgaben und dein Potenzial ausmacht. Denn das ist mit Sicherheit ein Ziel deiner Seele für dieses Leben: dass du deine eigene Meisterschaft entdeckst, entwickelst und lebst.

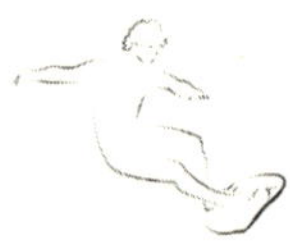

Der Test

Lies dir in Ruhe die folgenden sieben Texte durch. Zu diesen sieben Texten stellst du fest, was wichtig ist und was davon du bereits lebst. Dazu gibt es in beiden Fällen die Unterteilung von drei Ebenen. Am Anfang muss man sich dazu recht konzentrieren, aber es hilft dir, genauer festzustellen, was bei dir derzeit angesagt ist. Es geht um deine eigene Einschätzung auf der körperlichen und gefühlsmäßigen, auf der mentalen, verstandesmäßigen und auf der seelischen, spirituellen Ebene. Denn Huna unterscheidet diese drei Ebenen. Und es geht darum, was du wichtig findest und wie viel du von dem, was du wichtig findest, bereits verwirklicht hast. Mach aber aus der Beantwortung des Tests keine Doktorarbeit, sondern gehe nach deinem Bauchgefühl. Du kannst den Test übrigens nach ein paar Monaten gerne wiederholen und dir mögliche Unterschiede ansehen.

Text 1

- Meine Umwelt und die Ereignisse in meinem Leben spiegeln teilweise mein Innenleben, also mein Denken und Fühlen.
- Mir ist klar, dass ich vieles selbst anziehe, was in meinem Leben dann eine Rolle spielt oder was ich im Leben später erfahre.
- Das Leben ist für mich das, was ich selbst sehe und spüre.

1 a) Was ist mir wichtig?
Meine Einschätzung für die *körperliche und gefühlsmäßige Ebene*
Die Aussagen von Text 1 finde ich:
5 – sehr wichtig,
4 – wichtig,
3 – okay,
2 – nicht so wichtig,
1 – unwichtig

Meine Einschätzung für die *mentale, verstandesmäßige Ebene*
Die Aussagen von Text 1 finde ich:
5 – sehr wichtig,
4 – wichtig,
3 – okay,
2 – nicht so wichtig,
1 – unwichtig

Meine Einschätzung für die *seelische, spirituelle Ebene*
Text 1 finde ich:
5 – sehr wichtig,
4 – wichtig,
3 – okay,
2 – nicht so wichtig,
1 – unwichtig

1 b) Was davon lebe ich?

Meine Einschätzung für die *körperliche und gefühlsmäßige Ebene*

Die Aussagen von Text 1 verwirkliche ich:
5 – voll und ganz,
4 – ganz ordentlich,
3 – einigermaßen,
2 – ziemlich wenig,
1 – gar nicht

Meine Einschätzung für die *mentale, verstandesmäßige Ebene*

Text 1 verwirkliche ich:
5 – voll und ganz,
4 – ganz ordentlich,
3 – einigermaßen,
2 – ziemlich wenig,
1 – gar nicht

Meine Einschätzung für die *seelische, spirituelle Ebene*

Text 1 verwirkliche ich:
5 – voll und ganz,
4 – ganz ordentlich,
3 – einigermaßen,
2 – ziemlich wenig,
1 – gar nicht

Text 2

- Aus der unbegrenzten Fülle des Universums kann ich für mein Leben schöpfen.
- In meinem Leben ist viel mehr möglich als im Augenblick.
- Ich bin frei, mich immer mehr zu entfalten, und ich bin unabhängig genug, um das auch zu manifestieren.

2 a) Was ist mir wichtig?
Meine Einschätzung für die *körperliche und gefühlsmäßige Ebene*
Die Aussagen von Text 2 finde ich:
5 – sehr wichtig,
4 – wichtig,
3 – okay,
2 – nicht so wichtig,
1 – unwichtig

Meine Einschätzung für die *mentale, verstandesmäßige Ebene*
Die Aussagen von Text 2 finde ich:
5 – sehr wichtig,
4 – wichtig,
3 – okay,
2 – nicht so wichtig,
1 – unwichtig

Meine Einschätzung für die *seelische, spirituelle Ebene*
Die Aussagen von Text 2 finde ich:
5 – sehr wichtig,
4 – wichtig,
3 – okay,
2 – nicht so wichtig,
1 – unwichtig

2 b) Was davon lebe ich?
Meine Einschätzung für die *körperliche und gefühlsmäßige Ebene*
Text 2 verwirkliche ich:
5 – voll und ganz,
4 – ganz ordentlich,
3 – einigermaßen,
2 – ziemlich wenig,
1 – gar nicht

Meine Einschätzung für die *mentale, verstandesmäßige Ebene*
Text 2 verwirkliche ich:
5 – voll und ganz,
4 – ganz ordentlich,
3 – einigermaßen,
2 – ziemlich wenig,
1 – gar nicht

Meine Einschätzung für die *seelische, spirituelle Ebene*
Text 2 verwirkliche ich:
5 – voll und ganz,
4 – ganz ordentlich,
3 – einigermaßen,
2 – ziemlich wenig,
1 – gar nicht

Text 3

- Der Erfolg im Leben zeigt sich dort, wo Menschen Aufmerksamkeit und Energie für ihre Wünsche und Ziele einsetzen.
- Ich kenne meine Absichten genau und weiß, wofür ich meine Kraft gezielt einsetze.
- Ich kann mich ganz auf meine wirklich wichtigen Wünsche konzentrieren und dafür arbeiten.

3 a) Was ist mir wichtig?
Meine Einschätzung für die *körperliche und gefühlsmäßige Ebene*
Die Aussagen von Text 3 finde ich:
5 – sehr wichtig,
4 – wichtig,
3 – okay,
2 – nicht so wichtig,
1 – unwichtig

Meine Einschätzung für die *mentale, verstandesmäßige Ebene*
Die Aussagen von Text 3 finde ich:
5 – sehr wichtig,
4 – wichtig,
3 – okay,
2 – nicht so wichtig,
1 – unwichtig

Meine Einschätzung für die *seelische, spirituelle Ebene*
Die Aussagen von Text 3 finde ich:
5 – sehr wichtig,
4 – wichtig,
3 – okay,
2 – nicht so wichtig,
1 – unwichtig

3 b) Was davon lebe ich?
Meine Einschätzung für die *körperliche und gefühlsmäßige Ebene*
Text 3 verwirkliche ich:
5 – voll und ganz,
4 – ganz ordentlich,
3 – einigermaßen,
2 – ziemlich wenig,
1 – gar nicht

Meine Einschätzung für die *mentale, verstandesmäßige Ebene*
Text 3 verwirkliche ich:
5 – voll und ganz,
4 – ganz ordentlich,
3 – einigermaßen,
2 – ziemlich wenig,
1 – gar nicht

Meine Einschätzung für die *seelische, spirituelle Ebene*
Text 3 verwirkliche ich:
5 – voll und ganz,
4 – ganz ordentlich,
3 – einigermaßen,
2 – ziemlich wenig,
1 – gar nicht

Text 4

- Leben findet nicht mehr in der Vergangenheit statt und auch noch nicht in der Zukunft, sondern nur im Hier und Jetzt.
- Ich genieße fast jeden Augenblick und lebe meine Wünsche und Visionen oft aus.
- Ich bin meistens klar, bewusst und präsent.

4 a) Was ist mir wichtig?
Meine Einschätzung für die *körperliche und gefühlsmäßige Ebene*
Die Aussagen von Text 4 finde ich:
5 – sehr wichtig,
4 – wichtig,
3 – okay,
2 – nicht so wichtig,
1 – unwichtig

Meine Einschätzung für die *mentale, verstandesmäßige Ebene*
Die Aussagen von Text 4 finde ich:
5 – sehr wichtig,
4 – wichtig,
3 – okay,
2 – nicht so wichtig,
1 – unwichtig

Meine Einschätzung für die *seelische, spirituelle Ebene*
Die Aussagen von Text 4 finde ich:
5 – sehr wichtig,
4 – wichtig,
3 – okay,
2 – nicht so wichtig,
1 – unwichtig

4 b) Was davon lebe ich?
Meine Einschätzung für die *körperliche und gefühlsmäßige Ebene*
Text 4 verwirkliche ich:
5 – voll und ganz,
4 – ganz ordentlich,
3 – einigermaßen,
2 – ziemlich wenig,
1 – gar nicht

Meine Einschätzung für die *mentale, verstandesmäßige Ebene*
Text 4 verwirkliche ich:
5 – voll und ganz,
4 – ganz ordentlich,
3 – einigermaßen,
2 – ziemlich wenig,
1 – gar nicht

Meine Einschätzung für die *seelische, spirituelle Ebene*
Text 4 verwirkliche ich:
5 – voll und ganz,
4 – ganz ordentlich,
3 – einigermaßen,
2 – ziemlich wenig,
1 – gar nicht

Text 5

- Eigentlich leben wir, um glücklich zu sein und Liebe zu erfahren.
- Ich freue mich oft am Leben und teile meine Freude mit anderen gern – aus ganzem Herzen, ohne sie damit »zu überfahren«.
- Ich spüre im Alltag die Liebe des Lebens auch dann, wenn es gar nicht danach aussieht.

5 a) Was ist mir wichtig?
Meine Einschätzung für die *körperliche und gefühlsmäßige Ebene*
Die Aussagen von Text 5 finde ich:
5 – sehr wichtig,
4 – wichtig,
3 – okay,
2 – nicht so wichtig,
1 – unwichtig

Meine Einschätzung für die *mentale, verstandesmäßige Ebene*
Die Aussagen von Text 5 finde ich:
5 – sehr wichtig,
4 – wichtig,
3 – okay,
2 – nicht so wichtig,
1 – unwichtig

Meine Einschätzung für die *seelische, spirituelle Ebene*
Die Aussagen von Text 5 finde ich:
5 – sehr wichtig,
4 – wichtig,
3 – okay,
2 – nicht so wichtig,
1 – unwichtig

5 b) Was davon lebe ich?

Meine Einschätzung für die *körperliche und gefühlsmäßige Ebene*

Text 5 verwirkliche ich:

5 – voll und ganz,

4 – ganz ordentlich,

3 – einigermaßen,

2 – ziemlich wenig,

1 – gar nicht

Meine Einschätzung für die *mentale, verstandesmäßige Ebene*

Text 5 verwirkliche ich:

5 – voll und ganz,

4 – ganz ordentlich,

3 – einigermaßen,

2 – ziemlich wenig,

1 – gar nicht

Meine Einschätzung für die *seelische, spirituelle Ebene*

Text 5 verwirkliche ich:

5 – voll und ganz,

4 – ganz ordentlich,

3 – einigermaßen,

2 – ziemlich wenig,

1 – gar nicht

Text 6

- Es gibt innere Kraftquellen, die viel größer sind als alle anderen.
- Ich spüre oft, dass ich »aus mir heraus« neue Energien wahrnehmen und verwirklichen kann.
- Ich trage ein großes Potenzial in mir, das sich von innen heraus im äußeren Leben manifestiert.

6 a) Was ist mir wichtig?
Meine Einschätzung für die *körperliche und gefühlsmäßige Ebene*
Die Aussagen von Text 6 finde ich:
5 – sehr wichtig,
4 – wichtig,
3 – okay,
2 – nicht so wichtig,
1 – unwichtig

Meine Einschätzung für die *mentale, verstandesmäßige Ebene*
Die Aussagen von Text 6 finde ich:
5 – sehr wichtig,
4 – wichtig,
3 – okay,
2 – nicht so wichtig,
1 – unwichtig

Meine Einschätzung für die *seelische, spirituelle Ebene*
Die Aussagen von Text 6 finde ich:
5 – sehr wichtig,
4 – wichtig,
3 – okay,
2 – nicht so wichtig,
1 – unwichtig

6 b) Was davon lebe ich?
Meine Einschätzung für die *körperliche und gefühlsmäßige Ebene*
Text 6 verwirkliche ich:
5 – voll und ganz,
4 – ganz ordentlich,
3 – einigermaßen,
2 – ziemlich wenig,
1 – gar nicht

Meine Einschätzung für die *mentale, verstandesmäßige Ebene*
Text 6 verwirkliche ich:
5 – voll und ganz,
4 – ganz ordentlich,
3 – einigermaßen,
2 – ziemlich wenig,
1 – gar nicht

Meine Einschätzung für die *seelische, spirituelle Ebene*
Text 6 verwirkliche ich:
5 – voll und ganz,
4 – ganz ordentlich,
3 – einigermaßen,
2 – ziemlich wenig,
1 – gar nicht

Text 7

- Sichtbare und erfahrbare Ergebnisse zeigen mir, ob etwas für mich sinnvoll und wahr ist.
- Ich setze im Alltag das um, was mir dient, was mich fördert und positiv für mich ist.
- Ich kenne meine eigenen inneren Wahrheiten bewusst und lebe danach – und die Auswirkungen zeigen sich in meinem Leben.

7 a) Was ist mir wichtig?
Meine Einschätzung für die *körperliche und gefühlsmäßige Ebene*
Die Aussagen von Text 7 finde ich:
5 – sehr wichtig,
4 – wichtig,
3 – okay,
2 – nicht so wichtig,
1 – unwichtig

Meine Einschätzung für die *mentale, verstandesmäßige Ebene*
Die Aussagen von Text 7 finde ich:
5 – sehr wichtig,
4 – wichtig,
3 – okay,
2 – nicht so wichtig,
1 – unwichtig

Meine Einschätzung für die *seelische, spirituelle Ebene*
Die Aussagen von Text 7 finde ich:
5 – sehr wichtig,
4 – wichtig,
3 – okay,
2 – nicht so wichtig,
1 – unwichtig

7 b) Was davon lebe ich?
Meine Einschätzung für die *körperliche und gefühlsmäßige Ebene*
Text 7 verwirkliche ich:
5 – voll und ganz,
4 – ganz ordentlich,
3 – einigermaßen,
2 – ziemlich wenig,
1 – gar nicht

Meine Einschätzung für die *mentale, verstandesmäßige Ebene*
Text 7 verwirkliche ich:
5 – voll und ganz,
4 – ganz ordentlich,
3 – einigermaßen,
2 – ziemlich wenig,
1 – gar nicht

Meine Einschätzung für die *seelische, spirituelle Ebene*
Text 7 verwirkliche ich:
5 – voll und ganz,
4 – ganz ordentlich,
3 – einigermaßen,
2 – ziemlich wenig,
1 – gar nicht

Auswertung: Welcher Kahuna-Typ bist du?

Auswertung Teil 1
Zähle alle Punkte zusammen, die du bei Text 1 bis 7 hast. Jede Gruppe von Sätzen entspricht einem Kahuna-Typ. Welcher hat bei dir die meisten Punkte, welcher die wenigsten? Diese beiden bilden zwei Pole einer Achse, die wir weiter unten näher beschreiben. Es kann auch sein, dass du gleich viele Punkte bei zwei Typen hast – dann gelten beide gleichermaßen und du wirst spätestens nach Abschluss der Lektüre dieses Buches besser erfassen, ob wirklich beide gleich stark zutreffen oder doch einer der beiden stärker ausgeprägt ist.

Fragenteil a) und b): Auch hier kannst du unterscheiden, denn wenn du bei dem ganz viele Punkte hast, was für dich wichtig ist, aber ganz wenige unter b), dem, was du schon lebst, ist es offensichtlich, dass du in diesem Feld noch größere Entwicklungschancen hast. Umgedreht: Wenn du ganz viel verwirklichst, ohne dass es dir so recht bewusst ist, kann das ein Zeichen dafür sein, dass du in einem guten Energiefluss bist. Nimm das dann als eine Bestätigung, dass du auf einem guten Weg bist.

Hier nun kurze Erläuterungen zu den sieben Texten aus dem Test und den sieben Kahuna-Typen »in Reinform«. Sie entsprechen den durchnummerierten Texten und sind jetzt mit den jeweiligen Huna-Begriffen versehen. Später dann folgt die genauere Beschreibung der Achsen zwischen zwei Huna-Kräften.

Text 1: Kahuna-Typ Ike
Hier geht es um den Bewusstseinsaspekt beziehungsweise die Persönlichkeitskraft, die im Huna Ike heißt. Es geht um das Prinzip, dass das, was wir in der Außenwelt erfahren, viel mit unserer eigenen Innenwelt zu tun hat, mit unseren Glaubenssätzen, Weltbildern, Mustern und dergleichen.
Leitmotiv: »Die Welt ist so, wie wir sie sehen.« Bestimmend ist hier das Resonanzprinzip beziehungsweise das Gesetz der Anziehung. Was wir glauben, wie wir die Welt betrachten, wo-

für wir sie halten – genau das werden wir wie in einem Spiegel auch vorfinden. Das heißt auch, dass wir mit neuen Bildern eine neue Welt erschaffen können. Diese Sicht- oder sogar bereits Lebensweise bestimmt derzeit deine geistige Ausrichtung ganz überwiegend, wenn du hier die meisten Punkte hast.

Text 2: Kahuna-Typ Kala

Alles ist auf eine bestimmte Weise mit allem anderen verbunden. Jeder Mensch kann in diesem Wechselspiel von Energien und Ereignissen viel mehr aktiv selbst gestalten, als den meisten von uns bewusst ist. Im Huna wird dieses Prinzip Kala genannt.

Leitmotiv: »Es gibt keine Grenzen.« Alles ist möglich, es gibt keine Barrieren für unsere geistigen Höhenflüge, für unsere Visionen und Träume. Spirit ist immer frei. Auch physisch und psychisch haben wir viel mehr Möglichkeiten, als wir tatsächlich nutzen. Das befreite individuelle Bewusstsein ist die Schnittstelle zur Verbindung mit dem kosmischen Bewusstsein. Diese Aspekte sind dir im jetzigen Entwicklungsstadium besonders wichtig, wenn du hier die meisten Punkte hast.

Text 3: Kahuna-Typ Makia

Für unser Leben spielt das, was wir für wichtig halten, worauf wir unsere Aufmerksamkeit richten, eine entscheidende Rolle. Denn dorthin fließt dann auch unsere Energie. Im Huna heißt die bewusste Konzentration auf etwas Makia.

Leitmotiv: »Energie folgt der Aufmerksamkeit.« Unsere Aufmerksamkeit ist eine große und oft nicht genutzte Kraft, die sich gern zerstreut. Wenn wir unsere Aufmerksamkeit jedoch bewusst bündeln und auf klare Ziele lenken, dann aktivieren wir Energien, die sich auf unsere Ziele ausrichten: auf das, worauf wir uns bewusst fokussieren. Ändere deine Aufmerksamkeit – du änderst damit wie von selbst dein Leben. Das ist ein wichtiges Antriebselement für deine Entwicklung in diesem Stadium, wenn du hier die meisten Punkte hast.

Text 4: Kahuna-Typ Manawa
Wie nostalgisch hängen wir an irgendeiner Vergangenheit, wie sehr verlieren wir uns in eine rosige Traumzukunft? Oder sind wir wirklich bei uns, im Körper, in den Gefühlen, im Bewusstsein, ganz im Hier und Jetzt? Diesen Aspekt nennt Huna Manawa.
Leitmotiv: »Jetzt ist der Augenblick der Macht.« Nur im Hier und Jetzt können wir etwas bewerkstelligen. Die Vergangenheit ist vorbei, die Zukunft bestimmen wir mit dem, was wir jetzt denken, hoffen, träumen, sagen und tun. Im Augenblick der Gegenwart gibt es keine Begrenzung durch Raum und Zeit – der magische schöpferische Akt ist immer und nur im ewigen Jetzt! Dieser Aspekt motiviert dich in dieser Lebenszeit ganz entscheidend, wenn du hier die meisten Punkte hast.

Text 5: Kahuna-Typ Aloha
Vielleicht am häufigsten missverstanden oder missbräuchlich verwendet: Liebe. Bei Liebe geht es um das Eins-Sein mit sich selbst, mit dem Leben. Es geht darum, das Sein anzunehmen und sich mit offenem Herzen darauf einzulassen. Es geht darum, die Liebe fließen zu lassen – auch zu sich selbst. Das zentrale Prinzip im Huna ist eben diese bewusste Haltung – Aloha genannt.
Leitmotiv: »Lieben heißt glücklich zu sein.« Glücklich zu sein fängt damit an, dass wir mit uns selbst glücklich sind. Und dass wir diesen Zustand von Selbstliebe weiter stärken und entwickeln. Es geht um das, was man »bedingungslose Liebe« nennt – möglichst jederzeit. »Liebe deinen Nächsten wie dich selbst.« Diese Kraft ist für dich in deiner Persönlichkeitsentfaltung in dieser Zeit sehr wichtig, wenn du hier die meisten Punkte hast.

Text 6: Kahuna-Typ Mana
Jeder Mensch hat eine gewisse Ausstrahlung, ein stärkeres oder schwächeres Charisma, aber auch eine größere oder kleinere »Macht«. Im Huna wird diese Kraft Mana genannt. Es handelt sich um eine machtvolle und wirksame »Grundenergie« des Menschen, die er in sein Leben einbringt.

Leitmotiv: »Alle Macht kommt von innen.« Du selbst bist der Schöpfer deines Lebens, du bist verantwortlich für das, was in deinem Leben geschieht. Das kann dir keiner abnehmen. Es hat nicht viel Sinn, in der Außenwelt nach Verantwortlichen zu suchen. Das führt nur in eine Sackgasse. Die Quelle, aus der du für deine Aufgaben schöpfen kannst, ist in dir selbst – nirgendwo sonst. Diese Sicht- oder sogar bereits Lebensweise bestimmt derzeit deine geistige Ausrichtung ganz überwiegend, wenn du hier die meisten Punkte hast.

Text 7: Kahuna-Typ Pono

Kennen wir unsere Aufgaben und unsere Möglichkeiten? Verwirklichen und leben wir das, was für uns sinnvoll und wahr ist? Dieser Persönlichkeitsaspekt heißt im Huna Pono. Unser Leben spiegelt uns wider, ob wir das, was unsere Ideale sind, auch in die Tat umsetzen und zur Realität machen.

Leitmotiv: »Erfolg ist das Maß deiner Wahrheit.« Wirksamkeit berührt die Frage danach, ob etwas auch funktioniert, ob es klappt, ob wir Visionen und Ideale im Alltag verwirklichen. Das zeigt, ob wir mit unseren geistigen Wahrheiten übereinstimmen oder eben vielleicht doch noch nicht oder zumindest nicht ganz. Sinn und Erfüllung sind zusammen mit Erfolg Maßstäbe für gelungene Manifestation. Daran misst du dich in der jetzigen Lebensphase vor allem, wenn du hier die meisten Punkte hast.

Auf den nächsten Seiten siehst du einprägsame grafische Darstellungen für die Testergebnisse. Die Reihenfolge auf diesen Abbildungen orientiert sich an Zusammenhängen mit den Chakras, auf die wir später noch weiter eingehen.

Trage deine Zahlen für jede der sieben Bewusstseinskräfte neben den Begriffen ein. (Du kannst natürlich auch eine Fotokopie machen oder dir selbst eine Skizze anfertigen, wenn du nichts ins Buch schreiben möchtest.) Dann schau, an welchen der sieben Eckpunkte oder Strahlen welche Zahlen stehen, wo Schwerpunkte zu sehen sind, welche Zusammenhänge du entdecken kannst.

Meine Punkte für die sieben Huna-Kräfte

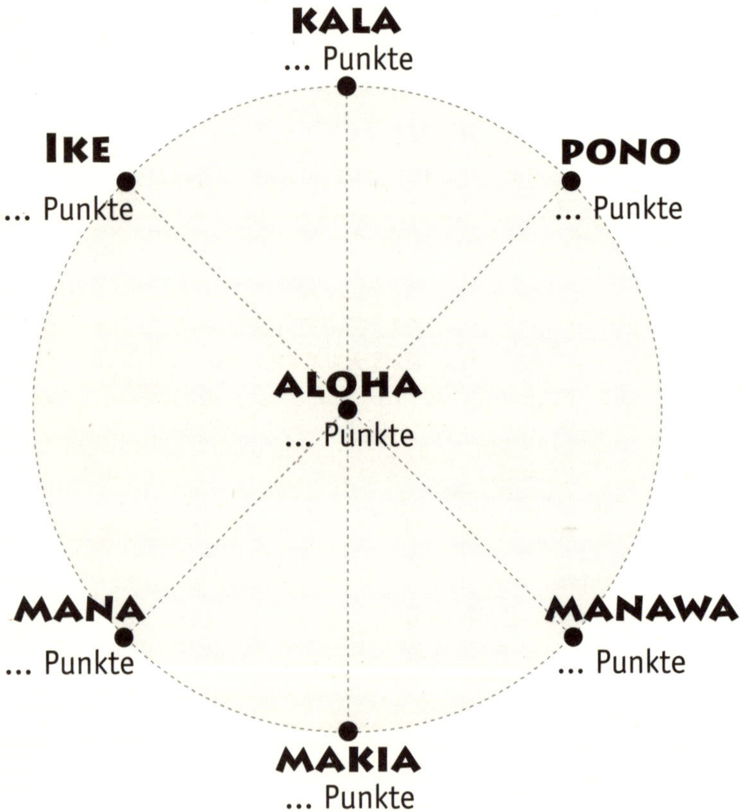

Die sieben Huna-Bewusstseinskräfte entsprechend der Chakras

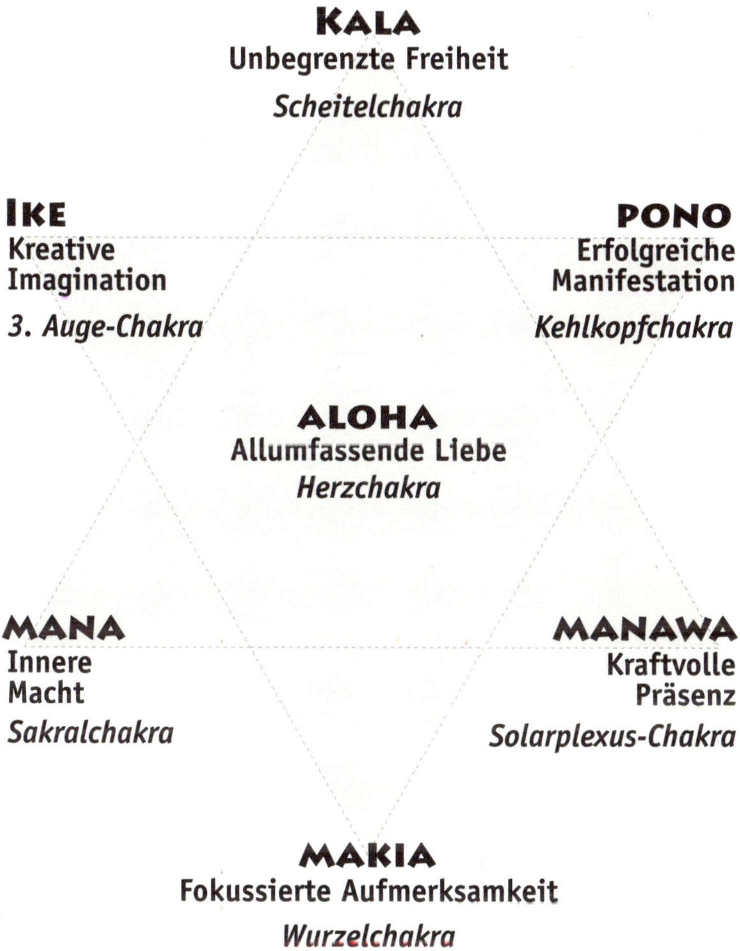

Die sieben Bewusstseinskräfte der Kahunas als Potenziale und Lebensziele

KALA
»Es gibt keine Grenzen«
Mensch – Engel – Spirit

IKE
»Die Welt ist so, wie wir sie sehen«
klare Wahrnehmung und hohe Vision

PONO
»Erfolg ist das Maß deiner Wahrheit«
Echtheit und Verwirklichung verbinden

ALOHA
»Lieben heißt glücklich zu sein«
Liebe immer wieder neu entdecken, immer weiter entfalten

MANA
»Alle Macht kommt von innen«
In dir selbst ist alles!

MANAWA
»Jetzt ist der Augenblick der Macht«
Ganz im Hier und Jetzt sein, um machtvoll zu wirken

MAKIA
»Energie folgt der Aufmerksamkeit«
Aufmerksamkeit fokussieren, um Energie zu entwickeln

Weiter in der Auswertung, Teil 1

Bei welcher der sieben Kräfte beziehungsweise Bewusstseinsaspekte hast du die meisten Punkte? Bei welcher Kraft hast du die wenigsten Punkte? Das macht deinen Kahuna-Typ aus. Jemand hat zum Beispiel 29 Punkte bei Aloha, 21 bei Manawa und zwischen 24 und 27 Punkten bei den anderen fünf Aspekten. Dieser Mensch ist demnach – zumindest in seiner jetzigen Lebensphase – ein Aloha/Manawa-Typ. Ein anderer hat vielleicht 26 Punkte bei Makia und 20 bei Ike, bei den restlichen Aspekten zwischen 21 und 25 Punkten. Dieser Mensch ist, was sein derzeitiges Lebensstadium angeht, ein Makia/Ike-Typ.

Was ist, wenn jemand bei zwei oder mehr Aspekten gleich viele Punkte hat? Jemand hat am meisten, aber gleich viele Punkte bei Aloha und Pono und am wenigsten bei Makia. Dann ist diese Person ein »Mischtyp«, nämlich ein Aloha-Pono/Makia-Typ. Eine andere Person hat am meisten Punkte bei Mana und am wenigsten (aber gleich wenige) bei Pono und Kala. Dann ist sie ein Mana/Pono-Kala-Typ.

Die Doppeltypen weisen auf die beiden wichtigsten Pole hin, die das Leben des Menschen in diesen Wochen, Monaten oder Jahren besonders prägen. Diese beiden Pole bilden eine Achse und machen den Kahuna-Typ aus. Die Weisheit der Kahunas besteht auch darin, ein bereits vorhandenes Potenzial weiter zu stärken. Denn dann wird der Aspekt, der vielleicht im Moment noch schwächer ausgeprägt ist, mitgezogen und dazu angeregt, sich ebenfalls weiterzuentwickeln.

Ein Aloha/Kala-Typ ist also ein Mensch, bei dem seine schon gelebte Liebe den einen Pol darstellt, aber sein noch nicht manifestiertes Freiheitsgefühl einen Gegenpol bildet, ein Potenzial, das er entwickeln kann und sollte. Diese beiden Kräfte bestimmen sein Leben in der jetzigen Phase ganz besonders. Nun arbeitet man im Huna jedoch nicht an der »Schwäche«, sondern fördert die bereits vorhandene »Stärke« und gibt so dem bislang noch weniger verwirklichten Potenzial den Impuls, sich nun ebenfalls weiter zu entfalten.

Kala-Typ

Du hast am meisten Punkte bei Kala, und am wenigsten bei ...

... Ike

Kala/Ike: Freiheit/Imagination

Ein Beispiel wäre der Philosoph als ein Hans-guck-in-die-Luft. Dieser Typ, das sind spirituell offene Menschen, die geistige Freiheit als Persönlichkeitskraft entwickelt haben und nun noch mehr Offenheit für die farbige Vielfalt der Schöpfung entwickeln könnten.

Kahuna-Potenzial: Ich bin so frei und offen, dass ich den Mut habe zuzulassen, dass sich die Grenzenlosigkeit meines Geistes in Bildern und Visionen zum Ausdruck bringt.

... Pono

Kala/Pono : Freiheit/Manifestation

Ein Beispiel wäre der Ahne als Zweifler. Hier zeigen sich spirituell offene Menschen, die geistige Freiheit als Persönlichkeitskraft entwickelt haben, aber ihre Ideen und Ideale im Alltag noch nicht wirklich umsetzen, weil sie ganz tief in sich doch an sich zweifeln.

Kahuna-Potenzial: Ich bin so frei und offen, dass ich den Mut habe, an mich und meine Vision zu glauben und den nächsten praktischen Schritt zu machen.

...Aloha

Kala/Aloha: Freiheit/Liebe

Das Beispiel: der Heilige als Harmoniesüchtiger. Kala/Aloha-Typen sind spirituell offene Menschen, die geistige Freiheit als Persönlichkeitskraft entwickelt haben, bei denen das Eingehen auf echte Bedürfnisse der Mitmenschen aber zu kurz kommt, weil sie am liebsten nur »Zuckerwatte« verteilen.

Kahuna-Potenzial: Ich bin so frei und offen, dass ich den Mut habe, in wahrer tiefer Liebe mit den Menschen mitzufühlen, aber nicht mitzuleiden, und ihnen konstruktiv zu begegnen, nicht sentimental.

… Mana

Kala/Mana: Freiheit/Macht

Dies wäre zum Beispiel ein Lehrer als Spielball. Es geht um spirituell offene Menschen, die geistige Freiheit als Persönlichkeitskraft entwickelt haben und denen nun noch bevorsteht, einen spürbaren und nutzbaren Zugang zur eigenen inneren Kraftquelle zu finden.

Kahuna-Potenzial: Ich bin so frei und offen, dass ich den Mut habe, die eigenen Bedürfnisse anzuerkennen und im Kontakt mit der eigenen Kraftquelle unabhängig von den Wünschen und Forderungen anderer Menschen zu leben.

… Manawa

Kala/Manawa: Freiheit/Präsenz

Dies könnte ein Weiser als Luftballon sein. Es geht hier um spirituell offene Menschen, die geistige Freiheit als Persönlichkeitskraft entwickelt haben, aber aufgrund einer gewissen Abgehobenheit deutlich mehr Erdung im Hier und Jetzt brauchen könnten.

Kahuna-Potenzial: Ich bin so frei und offen, dass ich den Mut habe, spirituell zu denken, zu fühlen und zu sein, und zugleich ganz im irdischen Hier und Jetzt zu leben.

… Makia

Kala/Makia: Freiheit/Aufmerksamkeit

Ein Beispiel wäre der Engel als laues Lüftchen. Es sind spirituell offene Menschen, die geistige Freiheit als Persönlichkeitskraft entwickelt haben, sich indes gern und leicht ablenken und kräftemäßig zerstreuen lassen.

Kahuna-Potenzial: Ich bin so frei und offen, dass ich den Mut habe, meine ganze Aufmerksamkeit auf den nächsten konkreten Schritt zu richten.

Ike-Typ

Du hast am meisten Punkte bei Ike, und am wenigsten bei ...

... Kala

Ike/Kala: Imagination/Freiheit

Dies könnte der Manager als Vollstrecker sein. Ike/Kala-Typen sind Menschen mit einer klaren Vorstellung von ihrem Leben, die Vision als Persönlichkeitskraft anwenden und nun noch lernen dürfen, dass es niemals Vorschriften gibt, die man hundertprozentig umsetzen müsste, könnte oder dürfte.

Kahuna-Potenzial: Ich visualisiere bewusst vor meinem geistigen Auge, dass meine Vision ein Vorbild darstellt, kein Endergebnis, und ich offen bleibe für Neues.

... Pono

Ike/Pono: Imagination/Manifestation

Ein Beispiel wäre der Vermittler als Verlierer. Dieser Typ, das sind Menschen mit einer klaren Vorstellung von ihrem Leben, die Vision als Persönlichkeitskraft anwenden, aber mit ihren Angeboten und Hilfen bei anderen ins Leere laufen oder selbst an deren Umsetzung zweifeln.

Kahuna-Potenzial: Ich visualisiere bewusst vor meinem geistigen Auge, meine Einsichten aus der Innenschau in der Außenwelt tatkräftig zu verwirklichen.

... Aloha

Ike/Aloha: Imagination/Liebe

Der Erfinder als Herzloser würde hier passen. Dieser Typ, das sind Menschen mit einer klaren Vorstellung von ihrem Leben, die Vision als Persönlichkeitskraft anwenden, aber nicht an mögliche Folgen ihrer Visionen für andere Menschen und deren Leben denken.

Kahuna-Potenzial: Ich visualisiere bewusst vor meinem geistigen Auge, wie ich meine Einsichten und Ideale zum höchsten Wohle aller einsetze.

… Mana

Ike/Mana: Imagination/Macht

Hier passt zum Beispiel der Künstler als Randfigur. Ike/Mana-Typen sind Menschen mit einer klaren Vorstellung von ihrem Leben, die Vision als Persönlichkeitskraft anwenden, jedoch wenig Resonanz finden und sich ohnmächtig fühlen.

Kahuna-Potenzial: Ich visualisiere bewusst vor meinem geistigen Auge, dass ich die eigene innere Kraftquelle tatsächlich auch nutze, um Eingebungen aus der Innenschau in die Wirklichkeit zu bringen.

… Manawa

Ike/Manawa: Imagination/Präsenz

Zum Beispiel der Visionär als Luftikus. Dieser Typ, das sind Menschen mit einer klaren Vorstellung von ihrem Leben, die Vision als Persönlichkeitskraft anwenden, die zugleich aber in Welten schweben, die wenig mit dem Hier und Jetzt zu tun haben.

Kahuna-Potenzial: Ich visualisiere bewusst vor meinem geistigen Auge, dass ich die inneren Impulse umgehend aufnehme und ihnen in meinem Leben jetzt unmittelbare Geltung verschaffe.

… Makia

Ike/Makia: Imagination/Aufmerksamkeit

Der Schauspieler als Bedürftiger könnte hier passen. Ike/Makia, das sind Menschen mit einer klaren Vorstellung von ihrem Leben, die Vision als Persönlichkeitskraft anwenden, die jedoch Zuwendung und Applaus anderer benötigen, weil sie sich selbst nicht genug Aufmerksamkeit schenken.

Kahuna-Potenzial: Ich visualisiere bewusst vor meinem geistigen Auge, dass es mir gelingt, meine Aufmerksamkeit zu sammeln und zu fokussieren auf das, was in meinem Leben wirklich wichtig ist.

* * *

Pono-Typ

Du hast am meisten Punkte bei Pono, und am wenigsten bei ...

... Kala

Pono/Kala: Manifestation/Freiheit

Ein Beispiel wäre hier der Chef als Opfer. Es sind Menschen voller Tatkraft, die Umsetzungsfähigkeit als Persönlichkeitskraft bereits leben, aber meinen, dass sie einem vorgegebenen Ziel und dem Weg dorthin unbedingt und ohne die Freiheit, etwas daran zu ändern, folgen müssen.

Kahuna-Potenzial: Ich besitze die Fähigkeiten und die Mittel, bisherige Grenzen im Denken und Handeln zu überschreiten und frei und offen für unkonventionelle Projekte zu sein.

... Ike

Pono/Ike: Manifestation/Imagination

Das könnte zum Beispiel der Verwalter als Erbsenzähler sein. Pono/Ike-Typen sind Menschen voller Tatkraft, die Umsetzungsfähigkeit als Persönlichkeitskraft bereits leben, denen jedoch die Fantasie für Neues derzeit noch ein bisschen fehlt.

Kahuna-Potenzial: Ich besitze die Fähigkeiten und die Mittel, meiner Vorstellungskraft neuen Raum zu geben, ohne zu befürchten, dass mich dies in meiner Verwirklichung schwächt; vielmehr bin ich im Vertrauen, dass ich dadurch nur gewinne.

... Aloha

Pono/Aloha: Manifestation/Liebe

Zum Beispiel der König als Egoist. Das sind Menschen voller Tatkraft, die Umsetzungsfähigkeit als Persönlichkeitskraft bereits leben, dabei aber entweder nicht genug auf ihr eigenes Herz hören oder taub für die Herzenswünsche anderer sind.

Kahuna-Potenzial: Ich besitze die Fähigkeiten und die Mittel, die Kräfte des Herzens als wunderbare und wirksame Energien für ein erfülltes Leben mit einzubeziehen.

... Mana

Pono/Mana: Manifestation/Macht

Ein Beispiel ist der Demonstrant als Ohnmächtiger. Dieser Typ, das sind Menschen voller Tatkraft, die Umsetzungsfähigkeit als Persönlichkeitskraft bereits leben, denen bei konkreten Projekten, die ihnen wichtig sind, die Energie jedoch mit einem Mal ausgeht und die sich dann Macht dafür von außen erwarten.

Kahuna-Potenzial: Ich besitze die Fähigkeiten und die Mittel, aus der eigenen inneren Kraftquelle die Selbstermächtigung zu schöpfen, die ich zur Verwirklichung meiner Ziele brauche.

... Manawa

Pono/Manawa: Manifestation/Präsenz

Der Heiler als Illusionist passt hier. Dieser Typ, das sind Men schen voller Tatkraft, die Umsetzungsfähigkeit als Persönlichkeitskraft bereits leben, aber hin und her schwanken und sich nicht richtig auf eine Sache oder einen Menschen konzentrieren können.

Kahuna-Potenzial: Ich besitze die Fähigkeiten und die Mittel, ganz präsent dort zu sein, wo das Leben und mein höheres Selbst mich brauchen.

... Makia

Pono/Makia: Manifestation/Aufmerksamkeit

Ein Beispiel ist der Friedensstifter als Rufer in der Wüste. Pono/Makia-Typen sind Menschen voller Tatkraft, die Umsetzungsfähigkeit als Persönlichkeitskraft bereits leben, denen indes die Fähigkeit fehlt, ihre Aufmerksamkeit gebündelt auf ein bestimmtes Ziel zu richten.

Kahuna-Potenzial: Ich besitze die Fähigkeiten und die Mittel, meine Aufmerksamkeit klar und voller Energie auf die Ziele zu lenken, die ich bewusst auswähle.

* * *

Aloha-Typ

Du hast am meisten Punkte bei Aloha, und am wenigsten bei …

… Kala

Aloha/Kala: Liebe/Freiheit

Ein Beispiel ist Casanova als Getriebener. Dieser Typ, das sind Menschen, denen das Herz wichtig ist und die Herzöffnung als Persönlichkeitskraft schon verwirklichen, die sich jedoch nicht vorstellen können, selbst bedingungslos geliebt zu werden.

Kahuna-Potenzial: Ich lebe aus dem Herzen, ich fühle und handle mit offenem Herzen, und ich kann auch Liebe empfangen, weil ich Selbstliebe habe.

… Ike

Aloha/Ike: Liebe/Imagination

Ein Beispiel ist der Esoteriker als Plüschfantast. Aloha/Ike-Typen sind Menschen, denen das Herz wichtig ist und die Herzöffnung als Persönlichkeitskraft schon verwirklichen, aber noch in Wolkenkuckucksheimen leben, ohne zu wissen, wie sie diese auch manifestieren.

Kahuna-Potenzial: Ich lebe aus dem Herzen, ich fühle und handle mit offenem Herzen, und ich nutze dabei nun die Manifestationskraft meiner klaren Imagination.

… Pono

Aloha/Pono: Liebe/Manifestation

Der Glücksbringer als Windbeutel passt hierhin. Dieser Typ, das sind Menschen, denen das Herz wichtig ist und die Herzöffnung als Persönlichkeitskraft schon verwirklichen, denen ihre Träume allerdings wichtiger sind als deren Realisierung.

Kahuna-Potenzial: Ich lebe aus dem Herzen, ich fühle und handle mit offenem Herzen und entscheide mich jetzt, meine Träume im Leben zu verwirklichen.

… Mana

Aloha/Mana: Liebe/Macht

Zum Beispiel Nonne oder Mönch als Randfiguren. Aloha/Mana sind Menschen, denen das Herz wichtig ist und die Herzöffnung als Persönlichkeitskraft schon verwirklichen, ihre Macht allerdings noch nicht erkannt haben.

Kahuna-Potenzial: Ich lebe aus dem Herzen, ich fühle und handle mit offenem Herzen, und ich bin mir meiner inneren Kraft bewusst und setze sie zielgerichtet ein.

… Manawa

Aloha/Manawa: Liebe/Präsenz

Dies sind zum Beispiel Eltern als Workaholics. Es sind Menschen, denen das Herz wichtig ist und die Herzöffnung als Persönlichkeitskraft schon verwirklichen, die aber das Leben im Hier und Jetzt aus den Augen verlieren und vernachlässigen.

Kahuna-Potenzial: Ich lebe aus dem Herzen, ich fühle und handle mit offenem Herzen, und ich werde ganz und in möglichst jedem Augenblick mein Umfeld bewusst wahrnehmen.

… Makia

Aloha/Makia: Liebe/Aufmerksamkeit

Ein Beispiel ist der Helfer als Wolkenschieber. Dieser Typ, das sind Menschen, denen das Herz wichtig ist und die Herzöffnung als Persönlichkeitskraft schon verwirklichen, die jedoch noch nicht realisiert haben, wie sie ganz praktisch helfen können.

Kahuna-Potenzial: Ich lebe aus dem Herzen, ich fühle und handle mit offenem Herzen, und ich entwickle einen klaren Fokus auf das, was machbar ist.

* * *

Mana-Typ

Du hast am meisten Punkte bei Mana, und am wenigsten bei ...

... Kala

Mana/Kala: Macht/Freiheit

Ein Beispiel hier ist der Gefängnisdirektor als Insasse. Mana/Kala-Typen sind Menschen, die in Verbindung zur eigenen Kraftquelle sind und Selbstermächtigung als Persönlichkeitskraft nutzen, aber nicht wissen, welche Freiheit sie leben wollen oder können.

Kahuna-Potenzial: Erfüllt von meiner inneren Ermächtigung lasse ich mich vom Spirit in eine neue Freiheit führen.

... Ike

Mana/Ike: Macht/Imagination

Der Arbeiter als Marionette passt hierhin. Dieser Typ, das sind Menschen, die in Verbindung zur eigenen Kraftquelle sind und Selbstermächtigung als Persönlichkeitskraft nutzen, ohne zu merken, dass andere sie als »Schachfiguren« verwenden.

Kahuna-Potenzial: Erfüllt von meiner inneren Ermächtigung gebrauche ich meine Kraft, mir eigenständig Ziele zu setzen und sie zu erreichen.

... Pono

Mana/Pono: Macht/Manifestation

Zum Beispiel der Magier als Dilettant. Das sind Menschen, die in Verbindung zur eigenen Kraftquelle sind und Selbstermächtigung als Persönlichkeitskraft nutzen, aber noch zu wenig seriöse Vertiefungsarbeit geleistet haben.

Kahuna-Potenzial: Erfüllt von meiner inneren Ermächtigung gebe ich meiner inneren höheren Weisheit Raum, sich zu entfalten.

... Aloha

Mana/Aloha: Macht/Liebe

Ein Beispiel ist der Herrscher als Tyrann. Mana/Aloha, das sind Menschen, die in Verbindung zur eigenen Kraftquelle sind und Selbstermächtigung als Persönlichkeitskraft nutzen, aber egoistisch und ohne Menschenfreundlichkeit vor allem an sich selbst denken.

Kahuna-Potenzial: Erfüllt von meiner inneren Ermächtigung finde ich Erfüllung im offenen und gütigen Austausch mit anderen.

... Manawa

Mana/Manawa: Macht/Präsenz

Der Schamane als Scheinheiliger gehört hierhin. Mana/Manawa-Typen sind Menschen, die in Verbindung zur eigenen Kraftquelle sind und Selbstermächtigung als Persönlichkeitskraft nutzen, sich jedoch nicht wahrhaftig um die eigenen Bedürfnisse oder die von anderen Menschen kümmern.

Kahuna-Potenzial: Erfüllt von meiner inneren Ermächtigung erkenne ich, was der Augenblick verlangt, und lasse mich ganz darauf ein, meine Kraft hier einzubringen.

... Makia

Mana/Makia: Macht/Aufmerksamkeit

Der Politiker als Bettler bietet ein Beispiel. Dieser Typ, das sind Menschen, die in Verbindung zur eigenen Kraftquelle sind und Selbstermächtigung als Persönlichkeitskraft nutzen, aber ihre Möglichkeiten ziellos und nutzlos vertändeln oder versanden lassen.

Kahuna-Potenzial: Erfüllt von meiner inneren Ermächtigung richte ich meine Aufmerksamkeit auf konkrete Ziele, die ich aktiv anstrebe.

* * *

Manawa-Typ

Du hast am meisten Punkte bei Manawa, und am wenigsten bei ...

... Kala

Manawa/Kala: Präsenz/Freiheit

Ein Beispiel ist der Mentor als Gefangener. Dieser Typ, das sind Menschen, die es verstehen, ganz in ihrem Leben zu sein und die Persönlichkeitskraft der Präsenz einzusetzen, jedoch ohne sich die Freiheit zuzugestehen, eigene Vorstellungen zu entwickeln.

Kahuna-Potenzial: Ich bin im Hier und Jetzt, in der Gegenwart dieses Augenblicks, und kann jederzeit auch ganz neu entscheiden, wohin ich von jetzt an gehen möchte.

... Ike

Manawa/Ike: Präsenz/Imagination

Hierhin gehört der Wahrheitssucher als Utopist. Manawa/Ike, das sind Menschen, die es verstehen, ganz in ihrem Leben zu sein und die Persönlichkeitskraft der Präsenz einzusetzen, denen es allerdings noch an konkreten umsetzbaren Visionen mangelt.

Kahuna-Potenzial: Ich bin im Hier und Jetzt, in der Gegenwart dieses Augenblicks, um aus der Fülle meiner Träume die zu verwirklichen, die das Leben jetzt möglich macht.

... Pono

Manawa/Pono: Präsenz/Manifestation

Zum Beispiel der Pilger als Schachfigur. Dieser Typ, das sind Menschen, die es verstehen, ganz in ihrem Leben zu sein und die Persönlichkeitskraft der Präsenz einzusetzen, ohne ihren echten Seelenauftrag zu erkennen.

Kahuna-Potenzial: Ich bin im Hier und Jetzt, in der Gegenwart dieses Augenblicks, und öffne mich für meinen Seelenplan, um ihn zu erfüllen.

... Aloha

Manawa/Aloha: Präsenz/Liebe

Zum Beispiel der Redner als Intellektueller. Das sind Menschen, die es verstehen, ganz in ihrem Leben zu sein und die Persönlichkeitskraft der Präsenz einzusetzen, denen es jedoch noch an Herzensgüte im Austausch mit anderen mangelt.

Kahuna-Potenzial: Ich bin im Hier und Jetzt, in der Gegenwart dieses Augenblicks, ich spüre mein Herz und meine Bedürfnisse und die aller beteiligten Menschen und gehe liebevoll darauf ein.

... Mana

Manawa/Mana: Präsenz/Macht

Zum Beispiel das Kind als Träumer. Das sind Menschen, die es verstehen, ganz in ihrem Leben zu sein und die Persönlichkeitskraft der Präsenz einzusetzen, aber ihren Träumereien nachhängen ohne jede klare Absicht einer verantwortungsvollen Handlung.

Kahuna-Potenzial: Ich bin im Hier und Jetzt, in der Gegenwart dieses Augenblicks, und übernehme eigene Verantwortung dafür, wie mein Leben ist.

... Makia

Manawa/Makia: Präsenz/Aufmerksamkeit

Hierhin gehört zum Beispiel der Reisende als Verirrter. Manawa/Makia, das sind Menschen, die es verstehen, ganz in ihrem Leben zu sein und die Persönlichkeitskraft der Präsenz einzusetzen, die aber die Orientierung verloren haben oder nicht wissen, wohin sie streben sollen.

Kahuna-Potenzial: Ich bin im Hier und Jetzt, in der Gegenwart dieses Augenblicks, ich empfange eine klare Wegweisung von meinem Höheren Selbst und setze diese auch um.

* * *

Makia-Typ

Du hast am meisten Punkte bei Makia, und am wenigsten bei ...

... Kala

Makia/Kala: Aufmerksamkeit/Freiheit

Ein Beispiel wäre der Freund als Handlanger. Makia/Kala-Typen sind Menschen, die wissen, dass sie Energien mithilfe ihres Bewusstseins lenken können, und die die Persönlichkeitskraft der Aufmerksamkeit realisieren, allerdings noch nicht gelernt haben, wie sie wirklich selbstbestimmt leben können.

Kahuna-Potenzial: Ich nutze den Erfolg meiner fokussierten Aufmerksamkeit, um meine Vorstellung von Eigenbestimmung zu verwirklichen.

... Ike

Makia/Ike: Aufmerksamkeit/Imagination

Das könnte zum Beispiel der Priester als Dogmatiker sein. Dieser Typ, das sind Menschen, die wissen, dass sie Energien mithilfe ihres Bewusstseins lenken können, und die die Persönlichkeitskraft der Aufmerksamkeit realisieren, dabei jedoch zu Starrheit, Engstirnigkeit oder fixen Idealvorstellungen neigen.

Kahuna-Potenzial: Ich nutze den Erfolg meiner fokussierten Aufmerksamkeit und bleibe ganz bewusst offen und anpassungsfähig für den Fluss des Lebens und für Neues.

... Pono

Makia/Pono: Aufmerksamkeit/Manifestation

Der Rebell als Schaumschläger. Makia/Pono sind Menschen, die wissen, dass sie Energien mithilfe ihres Bewusstseins lenken können, und die die Persönlichkeitskraft der Aufmerksamkeit realisieren, aber Potemkinsche Dörfer aufbauen, also Illusionen erzeugen.

Kahuna-Potenzial: Ich nutze den Erfolg meiner fokussierten Aufmerksamkeit und bin auf das konzentriert, was handfest und realisierbar ist.

… Aloha

Makia/Aloha: Aufmerksamkeit/Liebe

Der Richter als Paragraphenreiter. Das sind Menschen, die wissen, dass sie Energien mithilfe ihres Bewusstseins lenken können, und die die Persönlichkeitskraft der Aufmerksamkeit realisieren, leider aber kein Jota von gesellschaftlich akzeptierten sogenannten Wahrheiten abrücken, auch wenn diese den Menschen nicht (mehr) dienen.

Kahuna-Potenzial: Ich nutze den Erfolg meiner fokussierten Aufmerksamkeit, um mit Verständnis und Mitgefühl das zu tun, was dem höheren Ganzen dient.

… Mana

Makia/Mana: Aufmerksamkeit/Macht

Der Entdecker als Erfolgloser. Dies sind Menschen, die wissen, dass sie Energien mithilfe ihres Bewusstseins lenken können, und die die Persönlichkeitskraft der Aufmerksamkeit realisieren, aber sich entweder von der mangelnden Anerkennung von außen entmutigen lassen oder den eigenen Einsatz scheuen.

Kahuna-Potenzial: Ich nutze den Erfolg meiner fokussierten Aufmerksamkeit, um mich eigenverantwortlich für meine neuen Erkenntnisse einzusetzen und sie kraftvoll zu verwirklichen.

… Manawa

Makia/Manawa: Aufmerksamkeit/Präsenz

Der Prinz als Naivling passt hier gut. Makia/Manawa-Typen sind Menschen, die wissen, dass sie Energien mithilfe ihres Bewusstseins lenken können, und die die Persönlichkeitskraft der Aufmerksamkeit realisieren, sich aber blauäuige Bilder vom Leben machen.

Kahuna-Potenzial: Ich nutze den Erfolg meiner fokussierten Aufmerksamkeit, um mich ganz eindeutig ins Hier und Jetzt des konkreten Lebens einzubringen.

Auswertung Teil 2

Im zweiten Teil geht es um einen Blick darauf, wie sehr Hoffnungen, Wünsche, Ziele, Visionen und Ideale für dein Leben eine Rolle spielen, und zugleich auch darauf, wie viel du – gemessen an deinen Erwartungen und Sichtweisen – davon umgesetzt hast, wie sehr du bereits etwas von deinen Wünschen und Zielen manifestierst. Wie stark sind deine Wünsche und Visionen, wie viel davon hast du verwirklicht?

Zähle alle Punkte auf die Fragen zusammen, die jeweils unter 1a) bis 7a) stehen. Die Mindestzahl ist 21, die Höchstzahl ist 105 Punkte. Zähle dann alle Punkte auf die Fragen 1b) bis 7b) zusammen. Wieder ist die Mindestsumme 15 Punkte, die Höchstsumme 105.

Die Punkte der Antworten zu a) zeigen dir an, inwieweit du deinen Spirit auf Ziele, Ideale, Wünsche und Visionen richtest, die einen Ansporn zur weiteren Entwicklung deiner Ganzheit und zur Erfahrung von Weisheit darstellen können. Die Punkte der Antworten zu b) weisen darauf hin, wie sehr du auf dem Weg des Herzens, der Liebe, des Glücks und der Heilung im Alltagsleben vorangekommen bist. Im Hinblick darauf kannst du nun den Text lesen, der jeweils zu deiner Punktzahl gehört.

Auswertung zu den Fragen a)

21–29 Punkte

Wir glauben, es ist höchste Zeit, dass du Engelbücher liest, in Selbsterfahrungskurse gehst, an einigen Messen in einer schönen Kirche teilnimmst, dir überlegst, welche neuen Farben du in Kleidung und Wohnbereich einsetzen könntest und ganz allgemein aktiv etwas unternimmst, um die Öffnung von Herz, Bauch und Kopf zu fördern, Sinnfragen zu stellen, dir neuartige Gedanken zu machen ...

30–49 Punkte

Die ersten Schritte hast du gemacht. Lass dich nicht durch eigene Zweifel oder eine skeptische Umgebung von deinem Weg abbringen, die Geheimnisse des Lebens zu ergründen. Es ist möglich! Schau dich nach einer guten spirituellen Führung um, nach einer Lehrerin oder einem Lehrer und natürlich auch nach Huna-Kursen. Achte darauf, dass du mehr in Gemeinschaft mit Menschen bist, die auf der gleichen geistigen Wellenlänge schwingen.

50–69 Punkte
Du bist auf einem guten Weg gewesen und überlegst dir womöglich jetzt, ob du so weitermachen sollst oder nicht. In dieser Gruppe sind oft Menschen zu finden, die das Gefühl haben, an eine unsichtbare und vielleicht sogar gummiartige Wand gelangt zu sein, und nicht wissen, wie es weitergehen könnte. Sei dir sicher: Es gibt einen besseren Weg, es gibt einen nächsten Schritt. Höre auf deine eigene innere Stimme, geh in die Selbstermächtigung.

70–89 Punkte
Du hast wesentliche Prüfungen bereits hinter dir – herzlichen Glückwunsch. Du hast schöne spirituelle »Erfolge«, aber bisweilen auch das Gefühl, dass sich die »ganz großen« Visionen doch noch nicht eingestellt hätten. Dann überlegst du gern, ob du noch mehr meditieren, noch mehr Kurse besuchen oder dich irgendwie noch »asketischer« an die Kandare nehmen sollest. Probier es doch einfach mal mit Ruhe und Gemütlichkeit, wie Balu der Bär im Dschungelbuch singt. Anders gesagt: mehr Eigenliebe, mehr Selbstvertrauen.

90–105 Punkte
Super, wirklich eindrucksvoll! Deine Visionen können viele andere Menschen inspirieren. Wenn du sie nun auch noch einigermaßen handfest verwirklichst, ist das ein Zeichen, dass deine Ausstrahlung Menschen positiv berühren kann. Du kannst besondere Früchte zumindest schon fast reif am Baum hängen sehen, und mit der richtigen Verwirklichung dann auch bald ernten.

Auswertung zu den Fragen b)

21–29 Punkte
Fühlst du dich schwach, ohnmächtig, vom Schicksal schlecht behandelt, als Opfer äußerer Umstände? Gleich, was die Gründe dafür sein mögen, dass du nicht das manifestierst, was du vielleicht gern möchtest, bleibt eine Tatsache unerschütterlich gültig: Du lebst! Das bedeutet, dass das Leben dich liebt. Spirit, das Göttliche, dein eigenes Höheres Selbst sieht in dir dein Licht, deine Schönheit, deinen Wert. Beginne damit, dir selbst wieder mehr Selbstwert zuzugestehen. Zum Beispiel mit der Affirmation: Es ist schön, dass ich lebe.

30–49 Punkte
Kann es sein, dass du deinen eigenen spirituellen Erlebnissen, die du bisher längst schon gemacht hast, nicht glaubst? Dass du meinst, etwas sei »Zufall«? Dass du meinst, du würdest dir Farben oder Lichtgestalten in der Meditation nur »einbilden«? Dass du daran zweifelst, ob es geistige Kräfte überhaupt gibt? Lies am besten im Kapitel über das Ku nach, wie du einen besseren Zugang zu deiner eigenen inneren Weisheit bekommst.

50–69 Punkte
Gut so. Du kannst für viele andere, weniger bewusste Menschen ein Vorbild sein, was man mit zielgerichteter Aufmerksamkeit und persönlichem Einsatz, der auch die Lebensfreude nicht vergisst, spirituell erreichen kann. Und nun geht es in die nächste Runde, in die nächsten Etappen. Die Verwirklichung von Huna hört nie auf – vielmehr wird sie immer reicher, schöner, farbiger, erfüllender.

70–89 Punkte
Jetzt mal keine falsche Bescheidenheit und keine aufgesetzte Demut: Du hast bereits so vieles verwirklicht, dass du aufrecht und fröhlich durchs Leben gehen darfst. Du musst kein Betroffenheitsgesicht als Ausweis deiner Bewusstheit mehr machen.

Deine Ausstrahlung und dein Sein helfen vielen in der Umwelt. Vom »Selbstverständlichkeitsstandpunkt« aus gehst du weiter auf deinem Weg, aber ohne dich unter falschen Erfolgsdruck zu setzen, du müsstet morgen »heilig« sein. Der Segen der Kahunas ist mit dir, in dir – öffne dich immer mehr dafür.

90–105 Punkte
Bravo! Wenn du gemessen an realistischen Visionen und Ansprüchen einen so hohen Wert der Verwirklichung erreichst, kann man nur den Hut ziehen! Nun kannst du die Lorbeeren genießen und »Sofasitzen auf der Gnade« – oder du kannst dir neue, höhere Ziele stecken, noch größere und lichtvollere Visionen entwickeln, deren Umsetzung dann deine nächste Aufgabe wird.

Deutungen zur Gesamtsumme

42–69 Punkte
Wir glauben nicht, dass es in dieser Gruppe wirklich Leserinnen oder Leser dieses Buches gibt. Denn wer sich das Buch besorgt, hat ja bereits ein spirituelles Interesse. Und wer es »aus heiterem Himmel« geschenkt bekommt, besitzt bereits ein wunderbares spirituelles Potenzial – ob er oder sie es weiß oder nicht.

70–119 Punkte
Ja, Ja, Ja! Du hast klar erkennbare Fortschritte gemacht. Auch wenn der Weg manchmal steinig ist, anstrengend, schweißtreibend: Gib nicht auf! Du kommst voran. Und denk auch daran, wie vielen anderen Menschen du mit deinem Einsatz ein Vorbild sein kannst. In der Spiritualität ist es wie im echten olympischen Ideal: Dabei zu sein ist wichtiger als alles andere. Und in der Spiritualität gibt es übrigens keinen »Sieger«, sondern nur »Mitmacher«.

120–159 Punkte
Ist es Zeit, noch einmal neu anzufangen? Hast du früher schon mal Erfolge gehabt, aber dann hat der Alltag mit seinen For-

derungen von Beruf, Familie, Beziehung und vielem mehr sich als ein Hindernis gezeigt, und du bist nicht weiter auf deinem Weg vorangegangen? Oder bist du von einer Methode oder von einem Lehrer enttäuscht worden und hast deshalb spirituell etwas resigniert? Du hast ein sehr großes Potenzial. Du hast in dir alle Kräfte und Möglichkeiten. Du bist sehr viel mehr und kannst sehr viel mehr leben, als du dir selbst zutraust. Wage einen Neuanfang.

160–199 Punkte
Der Weg ist das Ziel. Diese Einsicht gilt besonders für Menschen in dieser Gruppe. Bei allem »spirituellen Ehrgeiz«, den geistig interessierte Menschen bisweilen haben, ist auch das Leben im Hier und Jetzt Teil einer echten Spiritualität. Und man bemerkt inzwischen vielleicht auch, dass es nicht die eine einzige große Erleuchtung gibt, nach der alles völlig anders ist und es keine Probleme mehr gibt, sondern dass jeder Tag ein bewusst und lichtvoll gelebter Tag sein kann.

200–210 Punkte
Gibst du selbst spirituelle Hilfen oder Kurse? Bietest du Persönlichkeitsberatungen an? Bist du ein verborgener Weiser, eine unbekannte Heilige? Oder hast du dir etwa ein bisschen in die eigene Tasche »geschwindelt« und siehst dich in einem allzu rosigen Licht? Das kannst nur du selbst beantworten. (Beide Autoren haben sich selbst übrigens nicht in dieser Gruppe wiedergefunden.)

Eine weitere mögliche Auswertung

Eine recht interessante Auswertung dieses Tests besteht auch darin nachzusehen, wie groß der Unterschied zwischen allen a)-Antworten und allen b)-Antworten ist. Darin zeigt sich, wie sehr das, was wir in unserem Leben wichtig finden, auch tatsächlich im Alltag verwirklicht wird. Man kann vielleicht allgemein feststellen: Je geringer der Unterschied zwischen den beiden Zahlen für a) und b) ist, desto zufriedener ruht der Mensch in sich, desto mehr ist er mit sich eins.

Wir schlagen zur Auswertung dieses Testaspekts diese Kategorien vor:

- Die Summe der Punkte der Antworten zu a) ist 60 oder mehr Punkte höher als die Summe der Antworten zu b): Da ist wohl Tagträumerei ziemlich ausgeprägt und der Hang, sich in irgendwelchen Wolkenkuckucksheimen zu verlieren – zum Beispiel davon zu träumen, was man alles machen könnte, wenn nur ... (die Arbeit nicht wäre, der Partner beziehungsweise die Partnerin jemand anderes, man im Lotto einen Sechser hätte, und so fort).
- Wenn die Summe der Punkte der Antworten zu a) 30 bis 60 Punkte höher als die Summe der Antworten zu b) ist: Das ist ein gesunder Anreiz, sich weiterzuentwickeln, nicht stehen zu bleiben, sich »nach der Decke zu strecken«, immer weiter vorwärtszugehen. Wenn wirklich alles erreicht wäre und es keine Ziele und Wünsche mehr gäbe, läge die Gefahr nahe zu glauben, man sei rundherum vollkommen. (Heilig, also heil ist jeder Mensch seinem Wesen nach sehr wohl; Vollkommenheit jedoch ist eine Utopie, solange wir in Raum und Zeit, mit Körper, Bauch, Kopf und Seele hier auf der Erde leben.)
- Wenn b) gleich ist wie a) oder höher als a), egal, um wie viel höher: Das bezeugt entweder einen Hang zur Selbstzufriedenheit, wenn man bereits recht bewusst ist, oder es ist ein Anzeichen dafür, dass doch noch Etliches für eine größere Bewusstwerdung getan werden könnte.

Noch eine Möglichkeit der Auswertung

Wenn eine Person bereits etliche Entwicklungsschritte gemacht hat, wenn sie auf dem Weg des Erwachens schon ziemlich oder ganz bewusst geworden ist, dann könnte für sie auch gelten: Die Huna-Kraft, deren Punktzahl im Durchschnitt aller sieben Kräfte liegt, zeigt seinen Kahuna-Typ an. Das also, was weder besonders herausragt noch deutlich abfällt, weist auf das Potenzial und die Kraft hin, die für diesen Menschen von zentraler Bedeutung sind.

Das gibt dem, was man »Durchschnitt« nennt (und was oft genug abfällig gemeint oder verstanden sein könnte), seinen legitimen Platz in der Mitte des Lebens. Denn die Jagd nach »immer mehr, immer weiter, immer höher, immer besser« ist Unfug. Da werden Idole aufgebaut – im Entertainment, im Sport, in der Politik und übrigens auch in einer oberflächlichen Esoterik –, an denen wir uns angeblich ausrichten sollen. Dabei ist doch ganz klar, dass es unter mehr als sieben Milliarden Menschen immer nur sehr, sehr, sehr wenige sein können und werden, die »oben« stehen, die Weltmeister in irgendetwas sind, die vermeintlich alles erreicht haben. Und es gibt immer unglaublich viele, 99,99 Prozent – und das sind ja wir! –, die durchschnittlich sind, die mittelmäßige Erfolge verzeichnen, die »unter ferner liefen« versanden.

Ein Kahuna ist jemand, der weiß, dass er beziehungsweise sie »mittelmäßig« ist, der aber das eigene Potenzial, und sei es auch viel geringer als das irgendwelcher Idole, zu nutzen und zu leben versteht. In der gesunden und zugleich bewussten Mitte liegt also ein Maß, das im Rahmen der Kahuna-Typologie sehr wohl eine sinnvolle Aussage und Ermutigung zum »Nur weiter so!« darstellen kann.

Zum guten Abschluss und zur Erinnerung: Es kann durchaus sein, dass es sich im Laufe der Jahre ändert, welcher Kahuna-Typ du bist. Das ist gut und »normal«, denn wir entwickeln und verändern uns ja auch.

Und noch eine Bemerkung: Der Test »Welcher Kahuna-Typ bist du?« ist absichtsvoll darauf angelegt, dass man selbstermächtigt damit umgeht, dass keine platten Patentrezepte einfach abgeholt werden können, sondern dass sich jeder individuell entscheiden muss und kann, wie er ihn auswertet. Mahalo für dein Verständnis.

4. Die drei Aspekte des Selbst: Kane, Lono und Ku

Ein wenig Geschichte und Mythologie

Sich selbst besser verstehen, damit das Leben besser läuft, das könnte das Motto dieses Kapitels sein. Zunächst etwas historischer und mythologischer Hintergrund. Man spricht im Huna heute von Kane, Lono und Ku* als die drei Facetten des Selbst. Manchmal nennt man sie auch »die drei Selbste des Menschen«. Doch historische Forschungen legen nahe, dass diese drei Begriffe ursprünglich mit »Göttern« des hawaiianischen Himmels zu tun haben. Deshalb finden wir es sinnvoll, dass wir diesen Worten, die sowohl hawaiianische Götter als auch Ebenen des Bewusstseins oder Persönlichkeitsaspekte benennen, einmal genauer nachgehen, bevor wir in die Huna-Arbeit mit den drei Selbsten einsteigen.

Zur Erinnerung: Die Besiedelung der Inseln des heutigen Hawaii erfolgte durch polynesische Völker. Durch Menschen also, die den Forschungen nach aus dem entfernten Teil der Erde stammten, den wir im Westen gern und romantisierend »Südsee« nennen. Alle zentralen Elemente sind den Religionsfor-

* Eine andere Einteilung finden Sie ab Seite 100ff., 103ff.

men, wie wir sie aus Polynesien kennen, so ähnlich, dass die hawaiianische Religion mit Fug und Recht als eine Ausprägung der polynesischen Religionen bezeichnet werden kann.

Schon der englische Captain James Cook, der 1778 als erster Europäer auf Hawaii landete, war erstaunt, sowohl kulturell als auch sprachlich eine große Verwandtschaft der hawaiianischen Bevölkerung zu jener auf Tahiti festzustellen, die er 1769 bei seiner ersten großen Entdeckungsfahrt in diese Region kennengelernt hatte.

Religiöse Einflüsse aus anderen Kulturräumen und aus anderen spirituellen Traditionen, die nicht mit Polynesien zu tun haben, sind nicht nachweisbar. Die traditionelle Religion Hawaiis ist jedoch nach der Entdeckung durch die Europäer sehr rasch verwässert und teilweise aufgelöst worden, beziehungsweise wurde (und wird) sie nur insgeheim bewahrt. Sollten wir eigentlich präziser sogar von unterschiedlichen Ausprägungen einer »Kernreligion« sprechen, die auf den verschiedenen Inseln und auch in den Stämmen und Familien eine durchaus individuelle Prägung erfuhren? Sie bildeten vielleicht so etwas wie einen Stamm von jungen Bäumen, die ineinandergeflochten ein neues Ganzes bilden.

1820 kamen christliche Missionare auf die Inseln, teils mit Unterstützung durch einheimische Adelsfamilien. Das führte dazu, dass die meisten Menschen zumindest formell zum Christentum übertraten, aber vor allem auch dazu, dass die alte Religion und einige ihrer kulturellen (also einem Kult verpflichteten) Formen verboten wurden – und so im Untergrund weitergetragen werden mussten. Hula, der rituelle Tanz, der zunächst einmal Geschichten erzählt, die in einer Gesellschaft ohne Schriftsprache Geschichte, Kultur und Religion von einer Generation zur nächsten trägt, wurde zum Beispiel recht rabiat verboten, in den Untergrund gedrängt und später nur unter verzerrenden Vorschriften zugelassen.

Diese Verbannung von religiösen und rituellen sowie kulturellen Elementen wiederum hatte zur Folge, dass sich der

Stamm einer eher einheitlichen Form einer Religion, die sich aus ihren polynesischen Wurzeln speiste, nun in zahlreiche Äste teilte. Diese Äste bildeten unterschiedliche Ausprägungen von Zeremonien und Ritualen heraus, entwickelten aber auch voneinander abweichende spirituelle Konzepte.

So ist vielleicht auch zu verstehen, dass zum Beispiel der bekannte amerikanische Psychologe Serge King zu seinem Namen »Kahili« hinzufügen durfte, also Serge Kahili King wurde, weil er als Träger der hawaiianischen Weisheitslehre der Ausprägung der Kahili-Familie gilt.*

Dass sich vor allem im Laufe des 20. Jahrhunderts dann auch ganz neue Formen von Huna entwickelten beziehungsweise »aufgepropft« wurden, die mehr mit Esoterik oder New Age zu tun haben, ist bekannt. Und auch, dass es durchaus eine Berechtigung dafür gibt, dass andere Menschen in neuen Zeiten eigene Formen von Spiritualität in die überlieferten Elemente und Konzepte einfließen lassen.

Da es im ursprünglichen Hawaii bekanntlich keine Schriftsprache gab, war und ist man bei der Erforschung der dortigen Religionsform auf mündliche Überlieferungen angewiesen, die von Europäern und Nordamerikanern, die Hawaii besuchten oder sich dort niederließen, aufgezeichnet wurden (teils erst lange Zeit nach der ersten Kenntnisnahme). Während der vielleicht fünfzig oder höchstens hundert Jahre, die die hawaiianische Religion noch authentisch bestand, gab es keine systematische und schriftlich gesicherte Erforschung darüber.

Diese Bemerkungen hier dienen auch dazu, dass wir uns immer wieder daran erinnern, dass es keine gesicherte Wahrheit darüber gibt, was Huna »eigentlich« war oder ist. Jedoch bietet uns diese Unschärfe die Chance, vielleicht einen der wesentlichen

* Quelle u.a.: www.huna.net/Media/skbio.htm

Punkte von Huna zu erfassen und zu verinnerlichen: die individuelle und damit einzigartige Erfahrung geistiger Einsichten und die persönliche Verwirklichung von spirituellen Kräften im eigenen Leben.

Nun zum hawaiianischen »Götterhimmel«, der allerdings von unterschiedlichen Autoren oft ganz verschiedenartig dargestellt wird. Man spricht von vier großen Göttern, die bereits vor der Erschaffung der Welt existierten und ewig währen. Das erinnert an die Götterdreiheit im hinduistischen Religionsraum, an Brahma, Vishnu und Shiva, aber auch an die christliche Heilige Dreieinigkeit von Gottvater, Gott Sohn und Heiligem Geist.

Im polynesischen Kulturgebiet und damit auch in Hawaii gab es eine Vereinigung der vier Götter, die hier getreu der alten schamanischen Traditionen auch den vier Himmelsrichtungen entsprechen. Hier nun Kurzinformationen zu diesen vieren und Stichworte zu einigen anderen Göttern und Göttinnen:

Kane

Kane (manchmal auch: Aumakua*) ist der Schöpfergott schlechthin. Er entspricht dem Norden und gilt gemeinhin als »gut«. In Bezug auf die Erwartungen für den Anbau von Pflanzen wurde er mit der Sonne gleichgesetzt. Kane hat eine kleine Muschel, die sich in ein großes Boot verwandelt, wenn er sie auf das Meer setzt. Speziell ist er auch der Gott der Wälder und Bäume. Kane hat mit den lebensspendenden Kräften von Morgendämmerung, Sonne und Himmel zu tun. Er spielt eine Rolle ähnlich der des Zeus beziehungsweise des Jupiters als »oberster Gott« im griechisch-römischen Kulturkreis. Wenn man hört, dass er indes sogar die drei Himmel geschaffen haben soll – den

* Aumakua wird unterschiedlich gesehen: als persönliche Ahnen, als Summe aller Ahnen aller Familien und auch als »Gott« im Sinne von »Summe aller Kane« bzw. aller Hohen Selbste.

oberen Himmel der Götter, den darunter liegenden Himmel, der aber immer noch höher als die Erde ist sowie schließlich die Erde selbst als »Garten des Menschen«, so fühlt man sich an die biblische Schöpfungsgeschichte erinnert. Zumal Kane diesen Garten der Menschheit mit Meerestieren, Pflanzen und Landtieren bevölkert haben soll, bevor er Mann und Frau schuf, die den Garten bewohnen sollten. Sympathisch ist auf jeden Fall, dass keine schwierigen Rituale zu beachten waren, um Kane zu verehren, und schon gar keine Menschenopfer.

Ein kleiner Exkurs: Besucher von Hawaii, die mal austreten müssen, werden an den Toiletten die beiden Aufschriften *Kane* und *Wahine* finden – »Mann« und »Frau«. Kane ist also nicht etwa »nur« ein Gott und der Begriff für das Hohe Selbst des Menschen, sondern bedeutet ganz profan einfach »Mann«. Ob das den Versuch zum Ausdruck bringt, »Mann« und »Schöpfergott« gleichzusetzen, und der Frau einen weniger wichtigen Rang zuzuweisen? Das konnten wir bisher nicht klären, wären aber für fundierte Hinweise zu diesem Thema dankbar.

Lono

Dieser Gott der Fruchtbarkeit wird der Himmelsrichtung des Ostens zugeordnet und ist auch für die Musik zuständig. Auf einem Regenbogen kam er auf die Erde, um sich mit Laka zu vereinigen, die in etwa der römischen Fruchtbarkeitsgöttin Diana beziehungsweise ihrer griechischen Vorläuferin Demeter entspricht.

Lono zu Ehren wurde das Makahiki-Fest begangen, das sich über viele Wochen erstreckte und heute in abgewandelter, verkürzter Form gefeiert wird. Die erste Phase dieses Festes hatte mit spiritueller Reinigung und Opfergaben für die Götter zu tun. Ein Abbild Lonos wurde rund um die Inseln getragen. Alle kriegerischen Kämpfe waren in dieser Zeit verboten. Während der zweiten Phase feierte man, mit Hula-Tanz, sportlichen Wettkämpfen – darunter natürlich auch Wellenreiten und Kanupaddeln sowie

»Schlittenfahren« auf Lavahängen.* Im dritten Abschnitt wurde ein Kanu mit Opfergaben wie Früchten, Federn und anderen Dingen für Lono aufs Meer hinausgestoßen. Am Ende des Makahiki-Festes fuhr der Häuptling aufs Meer und kam dann an den Strand zurück. Eine Gruppe von Kriegern warf dabei Lanzen auf ihn, die er geschickt abwehren musste, um seine Berechtigung zu herrschen tatkräftig unter Beweis zu stellen.

Ku

Gott Ku bildet gemeinsam mit seiner Frau, der Göttin Hina (die wiederum manchmal mit Himea gleichgesetzt wird; siehe weiter unten), ein Götterpaar. Beide wurden wie etliche andere ebenfalls als Schöpfergötter und Fruchtbarkeitsgötter betrachtet. Nur Ku zu Ehren waren Menschenopfer gestattet beziehungsweise angebracht, wie es in manchen Überlieferungen heißt. In gewisser Weise erkennen wir hier auch archetypische Züge von Zeus und Hera als göttlichem Männer- und Fraueninbild, indes mit oft sehr menschlichen Verhaltensweisen.

Das Wort Ku bedeutet »sich nach oben erheben«, das Wort Hina »sich nach unten lehnen«. Ku wird nach Osten, während Hina nach Westen angerufen beziehungsweise angebetet wird. Damit ergibt sich eine Überschneidung zwischen Lono und Ku, die sich heutzutage auch nicht mehr auflösen lässt.

Eine Geschichte erzählt davon, wie Kane, Ku und Lono die Welt geschaffen haben: »Die drei Götter Kane, Ku, Lono kommen aus der ›Nacht‹ und erschaffen drei Himmel, in denen sie wohnen – den obersten für Kane, den nächsten darunter für Ku und den niedrigsten für Lono, einen Himmel für die Eltern (Kane beziehungsweise Makua), einen Himmel für Ku, einen

* In Keauhou auf Hawaii gibt es ein Museum, das einen solchen Schlitten ausstellt; einer der besterhaltenen Lava-Schlittenhänge ist in der Nähe zu sehen.

Himmel für Lono.«* Diese Auffassung deutet schon darauf hin, dass eine strenge Abgrenzung zwischen Persönlichkeitsebenen oder Aspekten des Selbst nach Kane, Lono und Ku und eine Zuordnung von Oberem, Mittlerem und Unterem Selbst so ganz eindeutig gar nicht möglich sein wird.

Schließlich gibt es noch den vierten Gott, Kanaloa, den Gott des Meeres und der Himmelsrichtung des Südens, auf den wir nicht weiter eingehen wollen.

Weitere Göttinnen

Wir wollen diesen Ausflug in den hawaiianischen Götterhimmel jedoch nicht beschließen, ohne einige weitere Göttinnen wenigstens kurz zu erwähnen. Die bei uns bekannteste dürfte die Göttin Pele sein, die Göttin des Feuers und der Vulkane. Eine ihrer Schwestern heißt Kapo; sie gilt manchen als Hexe, die Männer mit ihrer, wie es heißt, »mörderischen Vagina« einfängt. Andere sehen sie als eine Fruchtbarkeitsgöttin, die eben auch über »dunkle Kräfte« verfügt – vielleicht so etwa wie die indische Kali? Sie soll entweder die Mutter der Laka (siehe oben bei Lono) oder mit dieser identisch sein. Weitere Schwestern sind die Meeresgöttin Namaka und Hiiaka, die Göttin der Hula-Tänzer. Aller Mutter ist Haumea, die Göttin der Kindsgeburt.**

Bereits aus den kurzen Bemerkungen hier wird deutlich, dass sich die Zuständigkeiten und Fähigkeiten der Götter und Göttinnen auch auf Hawaii oft überlappten, wie wir es aus anderen Kulturkreisen, gerade aus fernöstlichen, ja kennen. Diese Einleitung sollte den Boden bereiten, dass wir mit den Begriffen Kane, Lono und Ku im Zusammenhang mit ihren Hintergründen und Bezügen etwas bewusster umgehen können.

* Quelle: http://www.sacred-texts.com/pac/hm/hm06.htm#fn_59.

** Eine recht übersichtliche Auflistung, leider nur auf Englisch, findet sich auf dieser Webseite: www.mythome.org/hawaiig.html.

Eine Dreiheit des Selbst

Die Vorstellung von drei Aspekten des Selbst, von drei Ebenen oder drei fast »eigenständig« operierenden Wesenheiten, in denen sich der Mensch ausdrückt und die im Menschen wirken, dient letztlich nur dem Verstand. Es ist ein Modell. Mit unserem Verstand können wir über diese Vorstellungen leichter erfassen, dass wir geistige Wesen sind, die sich auf allen Seinsebenen zugleich manifestieren und in ihnen leben – aber eben in drei durchaus unterscheidbaren Weisen. Ein Modell ist ein Anfang, kein Ende, eine Brücke, kein Ziel. Ein Modell sollte auch nicht mit einer persönlichen Wahrheit verwechselt werden – es sei denn, dass ein Modell genau diese treffend widerspiegelt.

Wir kennen solche Dreiteilungen auch bei uns: Körper, Geist und Seele ist ein solcher Versuch, die Aspekte des Menschen unserem Begreifen fasslicher zu machen. Die Psychologie des 20. Jahrhunderts sprach wechselweise vom Ich und vom Über-Ich, vom Unterbewusstsein und vom Unbewussten. Sie hat Tages- und Traumbewusstsein unterschieden und vieles mehr. Eine Zuordnung des Bewusstseins und der menschlichen Erfahrung in unterscheidbare Kategorien ist also keineswegs nur ein archaischer Ansatz und auch keine »unwissenschaftliche« Vorgehensweise, sondern entspricht vielmehr unserem eigenen modernen Denken.

Es gibt diese Idee oder Vorstellung von »drei Selbsten« in vielen philosophischen Systemen. Im Einzelnen weisen die Modelle jedoch deutliche Unterschiede auf. Der österreichische Arzt und Tiefenpsychologe Sigmund Freud erklärt in einem Teil der Tiefenpsychologie beispielsweise ein »Es« zum unbewussten Anteil des Menschen, das »Ich« zum Bewussten und spricht von einem »Über-Ich« als einer quasi externen Lenkinstanz. Die Kahunas, die hawaiianischen Schamanen, kamen vor vielen Jahrhunderten wie auch andere spirituelle Meister zu anderen Zeiten zu vergleichbaren Erkenntnissen – das Modell von Ku, Lono und Kane ist jedoch einzigartig.

Dass letztlich das Ziel eine Ganzheit ist, auch im Erleben, ist klar. Aber auf dem Weg dahin braucht der menschliche Geist, der sich nun einmal bereits in Aufgliederungen und Aufspaltungen begeben oder sogar verloren hat, eine »Eselsbrücke«, er nutzt Modelle, um mit seinen verschiedenen, einander oft widersprechenden Empfindungen, Reaktionen und Wünschen klarzukommen.

Der Mensch ist in Wahrheit wie der Same einer Pflanze. Man kann diesen Samen zwar naturwissenschaftlich untersuchen und dessen chemische und physikalische Bestandteile und Eigenschaften bestimmen. Aber damit ist noch überhaupt nichts zur Pflanze selbst gesagt, die aus diesem Samen hervorgehen kann: zum Duft, den ihre Blüten verströmen, zu den Früchten, die sie vielleicht trägt, zu Geschmack und Wert. Der uranfängliche unscheinbare Same wird sich am Ende vollständig verwandelt und im Verlauf seiner Transformation auch vollständig aufgelöst haben. Das erinnert uns an die Larve des Schmetterlings, die sich verpuppt, in einer vollständigen Metamorphose »stirbt« und als Schmetterling »wiederaufersteht«.

Der Koautor hat bereits 1995 mit Suzan H. Wiegel, einer der führenden deutschsprachigen Autorinnen auf dem Gebiet des hawaiianischen Schamanismus, ein Grundlagenwerk zum Thema geschrieben (»Das Handbuch der Kahuna-Medizin«, Ariston Verlag). Darin hat er den Versuch unternommen, die Zusammenhänge so stark zu vereinfachen, dass sie rational greifbar werden. In diesem Konzept ist Kane das Höhere Selbst, die Wurzel oder Quelle unserer rein geistigen Essenz, unser »göttlicher Funke«, aus dem der geistige Lebensplan hervorgeht. Kane ist unsere unsichtbare »spirituelle Persönlichkeit«. Lono ist das Mittlere Selbst, unser Tages- und Alltagsbewusstsein. Es bestimmt Denken, Planen, Entscheiden, Sprechen und Handeln. Lono ist unser wirkender »individueller Wille«. Das Ku, das sogenannte Untere Selbst, ist zugleich Freund und inneres Kind, Unterbewusstsein und Helfer. Mit diesem Ku erleben wir unsere Gefühle; es ist die spürbare und sichtbare »diesseitige Existenz«.

Ein anderes Bild ist das von einer Autofahrt. Ein Huna-Autor hat einen seiner Lehrer zitiert mit dem Vergleich, dass Kane wie die Instanz sei, die das Ziel einer Autofahrt kennt; das Lono entscheidet, auf welchem Weg man dorthin gelangt; Ku schließlich übernimmt das Steuer und fährt.

Eine wieder etwas andere Sichtweise baut es von unten nach oben auf: Ku (oder Unihipili) ist das aktive Selbst; auch Herz und Bauch; Lono (oder Uhane) ist das bestimmende Selbst; auch Verstand und Kopf; Kane (beziehungsweise Aumakua) ist das kreative Selbst; auch Geist und personaler Spirit.

Weitere zentrale Begriffe im Huna sind:

- Iho als die Seele des Menschen;
- Aka als der Energiekörper des Menschen;
- Mana als die »Kraft« des Menschen, die vor allem seine geistige Ausstrahlung und innere spirituelle Kraft meint, aber auch sein Charisma;
- Kino schließlich als der irdische Körper des Menschen.

Nun haben wir einen ersten Blick auf mögliche Einordnungen von physischen, psychologischen und spirituellen Ebenen, Kräften und Identitäten geworfen. Sie können anfangs vielleicht etwas verwirren, weil wir alle doch so gern eine ganz eindeutige Zuordnung und klare Anweisungen hätten. In unserer neuen Zeit wirken jedoch auch neue Bewusstseinskräfte und es geht jetzt um Selbstermächtigung, um eigenständige mentale Auseinandersetzung und intuitive Einfühlung in Energien, Potenziale und Manifestationen. Die Zeit der dogmatischen Verengung auf einzige Wahrheiten ist endgültig vorbei – jeder von uns ist aufgerufen, die eigene und vielleicht sehr persönliche Wahrheit zu entdecken und zu leben.

Im Folgenden konzentrieren wir uns nun ganz auf Ku, Lono und Kane und ihre Bedeutung in der Huna-Praxis. Die Kahunas sagen, dass es schwierig ist, Kane, Lono und Ku logisch zu definieren. Wir können sie einfacher und besser über ihre jeweiligen Funktionen, Aufgaben und Wirkweisen erfassen. Das wollen wir nun also tun – immer mit dem ab jetzt nicht mehr ausdrücklich gemachten Hinweis im Hinterkopf, dass keine letztgültigen Aussagen getroffen, sondern alltagstaugliche individuelle Annäherungen versucht werden.

Die drei Aspekte des Selbst in der Huna-Praxis

Das Modell der drei Selbste Ku, Lono und Kane macht es uns möglich, einfach und bequem die Zusammenhänge über Wirkmechanismen im Leben der Menschen zu erkennen und damit unser Leben aktiv und bewusst zu gestalten. Das einfach anzuwendende Modell wirkt zugleich äußerst effektiv und bietet die Chance, die Lebensumstände direkt zu beeinflussen. Wir können es als Instrument nutzen, um unser Leben zu verändern.*

Ku

Die Kahunas wissen von einem Bewusstseinsaspekt, der im Verborgenen wirkt und indirekt unser Leben beeinflusst. Diesen Teil nennen sie Ku. Es ist der Aspekt des Unterbewusstseins und für alle Techniken der Huna-Lehre von größter Bedeutung. Ku wird auch das Untere Selbst genannt.

Lono

Der nächste Aspekt wirkt direkt und bewusst. Wir brauchen Lono, unseren Verstand, unser Tagesbewusstsein zur Bewälti-

* Wenn man in manchen Mythen denkt, dass Ku den »mittleren Himmel« und Lono den »unteren Himmel« geschaffen haben beziehungsweise er ihnen jeweils zugewiesen wurde, könnte das bedeuten, dass eigentlich eher die Gefühle und der Bauch, also Ku, »in der Mitte« sind, und Lono, der Verstand und der Kopf, vielleicht doch nach »unten« gehören, weil sie doch recht begrenzte Möglichkeiten haben …

gung des Alltags. Lono wird auch als das Mittlere Selbst bezeichnet.

Kane

Kane wirkt außerhalb unseres physischen Körpers und bildet die Verbindung zu höheren geistigen Sphären, die im hawaiianischen Schamanismus mit Höherem Selbst, in vielen anderen Systemen auch beispielsweise als Überseele bezeichnet wird. *Kana* heißt auch das »Obere Selbst« beziehungsweise das »Höhere Selbst« oder das »Hohe Selbst«. Die Kahunas weisen immer wieder darauf hin, dass es sich hierbei nur um ein Modell handelt, das hilft, das komplexe energetische Wesen der Menschen sowie die Auswirkungen unserer Gefühle und unseres Verstandes auf unser Leben zu erklären.

Die drei Selbste im Einklang

Die drei Selbste arbeiten scheinbar unabhängig voneinander – jeder der Aspekte besitzt dennoch eine eigene Motivation. Das Geheimnis besteht darin, die drei Selbste in Einklang miteinander zu bringen. Nach Ansicht der Huna-Lehre sollten wir beginnen, ein Leben zu führen, das unsere Seele nährt, unseren Verstand befriedigt und uns ein Gefühl von Wohlergehen, Gesundheit und Glück beschert.

Es ist die Vereinigung von Körper, Geist und Seele, das Ziel, wonach sich alle spirituell orientierten Menschen sehnen – die Einheit in sich wahrzunehmen und jeden Moment in völliger Übereinstimmung mit seinem Seelenplan zu leben. Die drei Selbste arbeiten also selbstständig und stehen dabei, zumindest im besten Fall, in ständiger Kommunikation.

Praxisbeispiel

Larissa, eine Bankangestellte mittleren Alters, empfindet immer weniger Motivation, täglich zur Arbeit zu gehen. Sie fühlt sich oft ausgebrannt und leer. Ihr beruflicher Alltag ist bestens organisiert, sie konnte in ihrem Beruf bereits viele Erfolge verzeichnen, das Leben scheint in bester Ordnung. Finanziell unabhängig und privat glücklich und zufrieden fühlt sie sich dennoch oft unterfordert bei gleichzeitiger Überforderung. Der Wunsch nach einer Veränderung im Leben wird direkter und drängender.

Eines Tages liest sie in der Tagespresse von der Heilwirkung von Farben auf den menschlichen Körper, und irgendwie lässt sie der Gedanke, dass es noch mehr zwischen Himmel und Erde gibt, als ihr bewusst ist, nicht mehr in Ruhe. Später, einige Tage danach, hat sie einen Traum: Sie sieht sich älter werdend als gebrechliche Frau in eine Sackgasse gehen – sie fühlt sich krank und sehr allein. Sie erkennt, dass sie nicht mehr weitergehen kann und damit ein Ende des bisherigen Weges in Sicht kommt. Larissa fühlt sich auch in diesem Traum leer, ausgebrannt, energielos und scheinbar unfähig, etwas zu tun.

Aus diesem Gefühl der Resignation heraus und dem Wunsch nach Verbesserung der Situation geschieht nun im Traum das schier Unmögliche: Larissa dreht sich um, sie blickt zurück, macht eine Kehrtwendung, die not-wendend erscheint. Sie geht aus der Sackgasse heraus und steht nun vor einer Weggabelung. Der alte Weg, links, führt in die Sackgasse. Rechterhand erscheint dann scheinbar aus dem Nichts ein neuer Weg. Er wirkt heller, es ist, als würde er beleuchtet sein. Zunächst noch zögerlich, dann aber sehr freudig, geht Larissa Schritt für Schritt und guten Mutes den neuen Weg, der sie aus der Resignation in ein Leben führt, das bunt und abwechslungsreich ist.

Nach dem Traum fühlt sich Larissa von neuer Freude wie aufgeladen, sie ist neugierig, was sie wohl erwarten wird, sie fühlt das erste Mal seit langer Zeit wieder die wärmende Sonne auf ihrer Haut, spürt die Energie der Natur, den Wind in ihren Haaren, die aufkommende Freude in ihrem Herzen und weiß nun, dass ihre Reise in ein buntes und vielversprechendes Leben beginnt. Farben werden nun eine wichtige Rolle spielen, und sie freut sich, ab jetzt die Heilwirkung der Farben in ihr Leben zu integrieren. Sofort meldet sie sich für den entsprechenden Kurs an, bildet sich aus und besucht Fortbildungen. Mittlerweile berät sie die unterschiedlichsten Klienten und auch Firmen über die Wirkung der Farben.

An diesem Beispiel können wir sehr gut erkennen, wie die drei Selbste bestenfalls miteinander kommunizieren. Im Traum konnte Kane, das Höhere Selbst, Larissa eine Vision des jetzigen Lebens und der Möglichkeit einer Veränderung schicken. Larissas Seele wird durch die jetzige berufliche Situation nicht mehr genährt. Larissa will sich kreativ erfahren und harmonisierend auf ihre Umwelt einwirken. Lono, der bewusste Aspekt des Verstandes, begreift die bis dato ausweglos erscheinende Situation. Das Ende der Sackgasse bedeutet im übertragenen Sinne auch eine gewisse Resignation, verbunden mit einer inneren Leere. Lono trifft die Entscheidung, eine Veränderung herbeizuführen. Ku ist nun das ausführende Organ – es ist dem Willen von Lono untergeordnet, erschafft sofort bei jeder Vision das dazugehörige Gefühl (Resignation, Energielosigkeit, später Freude, Wärme) und liefert die für die Veränderung notwendige Energie.

Die Hierarchie von Kane, Lono und Ku

Wir können anhand der drei Selbste Kane, Lono und Ku unser Leben neu kreieren und erkennen vor allem die Zusammenhänge in unserem Alltag besser. Nach Ansicht der Kahunas hat es höchste Priorität für uns alle, im Einklang mit unserem Seelenplan zu leben. Der Ausspruch »Ich bin, damit Dein Wille durch mich geschehe« bedingt ebenso völlige Übereinstimmung mit unserem höchsten Willen. Die hawaiianischen Meister fordern deshalb immer wieder, bewusst als Person zur Seite zu treten, sich quasi nicht so ernst zu nehmen und dem kreativen Schöpfungsaspekt der Seele die Möglichkeit zur Entfaltung zu geben. Das bedeutet auch, immer wieder zu überprüfen, ob die Handlungen im Alltag nur aufgrund eines übermäßigen Egos erfolgen oder ob sie im Einklang mit der eigenen höchsten Wahrheit stehen.

Huna erkennt in Kane, dem Höheren Selbst, die direkte Verbindung zu höheren Sphären, zu Gott, zum Unaussprechlichen oder wie man dies auch nennen mag. Du kannst Gott auch einen anderen Namen geben, etwa Universum, Licht, der Höchste oder eine andere aus deinem Glauben geborene Bezeichnung. Die Kahunas erkennen in ihm beziehungsweise in dieser Kraft den Schöpfer allen Seins. Und obwohl er so groß ist, weshalb sie ihn auch den »Unaussprechlichen« nennen, gibt es eine direkte Verbindung zu ihm: über Kane.

Kane vermittelt gleichsam die Botschaften des Universums in unser tägliches Leben, der gesamte Lebensplan und die Erkennntis und Erfüllung unserer Seelenaufgaben obliegt Kane, es ist unsere Bestimmung in diesem Leben. Die Huna-Lehre fördert die tägliche Verbindung zu Kane, damit wir ein Leben in Einklang mit unseren ganz persönlichen Lebenszielen führen können. Kane weiß sowohl um unsere Fähigkeiten und Talente, es führt Regie in unserem Leben, wenn wir bewusst den Kontakt zu ihm pflegen und seine Information in den Alltag einbringen. Es ist also höchstes Gut, sich dem Willen von Kane unterzuordnen. Kane schwingt am höchsten in der Hierarchie, sein Farbspektrum reicht von Violett bis zu den hellsten Weißtönen, Gold und Silber.

Lono, unser Tagesbewusstsein, untersteht direkt der Einflussnahme von Kane. Lono wird angewiesen, die Erkenntnisse von Kane bewusst werden zu lassen und die Information ins tägliche Leben zu integrieren. Lono schwingt tiefer als Kane, sein Farbspektrum reicht von Gelb-Gold bis hin zu allen Blautönen.

Lono hat die Aufgabe, die Inspiration von Kane ins Alltagsleben zu transportieren. Eine nicht immer einfache Angelegenheit, weil Kane oftmals Dinge fordert, die Lono nicht begreift. Der Seelenplan ist manchmal völlig anders, als unser Tagesbewusstsein denkt, und die Energien laufen häufig direkt konträr dazu. Erst wenn wir unseren bewussten Verstand ganz gezielt dem Willen des höchsten Wohles unterordnen und unser Leben danach ausrichten, werden wir diesen tiefen inneren Frieden finden, der uns erfüllt und uns glücklich macht. Die Weisheit der Kahunas hilft uns dabei.

Ku ist in dieser Hierarchie das unterste Bindeglied. Es schwingt am dichtesten, die Farben reichen von tiefem Rot bis hin zu Rosa, Gelb und Gold, alle Grüntöne sind ebenso Ku zugeordnet. Ku hat die Aufgabe, die Botschaften von Lono anzunehmen und die Energie zur Umsetzung ins tägliche Leben zu bringen. Ku ist quasi unser Energielieferant und Energiespeicher. Jedes Ritual in Huna erfordert ein gewisses Maß an Energie – diese kann nur unser Ku liefern.

Die hawaiianischen Meister legen viel Wert auf einen gepflegten Umgang mit Ku – die tägliche Kontaktaufnahme erscheint normal. Ku setzt somit die Pläne, die wir durch die Inspiration über Kane erfahren, gefiltert durch das bewusste Denken (Lono) direkt um. Ku untersteht damit dem Einfluss von Lono, es ist direkt weisungsgebunden. Das bedeutet, dass jeder Gedanke, jeder mentale Impuls eine Reaktion von Ku hervorruft. Ein positiver Gedanke wird durch unser Unteres Selbst mit einem Glücks- oder Wohlgefühl belohnt, jede Form von negativem Denken bewirkt sofort ein Unwohlgefühl oder das Gefühl der Angst in uns.

Befassen wir uns nun noch detaillierter mit den drei Aspekten des Selbst beziehungsweise mit den drei Selbsten. Wir beginnen beim Ku, gehen dann zu Lono und schließen mit Kane ab.

I kanaka no 'oe ke malama i ke kanaka

»Es dient dir, wenn du dich um die Person kümmerst,
die dir dient.«

»Achte alle Menschen – und dein Selbst.
Sei dir selbst treu.«

3 SELBSTE

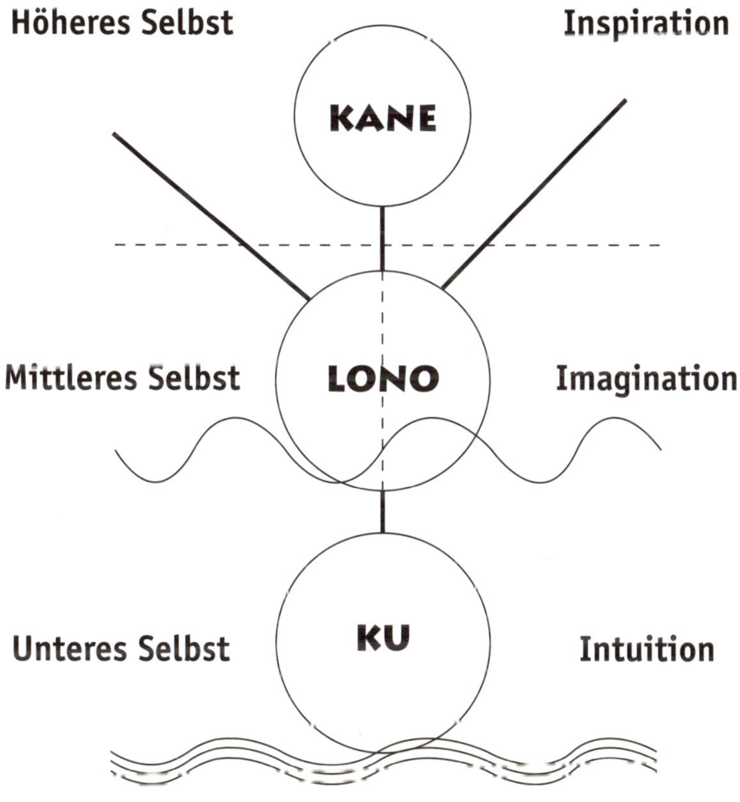

Ku – Das Untere Selbst

Physische Ebene

Ku, das Untere Selbst, ist hauptsächlich für all unsere körperlichen Befindlichkeiten verantwortlich. Es steuert beispielsweise den Herzrhythmus, die Atmung, den Blutdruck, die Verdauung, es assimiliert die Nährstoffe und ist für die Zellerneuerung ebenso verantwortlich wie für die Entgiftung. Es regelt außerdem den Schlaf-Wach-Rhythmus und erinnert uns an unsere ureigensten Bedürfnisse. Eine gute Verbindung zu unserem Ku ermöglicht uns somit den optimalen gesundheitlichen Zustand. Bei einer physischen Befindlichkeitsstörung kann uns die Kommunikation mit ihm helfen, an die Ursachen der Blockierung zu gelangen.

Ku ist bei Babys noch bestens ausgeprägt: Sie weinen, wenn sie traurig oder müde sind, sie schreien, wenn sie Hunger haben, sie machen sich lautstark bemerkbar, wenn sie sich nicht wohlfühlen. Aufgrund unserer Prägungen, den Reglementierungen in der Gesellschaft und den Glaubenssätzen haben wir jedoch verlernt, auf die Stimme von Ku zu achten und den Grundbedürfnissen Nahrung zu geben. Ku will genährt werden – mit unserer Aufmerksamkeit, mit unserer Liebe, mit der Achtung vor diesem großartigen Aspekt unseres Selbstes. Als Dank dafür bleiben wir bei bestmöglicher Gesundheit, fühlen uns frisch und munter, freuen uns unseres Lebens und sind ausgeglichen und ruhig.

Herzaspekt

Das Ku wird nach der hawaiianischen Heiltradition auch mit dem Herzen und allen seinen Aspekten assoziiert. Dabei wird weniger die körperliche Funktion angesprochen, sondern vielmehr alle Themenbereiche, die mit Herzensangelegenheiten zu tun haben – das emotionale Herz. Es geht um die Gefühle, die mit Freude oder Trauer, Lust oder Frust, Lachen oder Tränen zu tun haben. All diese Gefühle werden im Ku gespeichert oder bei Bedarf produziert. Vielleicht sprechen die Kahunas auch deshalb von der enormen Heilkraft der Freude, wenn sie uns diesen Satz mit auf den Weg geben: »Freude ist das stärkste Gefühl, das dich nach Hause bringt.«

Mit dem Weg nach Hause ist der Weg zum eigenen Herzen gemeint, die scheinbar längste Strecke der Welt: vom Kopf ins Herz. Wir lernen, dem eigenen Herzen zu vertrauen und die Präsenz des Herzens bedingungslos zu unterstützen.

Speicher- und Erinnerungsfunktion

Alle Erfahrungen unseres Lebens werden im Ku gespeichert. Dies erfolgt in Form von Schwingungsfrequenzen oder Schwingungsmustern und ebenso als Bewegungsmuster. Die Speicherung des jetzigen Lebens erfolgt in der Regel in der Muskulatur. Ku speichert auch Erinnerungen aus der Ahnenschaft und aus der Familientradition. Dies erfolgt mehr auf der zellularen Ebene, in der Genetik.

Bei einem Reiz auf irgendeiner Ebene, beispielsweise durch übernommene Glaubenssätze wie »Ich bin eine gute Buchhalterin, denn mein Vater war auch schon ein guter Buchhalter«, produziert Ku sofort bei der Erinnerung an diesen Themenbereich ein Gefühl in irgendeiner Form. Genauso funktioniert es natürlich auch bei übernommenen Themen aus der Familientradition: Ku liefert augenblicklich ein Gefühl zum jeweiligen Thema, positiv oder negativ, je nachdem, wie die Speicherung erfolgte.

Die Erinnerung veranlasst Ku zu einer Reaktion; entweder auf der emotionalen Ebene (Freude oder Wut), auf der körperlichen Ebene (viel oder wenig Energie) oder auf der mentalen Ebene (Gefühl von Klarheit oder Verwirrtsein, Ängste).

Ku und die Familientradition

Wir alle tragen Gene aus unseren Familien in uns. Diese Art der Zellerinnerung wird in der Homöopathie als Miasma dargestellt, das sind Krankheiten, die aufgrund familiärer Dispositionen erworben und vererbt wurden. Alle positiven und gesund erhaltenden Aspekte der Genetik werden ebenso im Zellgedächtnis gespeichert, aufgrund der Normalität des Zustands aber leider oft nicht so gewertet. Dies ist sicher auch ein gesellschaftliches Phänomen – wir lenken oft mehr Aufmerksamkeit auf das, was uns krank macht, als auf das, was uns gesund macht. Das bedeutet, dass wir aufgrund der Erinnerung unserer Zellen leider oft mehr die negativen Aspekte wahrnehmen und alle uns gesund erhaltenden und positiven Eigenschaften als »normal« abtun.

Das Erbgedächtnis liefert dabei einen reichen Erfahrungsschatz, an dem sich Ku orientiert, wenn ein entsprechender Reiz aktiviert wird. Unser Ku speichert alles ab und erinnert uns daran – positiv wie negativ. Es ist daher sehr sinnvoll, sich bewusst zu machen, welche bewährten, gesundheitsförderlichen, aufbauenden Kräfte aufgrund unserer Familientradition in uns sind. Die abbauenden oder krankmachenden Energiestrukturen sollten wir daher unbedingt transformieren, indem wir die Erinnerung daran über unser Ku energetisch löschen – die Übungen 2 und 3 leiten dich dazu an.

Wir können jetzt, heute, in diesem Augenblick beginnen, die Talente unserer Ahnen anzuerkennen, und damit harmonisierend und heilend in uns wirken.

Ku-Übung 1

Frage dich:

- Welche einzigartige und besondere Fähigkeit hatte mein Vater, meine Mutter, meine Großeltern?
- Welche großartigen Eigenschaften sind in meiner Familientradition vorherrschend?

- Welche Organe und Körperteile sind in meiner Familie heil und gesund?
- Gibt es Menschen in meiner Familie, die sehr alt wurden?
- Was liebe ich an meinem Körper?
- Welches Gefühl verbinde ich mit einem gesunden Körper?

Ku als Auslöser von Anspannung und Entspannung

Die bislang dargestellten Aspekte erklären den Wirkungsmechanismus von Ku. Positive Reize erzeugen positive Auswirkungen, negative Reize erzeugen das Gegenteil. Eine Art von negativem Reiz ist Stress. Stress erzeugt augenblicklich Verspannungen in der Muskulatur, Blockierungen im Denken, das mit einem körperlichen Unwohlsein einhergeht.

Stress verhindert gleichzeitig das Erinnerungsvermögen von Ku. Dies bedeutet: Je mehr Stress wir haben, desto weniger kann Ku auf seinen Erfahrungsschatz zurückgreifen, es orientiert sich dann an Informationen aus dem täglichen Leben.

Nun ist es wieder Lono, unser Tagesbewusstsein, das entscheidet, welche Informationen in unserem Leben integriert weden. Sollen und werden es aufbauende oder destruktive Informationen sein? Die Kahunas meinen dazu: Entscheide immer, welcher Energie du erlaubst, durch dich hindurch zu wirken. Aufbauende Gedanken erzeugen ein Wohlgefühl. Ku setzt die Impulse direkt um. Verspannungen lassen sich oft mit Erinnerungen an Situationen erklären, die mit Stress einhergegangen sind. Ku erinnert uns durch die muskulären Verhärtungen an die ungelösten, spannungsgeladenen Situationen.

Je mehr wir nun lernen, nur noch positive, aufbauende Gedanken- und Energieformen durch uns hindurch wirken zu lassen, desto nachhaltiger werden die Stresssituationen von einst gelöscht. Das Erinnerungsvermögen von Ku wird direkt beeinflusst und das Gefühl von Wohlergehen und Glück geboren.

Ku-Übung 2

Setz dich bequem auf einen Stuhl, schließ kurz die Augen und spüre deinen Körper so gut wie möglich. Atme ruhig ein und aus, und nach einigen Atemzügen bist du zentriert und bei dir.

Erinner dich nun an eine Situation im Alltag, die dir Stress bereitet hat. Du denkst nur an diese Begebenheit und spürst sicherlich, dass sich einige Muskeln anspannen und du nicht mehr so ruhig und gelassen dasitzen kannst. Wahrscheinlich wird dein Atem etwas schneller, und du kannst einzelne Muskelpartien ausfindig machen, die sich nun sehr verspannt anfühlen.

Zur Auflösung lenkst du nun die Atembewegung in die verspannte Muskulatur und stellst dir vor, wie die Situation im Alltag entspannt oder gelöst wird.

Schon bist du wieder in einem gelösten Zustand, du lässt in der Vorstellung ein Bild entstehen, das dich in einem Wohlgefühl der Geborgenheit, Freude, Zufriedenheit zeigt. Du spürst in deinen Körper und wirst nun sicher eine völlig entspannte Muskulatur vorfinden, der Atem wird ruhig und gelassen fließen und ein sanftes Lächeln huscht über dein Gesicht.

Diese Übung zeigt, wie schnell ein Gefühl der Verspannung entstehen kann und wie schnell doch augenblicklich auch eine Veränderung herbeigeführt wird – allein durch die Vorstellungskraft und die Umsetzung der Gedanken durch Ku.

Hier und Jetzt

Unser Ku kann nicht unterscheiden, ob eine Situation in der Vergangenheit oder Gegenwart entstanden ist oder entsteht. Ku arbeitet immer direkt, nimmt die jeweilige Situation oder das entsprechende Bild, den direkten Reiz sofort an und produziert augenblicklich ein Gefühl dazu. Es gibt für Ku keine Vergangenheit und keine Zukunft – alles geschieht jetzt und hier und sofort.

In dieser Einzigartigkeit von Ku liegt ein großes Heilpotenzial. Wenn wir wissen, dass es für Ku keine Vergangenheit gibt, können wir jede krankmachende Information augenblicklich durch eine neue, aufbauende, heilende Energie ersetzen. So wie man quasi ein neues Computerprogramm auf eine alte Festplatte schreibt, so einfach ist es, die falschen Programmierungen aus der Vergangenheit und die Erinnerung an alte belastende Situationen zu löschen, indem wir das Ku bewusst mit neuen Informationen aus der Gegenwart speisen.

Viele Heiler wissen um dieses Phänomen: Es geht nicht darum, immer und ewig in den vermeintlichen Fehlern der Vergangenheit zu forschen – das erzeugt nur neuen Frust und Ärger. Vielmehr ist es ein Akt der Heilung, über den direkten Zugang zu Ku alte Muster zu transformieren und zu löschen. Die Selbstheilungskräfte in uns werden aktiviert und der gesunde Impuls nach Heilwerdung auf allen Ebenen wird erweckt.

Ku und der Kopiereffekt

Wir wissen jetzt, dass unser Unteres Selbst Energien speichert und produziert und aufgrund des Gedankenkomplexes in uns Emotionen erschafft. Ku re-agiert, ist aber nicht eigenständig in der Lage, Situationen einzuordnen oder zu bewerten. Dies erfolgt einzig und allein im Lono, unserem bewussten Tagesverstand. Das bedeutet: Jede Reaktion erfolgt aufgrund eines Gedankenbildes, eines Reizes aus der Vergangenheit oder übernommener Geschichten aus der Familie.

Es gibt Situationen, in denen Ku aber keine Vorlage für eine Reaktion hat. Es gibt Lebensumstände, in denen keine Möglichkeit für Ku besteht, adäquat zu reagieren. Ku ist quasi orientierungslos und macht nun eines: Es kommuniziert und kopiert das Verhalten des Ku von anderen. Das heißt, wenn unser Ku nicht weiß, wie es sich verhalten soll, wird das Ku des nächststehenden Menschen um Rat gefragt. Alles natürlich ohne Worte. Ku orientiert sich dann am anderen. Für die Heilarbeit ist dies äußerst förderlich: Wenn eine Situation scheinbar außer Kontrolle gerät oder Ku nicht weiß, welche Emotionen es produzieren sollte, orientiert es sich am Ku des Heilers.

Das Ku des Heilers

Deshalb ist es ganz allgemein, aber speziell für den hawaiianischen Schamanismus äußerst wichtig, das Ku des Heilers zu heilen – die eigenen Schattenanteile zu transformieren, die eigenen »Geschichten« in Ordnung zu bringen, um ein gut gereinigtes Unteres Selbst für die Heilarbeit zur Verfügung stellen zu können. Niemand kann krankmachende Aspekte des Gegenübers abheilen, wenn er als Heiler in diesem Bereich selbst belastet ist. Das gut gereinigte und energetisch aufgeladene Ku des Heilers ermöglicht die eigentliche Heilarbeit – das Ku des Klienten orientiert sich daran und produziert von nun an auch Gefühle von Gesundheit und Wohlergehen.

Eigenschutz des Ku: Freude produzieren, Stress vermeiden

Wir kennen nun schon einige wichtige Aspekte von Ku. Energie wird im Ku produziert und gespeichert, Ku lässt uns die Emotionen von Freude oder Schmerz erfahren, es kopiert Verhaltensmuster und orientiert sich am Unteren Selbst anderer, wenn es nicht weiß, wie es reagieren soll. So gesehen ist Ku für alle unsere Gefühlsempfindungen verantwortlich.

Unser Ku will jedoch immer eines: Freude produzieren, Stress und Schmerz vermeiden. Ku wird alles unternehmen, um Lust und Wohlergehen zu vermehren und diesen Zustand auch so lange wie möglich auszudehnen. Die Kahunas vergleichen Ku deshalb auch mit einem kleinen Kind: Es will spielen, genährt werden, beachtet und geliebt werden und am besten nicht von den schönen Dingen des Lebens abgelenkt werden. Alles, was unangenehm ist, versucht Ku zu vermeiden. Es strebt Umstände an, die Lust erzeugen.

Es gibt Dinge, die wir gern tun, und andere, die wir nicht so gern tun. Die Motivation dafür obliegt Ku. Ist eine angenehme Assoziation mit einer gewissen Lebenssituation verbunden, wird Ku danach streben, diese Situation wieder anzuziehen und das Wohlgefühl wieder zu erleben. Die Dinge, die mit diesem Umstand verbunden sind, werden wir als angenehm ansehen. Alle Situationen, die uns unangenehm erscheinen, in denen wir uns nicht so gern sehen oder die wir nicht so gern spüren, gehen auf eine negative Erfahrung unseres Unteren Selbst zurück. Denken wir beispielsweise an einen Termin bei einer Behörde. Für manche von uns ist das mit viel Stress und Unannehmlichkeiten verbunden, für andere ist es ein angenehmes Ereignis. Je nachdem, was wir erlebt haben. Die Abgabe eines Führerscheins ist sicher mit Stress, die Organisation einer Heirat eher mit Freude verbunden.

Diese Gefühle, die Ku produziert, ergeben auch den Grund, weshalb wir manche wichtige Dinge gar nicht oder nur zögerlich in Angriff nehmen, und andere, vielleicht schwierigere Situationen mit Bravour meistern. Ku steuert die Emotionen und schafft augenblicklich ein Gefühl von Freude oder Stress.

Wie wir wissen, sind alle Stressfaktoren im Körper, insbesondere der Muskulatur, gespeichert. Nun können wir uns lebhaft vorstellen, weshalb sich Menschen, die arg verspannt sind, im wahrsten Sinne des Wortes im eigenen Körper nicht mehr wohlfühlen. Hinter jeder Verspannung liegt ein Konflikt, groß oder klein, je nach Situation. Ku will jedoch keinen Schmerz und wird uns immer wieder an Dinge heranführen, die eine Heilung des Konfliktes ermöglichen. Dieser Mechanismus ist in der hawaiianischen Tradition des Heilens sehr wichtig. Ku will immer das Gleiche: Freude erzeugen und Schmerz vermeiden.

Wenn wir in den hawaiianischen Ritualen beginnen, unsere Zukunft bewusst zu kreieren, ist es enorm wichtig, Ku mit einzubeziehen und unsere Emotionen dabei sorgfältig zu beobachten: Wie fühle ich mich bei diesem oder jenem Gedanken? Wenn ich an die Zukunft denke, welche Aspekte sind wichtig und fühlen sich auch gut an? Unser Ku wird nie eine Vision unterstützen, wenn ein ungutes Gefühl dabei ist. Ein Beispiel: Anna, eine gute Gymnasiastin, will im nächsten Jahr ihr Abitur schreiben. Bei dem Gedanken an die Prüfungen wird es ihr abwechselnd heiß und kalt, sie fängt an zu zittern und es wird ihr übel. Wenn Anna gelernt hat, mit Ku Kontakt aufzunehmen, wird sie wahrscheinlich an die Ursache des Unwohlgefühls kommen; vielleicht wurde sie aufgrund einer schlechten Benotung in der Vergangenheit bestraft, vielleicht hat sie auch einfach nur Angst zu versagen und sich die Zukunft zu verbauen, weil in der Familientradition wohl alle Prüfungsangst haben; vielleicht hatte sie mal während einer Prüfung eine Panikattacke. Wie dem auch sei, Annas Ku wird alles unternehmen, um Prüfungen als so fürchterlich wie möglich darzustellen. Und Anna wird jedes Mal nur bei dem Gedanken an ihr Abitur all diese unschönen Blockierungen fühlen.

Die hawaiianischen Schamanen bieten nun aufgrund des Wissens um die Wirkmechanismen von Ku ihre Hilfe an. Sie werden versuchen, Ku quasi »aus der Reserve zu locken«, Ku eine schönere Situation in Aussicht zu stellen, mit ihm zu kommunizieren und es zu motivieren, ein anderes Gefühl zu produzieren. Anna beginnt also täglich, den Kontakt mit Ku aufzunehmen und ihm den Herzenswunsch näherzubringen: beispielsweise ein besonderes Studium zu beginnen. Aus diesem Wunschdenken heraus stellt Anna sich vor, wie schön es ist, nach der Abiturfeier das Reifezeugnis in der Hand zu halten, wie stolz Mama und Papa sind, wenn Anna in einem schönen Kleid mit vielen anderen jungen Menschen lustig und fröhlich den Abschluss feiert. Anna visualisiert den neuen Studienplatz in einer schönen Stadt, das bunte Studentenleben, die Universität, in der sie sich wie zu Hause fühlt, das muntere Lernen mit den Freunden, das neue Leben, von dem sie schon so lange träumt.

Und nun folgt der wichtigste Schritt: Anna lässt die dazugehörigen Gefühle aufkommen und schwelgt in diesen Emotionen. Sie visualisiert nicht nur das Reifezeugnis, nein, sie fühlt mit jeder Faser ihres Herzens, wie freudig sie ist, sie fühlt ihr »singendes Herz«, sie spürt, wie jede Zelle ihres Körpers vor Vorfreude vibriert. Sie sieht nicht nur die stolzen Eltern, nein, sie fühlt jede Freudenträne der Mutter, sie ist eins mit der stolzgeschwellten Brust des Vaters, sie kann die leuchtenden Augen der Mitschülerinnen in ihren eigenen Augen erkennen und empfindet alles in einer nie da gewesenen Klarheit und Präsenz.

Da setzt nun die Heilkraft der Kahunas ein: nicht nur positiv zu denken, sondern auch so zu fühlen und so zu handeln. Mit dieser Technik werden nach und nach die Ängste und Phobien von den Prüfungen transformiert und irgendwann hat Anna überhaupt keinen Stress mehr damit.

Die Strategie von Ku ist klar: Stress vermeiden, Freude gewinnen. Ku wählt in diesem Fall also das geringere Übel: Freude am Lernen, behutsames Einfühlen in die Testsituation mit der Aussicht auf viel Freude und Erfolg. Dieser Aspekt von Ku ist genial und einfach zugleich.

Ku-Übung 3

Gibt es eine Situation in deinem Leben, die du gern verändert haben willst, die dir aber enormen Stress bereitet?

Stell dir diese Situation vor und schau, welcher Körperteil sich verspannt oder sich nicht mehr gut anfühlt. Manchmal kommt auch ein Gefühl von Schwere auf, oder eine unangenehme Farbe erscheint vor dem geistigen Auge, manches Mal spüren wir auch einen Druck oder bekommen keine Luft mehr.

Wie auch immer die körperliche Erscheinung sein wird, nimm sie einfach zur Kenntnis.

Dann beginne mit dem nächsten Schritt: Was fühlt sich da so schlecht an und warum? Ist es ein Gefühl der Angst, der Unsicherheit, der Scham, der Unlust, der Trauer? Was kommt gerade?

Nächster Schritt: Lass ein Bild, eine Farbe oder ein Symbol entstehen, um die momentane Unannehmlichkeit erträglicher zu machen. Bitte Ku, dir ein Bild zu liefern, wie es mit dieser Situation umgehen will. Es soll dir zeigen, welcher Schritt nun der Richtige ist. Hilf deinem Ku, indem du ihm beispielsweise aufzeigst, wie wohl du dich fühlst, wenn du die Situation gemeistert hast. Stell es dir vor und fühle zeitgleich deine Freude und dein Glück. Und bewahre deine Energie so lange wie möglich in diesem Moment, der sich ausdehnt.

Die Kahunas meinen, dass Heilung geschieht, wenn wir in dieser Energie baden, sie ausweiten, wenn wir verweilen in diesem Augenblick jenseits von Raum und Zeit.

Kontakt mit Ku

Der Umgang und der tägliche Kontakt mit Ku wollen gepflegt werden. Ku hat einen Namen und will mit diesem auch angesprochen werden. Viele nennen es »George«, weil im englischen Sprachraum der Butler George für alles verantwortlich ist – er kennt die Häuser und Stallungen, er hat Schlüsselgewalt und weiß von jedem Gegenstand im Haus. Ein guter George kümmert sich um das Personal und sorgt dafür, dass es dem Hausherrn gut geht. Erstaunlicherweise wird in manchen Flugzeugen der Autopilot ebenso George genannt.

Nun, das Ku der Autorin hätte keine Lust, mit George angesprochen zu werden – zum einen, weil sie sich sehr viel mehr als Frau wahrnimmt, und zum anderen vielleicht auch, weil die Assoziationen an George sie an einen steifen, alten Butler erinnern. Wie dem auch sei, die folgende Übung wird es dir ermöglichen, Kontakt zu deinem Ku aufzunehmen und nach dem Namen zu fragen.

Wundere dich bitte nicht, wenn Ku anfangs keinen Kontakt will. Erinnere dich: Ku reagiert wie ein Kind. Und was tun Kinder, wenn sie eine Zeit lang vernachlässigt wurden? Sie bocken oder schalten auf stur. Also mach dich darauf gefasst: Nur mit liebevoller Offenheit wirst du den Kontakt zu deinem Ku herstellen können.

Ku-Übung 4

Du schaffst eine angenehme Atmosphäre, entspannst dich auf deine Weise, setzt oder legst dich bequem hin, schließt die Augen und beginnst, deinen Atem zu beobachten. Mit jeder Einatmung vermehrst du die Kraft und Energie in dir, jedes Ausatmen ist ein Loslassen. Ein Loslassen von allem, was in der Vergangenheit war, ein Loslassen von jeder Erwartung. Du bist einfach nur im Hier und Jetzt und mit dir verbunden.

Sprich nun laut oder leise dein Ku an. Versuche, ein Bild kommen zu lassen. Nimm dir die Zeit und den Raum, dich auf diesen Prozess einzulassen, und beginne mit der Kommunikation: »Mein liebes Ku, ich begrüße dich und möchte dir zuerst danken – für alles, was du bisher für mich getan hast, für all das, was ich als so selbstverständlich erachtet habe. Ich möchte dich dafür loben und dich anerkennen.«

Nun ist es sinnvoll zu fühlen, ob ein Bild, eine Vision, ein Gedanke, ein Gefühl kommt – alles nur wertfrei betrachten, keinesfalls diesen sensiblen Moment mit dem Verstand analysieren.

Der Kontakt zu Ku wird nun vertieft. Nimm dir Zeit, weiter in der Kommunikation zu bleiben. Setz den Dialog fort: »Liebes Ku, ab heute will ich mich mehr um dich kümmern, ich will den Kontakt mehr pflegen. Ab heute werde ich mich bemühen, dir keine negativen Gedanken mehr zu schicken, und ich verspreche dir auch, mehr Aufmerksamkeit zur Verfügung zu stellen.«

Wieder wartest du ab und spürst, was passieren will.

Dann wendest du dich wieder an Ku: »Mein liebes Ku, damit wir beide in Zukunft besser kommunizieren können, bitte ich dich, mir deinen Namen zu nennen.«

Und jetzt kommt der wichtigste Schritt: Du solltest jeden Impuls sofort akzeptieren und jeden scheinbar komischen Namen wichtig nehmen, denn dieser Name ist richtig! Wir haben es hier mit unserer Wahr-Nehmung zu tun, und das ist nun mal unsere Wahrheit. Wir sollten also Ku sehr ernst nehmen und den Namen, der uns in den Sinn kommt oder den wir hören, wirklich als einen Ausdruck unserer Intuition erkennen.

Dann schließen wir mit der Bitte: »Mein liebes Ku (Name) (zum Beispiel: meine liebe Isabella), ab heute bin ich in täglicher Kommunikation mit dir. Ich bitte dich, fortwährend den Kontakt mit Kane aufzubauen, damit ich in unmittelbarer Verbindung zu meinem Höheren Selbst leben kann. Danke.«

Zur Vertiefung

Unser Ku will spielen. Besorge dir beispielweise ein Würfelspiel, und dann fragst du dein Ku, welche Zahl kommen wird. Bei jedem Treffer wird Ku gelobt. (Funktioniert leider noch nicht bei Lottozahlen.)

Aia no i ka mea e mele ana

»Der Sänger bestimmt, was er singt.«

»Wir entscheiden selbst, welche Lebenslieder wir singen möchten.«

Lono – Das Mittlere Selbst

Lono als Entscheidungsinstanz

Lono, das Mittlere Selbst, ist die Instanz in uns, die Entscheidungen trifft. Während Reaktionen von Ku vom Unterbewusstsein gesteuert werden, trifft Lono tagtäglich und fortwährend Entscheidungen. Lono wird auch mit unserem Tagesbewusstsein gleichgesetzt, und das bedeutet im Alltag, dass sich Lono unserer inneren und äußeren Einflüsse bewusst ist. Wenn wir in einer Meditation beispielsweise Gedankenblitze, Bilder, Gerüche oder diverse Sinneseindrücke wahrnehmen, ordnet Lono diese Eindrücke und bewertet sie.

Damit steht Lono auch an der Grenze zwischen der Innenwelt in uns und der Außenwelt, wie sie uns erscheint. Die größte Gabe von Lono ist, Eindrücke bewusst werden zu lassen und sie dann einzuordnen. Und da liegt auch die immense Gefahrenquelle: Dinge und Situationen aufgrund von Prägungen, Gedankenmustern und Glaubenssätzen als »falsch« zu bewerten oder überhaupt ständig im Denkprozess zu verweilen.

Eine Entscheidung, die Lono fortwährend trifft, ist die, worauf wir unsere Aufmerksamkeit richten. In einem Kahuna-Gesetz, das an späterer Stelle noch besprochen wird, heißt es: Energie folgt der Aufmerksamkeit. Dies bedeutet, dass augenblicklich unsere Energie dorthin gelenkt wird, wohin Lono die Aufmerksamkeit richtet.

Lono wertet: Das ist gut und das ist schlecht, das brauche ich und das brauche ich nicht, das finde ich super, das finde ich weniger ansprechend und so fort. Diese Gedanken werden immerzu und fortwährend produziert, eingeordnet und gewertet. Lono entscheidet dann, welche Gedanken es wert sind, weiter untersucht zu werden, und welche sofort und komplett beiseitegelegt oder welche zu einem späteren Zeitpunkt verarbeitet werden sollen.

Jeder spirituell suchende Mensch kennt den riesengroßen Stolperstein auf dem Weg zum Glück: die Macht der Gedanken. Jeder, der mit Meditation oder dem Eintauchen in die Stille beginnt, kennt dieses Phänomen: Kaum versuchen wir, nichts zu denken, dreht sich das Gedankenkarussell in uns. Und jedes Mal, wenn wir versuchen, diese Gedanken beiseitezulegen oder zu verscheuchen, tauchen sie scheinbar aus dem Nichts wieder auf. Hier ist viel Toleranz vonnöten und ein gewisses Maß an Disziplin, um Lono von den vielen Gedanken zu befreien.

Lono-Übung 1

Schaff dir eine ruhige Atmosphäre. Schalte das Telefon aus, sorge dafür, dass du in den nächsten Minuten nicht gestört wirst, setz dich bequem in einen Sessel oder auf einen Stuhl, schließe die Augen und entspanne dich.

Die Augen schielen unter den Lidern entweder leicht zur Stirnmitte (wenn dir das angenehm ist) oder sie blicken auf einen imaginären Punkt etwa fünfzehn Zentimeter vor der Stirn; deine Augenlider sind entspannt, dein Atem fließt ruhig und gelassen.

Du lenkst nun deine ganze Aufmerksamkeit auf den Atem – es ist wie ein stilles Kommen und Gehen. Dein Atem verbindet dich mit der Innenwelt in dir und mit der Außenwelt um dich herum. Mit jedem Einatem tankst du Kraft und Energie, jedes Ausatmen ist ein Loslassen. Ein Loslassen von allem Alten, ein Loslassen von allem, was war.

Du beobachtest deine Gedanken. Du lässt sie in der Vorstellung an dir vorüberziehen, schenkst ihnen dabei jedoch keine besondere Beachtung. Sie tauchen unwillkürlich auf, aber wenn du sie nicht genauer anschaust, vergehen sie auch wieder wie von selbst.

Jeden Gedanken, der in dir eine Reaktion hervorruft, betrachtest du so neutral wie möglich, wie ein stiller Beobachter.

Du lässt diesen Gedanken ebenfalls wieder ziehen. So, als wäre er nie mit dir verbunden gewesen.

Du spürst, dass alle Gedanken irgendwie gleichgültig werden. Alles ist gut, wie es ist, du musst nichts einordnen, bewerten, tun, entscheiden. Du kannst Gedanken einfach kommen und gehen lassen. Ohne dein Zutun.

Diese Übung wird dir helfen, mit der Flut von Gedanken besser zurechtzukommen. Im Laufe der Zeit wirst du lernen, alle Gedanken erst einmal als neutraler Beobachter anzunehmen und sie erst später zu beurteilen und Schlüsse zu ziehen, wenn du dies für nötig erachtest.

Lono als Leitinstanz für Ku

Wie beschrieben ist Lono die Instanz in uns, die uns Dinge und Situationen, Sinneseindrücke und die Welt in uns und außerhalb von uns bewusst erfahren lässt. Lono ist dabei äußerst wichtig im Alltag. Wir lernen, bezüglich der unbewussten Regungen und Reaktionen von Ku bewusst unseren Verstand einzusetzen, um unser Leben in der Art zu gestalten, für die wir uns entscheiden. Lono ist dabei die Entscheidungskraft, es hilft uns, den »gesunden Menschenverstand« im Alltag einzusetzen, man kann sagen, es ist dieser Verstand.

Lono hat die Aufgabe, unser Ku anzuleiten und es auf eine höhere Schwingung zu bringen. Damit entsteht die Chance, Ku von alten Blockaden, Mustern und schlechten Gewohnheiten zu befreien – indem wir sie uns bewusst machen. Ku reagiert unbewusst, Lono entscheidet dann, ob diese Reaktion nötig ist und kann dann Ku sorgsam anleiten, die Emotionen zu verändern.

Darin liegt eine große Heilmöglichkeit mithilfe unserer emotionalen Wahrnehmung: Wenn Lono überzeugt ist, dass es nicht mehr nötig ist, die eine oder andere Blockierung zu behalten, kann es Ku durch eine liebevolle Anleitung dazu bewegen, die Blockierung aufzugeben. Die Absicht von Lono entscheidet dann darüber, inwieweit Ku die Ablösung von alten Mustern oder überholten Glaubenssätzen vornehmen wird.

Absicht ist ein machtvoller Weg von Lono, mit Ku umzugehen. Stell dir das Bild vor: Ein Kind (hier Ku) ist mit mehreren Spielkameraden im Sandkasten. Alle spielen friedlich miteinander, bis ein Junge einem anderen dessen Schaufel wegnimmt. Die Mütter (Lono) beobachten die sich jetzt streitenden und zankenden Kinder von der Bank aus, greifen jedoch nicht ein. Der Streit entwickelt sich zu einer Rauferei, und am Ende sind alle Spielzeuge der Kinder zerstört, die Kinder rennen heulend und jammernd zu den Müttern und der Nachmittag ist gelaufen. Jedes Mal, wenn ein Junge den anderen sieht, wird er wütend und versucht, ihm auf irgendeine Weise wehzutun. Die unbewusste Instanz der Jungen (Ku) wird immer an den Streit erinnert werden und jeder Junge wird sich ungerecht behandelt fühlen.

Nun anders: Die Jungen sind im Sandkasten und spielen (Ku). Ein Junge nimmt dem anderen die Schaufel weg, die Situation scheint zu eskalieren. Nun greift eine Mutter (Lono) in die Situation ein, weist den Jungen an, wie er sich wehren kann, ohne damit selbst zum Schläger zu werden. Die Mutter könnte ihm beispielsweise aber auch erklären, dass noch viele Schaufeln zur Verfügung stehen oder mit dem Jungen einen anderen Sandkasten aufsuchen. Jedenfalls würde eine fürsorgende Mutter (Lono) das Kind (Ku) so anleiten, dass es gut mit dieser Situation umgehen kann.

Lono hat also die Aufgabe, Ku bewusst und sanft zu führen und dadurch dessen Schwingung auf eine höhere Ebene zu bringen. Die Kahunas meinen: Wenn Ku so hoch schwingt wie Lono, und Lono so hoch wie Ku, hat Heilung eingesetzt.

Möglichkeiten des Umgangs von Lono mit Ku

Jede Person (Lono) leitet sein Unteres Selbst (Ku) unterschiedlich. Es gibt einige Aspekte, die wir hier näher betrachten wollen und die es uns erlauben, einen heilsamen Umgang mit Ku zuzulassen.

Lono ist die übergeordnete Instanz für Ku, gleichzusetzen mit einem Chef. Dieser hat die Möglichkeit, seine Angestellten weise zu führen und ihnen Eigeninitiative zu lassen oder viel Druck auf sie auszuüben, sodass sie keinerlei Handlungsfreiheit mehr haben. Genau so verhält es sich mit Lono und Ku. Ein Lono, das herrschsüchtig und sehr streng ist, wird es Ku nicht erlauben, selbstständig zu handeln. Oder es überwacht jede kleine Tätigkeit von Ku, mit der Folge, dass sich Ku im Laufe der Zeit ziemlich unwohl fühlt und entsprechende Emotionen wie Angst, Unwohlsein, Nervosität bis hin zu Panikattacken produzieren kann. Ein Mensch, der seinem Ku nichts zutraut, wird sich im Laufe seines Lebens daher immer unsicherer fühlen und versuchen, sich jeden seiner Schritte hundertmal zu überlegen und alles zu kontrollieren und zu überdenken, damit ja nichts dem Zufall überlassen bleibt. Bei dieser Art des Umgangs entstehen viele neurotische Zwänge und ein hoher Grad an Unzufriedenheit im Leben.

Eine bessere Möglichkeit, das Ku zu führen, besteht darin, dass Lono zwar die Übersicht über die Handlungen von Ku hat, es aber Ku selbst entscheiden lässt, wie die Situationen im Alltag erledigt werden. Diese Art von Kooperation ist sehr sinnvoll und wird von Ku dankbar angenommen. Das bedeutet: Die übergeordnete Instanz (Chef, Mutter) hat das nötige Vertrauen und die Fürsorge für den Schützling (Angestellter, Kind). Ku wird dann im Laufe des Lebens immer umsichtiger und weiser auf die Absicht von Lono eingehen und seine Anweisungen zu vollster Zufriedenheit ausführen. Auch das ist ein Aspekt, die Energie von Ku höher schwingen zu lassen. Ein weiser König wird sein Volk nie als Diktator beherrschen, sondern seine Untertanen klug und umsichtig in die Eigenverantwortung führen.

Die dritte Möglichkeit des Umgangs von Lono und Ku ist wie die erste nicht besonders fruchtbar. In diesem Falle nimmt Lono keine Bewertung vor, trifft keine Anordnung und entwickelt keine Absicht. Es überlässt jede Handlung im Alltag Ku, ohne Zensur. Das ist so, als würde ein junger Welpe nicht erzogen werden, und aus dem lieben, netten, kleinen Hund ist dann irgendwann ein bissiger, kläffender und unter Umständen hinterhältiger Hund entstanden. Solch eine Entwicklung bereitet dem Menschen dann entsprechend Schwierigkeiten. Handlungen im Alltag würden unbewusst und dem Zufall überlassen bleiben. Solche Menschen haben es in der Regel schwer, Reifeprozesse zu durchlaufen oder in Eigenverantwortung aus den Fehlern der Vergangenheit zu lernen.

Sicher ist, dass wir, je nach unserer Herkunft, nach den Überzeugungen, Ängsten oder Talenten unterschiedlich mit unserem Ku umgehen werden. Vielleicht helfen dir diese Beschreibungen, den Umgang mit deinem Ku künftig bewusster zu überdenken, dich einzuspüren und einzutauchen in deine eigene Welt. Die Liebe, mit der du künftig mit dir umgehst, wird entscheiden, inwieweit dir dein weiteres Leben Freude, Lust und Wohlergehen bringen wird.

Lono und die Angst

Wir wissen jetzt, dass Lono die Instanz für Beurteilungen und Entscheidungen in uns ist und Ku anleitet, verschiedene Emotionen zu produzieren. Bei einer Entscheidung müssen wir uns immer für oder gegen etwas entscheiden. Das fängt bei ganz kleinen Dingen im Alltag an: früher oder später aufstehen, Tee statt Kaffee, frühstücken oder mit leerem Magen zur Arbeit, telefonieren oder lieber mailen, sich mit Freunden treffen oder allein auf dem Sofa sitzen? Die Liste lässt sich unendlich fortsetzen.

Die kleinen Dinge des Alltags werden in der Regel sofort oder relativ leicht entschieden, wir tun viel aus unserem Bauchgefühl heraus oder weil uns andere Menschen oder Umstände die Entscheidung abnehmen. Wenn ich verschlafe, brauche ich mir nicht lange Gedanken machen, ob ich mit oder ohne Frühstück zur Arbeit gehe – diese Entscheidung haben mir die äußeren Gegebenheiten abgenommen. Unbewusst habe ich mich dann aber auch schon entschieden: Wenn ich verschlafe, hat sich mein Ku entschieden, dass mein Bett deutlich attraktiver ist als der Weg in die raue Welt. Wenn sich nun mein Verstand einschaltet (Lono), werde ich bei eigenverantwortlichem Handeln versuchen, solch einen Widerstand aufzudecken und eine bessere Situation für mich zu erreichen.

Entscheiden heißt also Auswählen. Und das bedeutet, die Aufmerksamkeit in die eine oder andere Richtung zu lenken. Und damit fließt die Energie dorthin, wohin die Aufmerksamkeit, die Entscheidung, gelenkt wurde. Das Tun, die Ausführung, wird dann von Ku erledigt. Ku erschafft damit eine neue Realität. Ku ist die ausführende Instanz und macht das, was Lono für richtig hält.

Viele Menschen haben jedoch Angst vor Entscheidungen. Entscheiden bedeutet, eine Auswahl zu treffen, und diese Wahl zieht unweigerlich Konsequenzen nach sich. Dann gelangen wir oft zum Entschluss, uns eben lieber nicht zu entscheiden oder lieber nichts zu tun, als etwas Falsches zu machen und hinterher die Konsequenzen unseres eigenen Denkens oder der selbst geschaffenen Umstände in Kauf nehmen zu müssen. Der strengste Richter sind wir selbst. Wie oft ertappen wir uns, uns nach vermeintlichen »Fehlentscheidungen« bestenfalls als »blöd« oder »doof« zu bewerten, uns im noch schlechteren Falle aber nicht mehr zu erlauben, eigenständig auch nur einen einzigen Gedanken zu Ende zu führen oder selbstständig zu handeln.

Wir haben Angst, weil wir nur den begrenzten Blickwinkel des jetzigen Augenblicks haben – und weil unser bewusster Verstand, Lono, auch nur den jetzigen Augenblick bewerten kann. Lono kann nie und nimmer die Zukunft erfassen oder Zukunftsvisionen mit absoluter Sicherheit bestimmen. Lono kann bestenfalls das Für und Wider abwägen, die Argumente dafür oder dagegen aufzählen, alle bis dato möglichen Informationen zusammentragen und aus dieser Flut an Fakten eine Jetzt-Entscheidung treffen. Aufgrund der heutigen Sicht der Dinge, aufgrund des jetzigen Zustandes, weil sich momentan die Situation so oder so ergibt, fällen wir diese oder jene Entscheidung. Was jedoch nie bedeuten kann, dass damit eine Sicherheit der Richtigkeit der Entscheidung gegeben ist. Denn was bedeutet »richtig«?

Die Kahunas meinen: Richtig ist es dann, wenn etwas mit deinem Lebensplan beziehungsweise mit deinen Seerlenaufgaben in Übereinstimmung steht. Und unseren Seelenplan können wir beim besten Willen nicht sofort und unter allen Umständen aus dem Tagesbewusstsein heraus bestimmen. Was wir jedoch tun können, ist, die Erwartung an ein Ereignis herunterzuschrauben und uns zu hinterfragen, welche grundlegende Lebenshaltung in uns existiert.

Wenn wir eine positive Grundstimmung in uns tragen, werden wir in unserem Leben eher Situationen anziehen, die uns angenehm und wohltuend erscheinen. Wir können dann auch mit »Fehlern« besser umgehen, weil es so gesehen keine Fehler gibt. Die Kahunas meinen dazu: Du machst nie Fehler. Du machst Erfahrungen. Eine Erfahrung zu machen bedeutet, sich zu erlauben, eine Entscheidung zu treffen. Unabhängig vom Ergebnis.

Auch hier trifft die Weisheit der Kahunas: Triff eine Entscheidung, unabhängig vom Ergebnis. Häng nicht am Ergebnis. Wir sollten uns also wieder erlauben, in ein buntes Leben einzutauchen, Erfahrungen zu machen und einfach im Hier und Jetzt zu leben! Nichts ist schlimmer, als wenn Menschen am Ende ihres Lebens feststellen, dass sie vor lauter Angst vor dem Leben die Flexibilität und die Freude am Experimentieren verloren hatten. Anders ausgedrückt: Aus Furcht vor der Konsequenz einer Entscheidung bewegen wir uns nicht mehr, weil wir uns davor fürchten, uns später schlecht zu fühlen, obwohl wir nicht wissen, wie das Ergebnis unserer Entscheidung aussehen wird.

Jeder normal denkende und fühlende Mensch würde dies als Unsinn bezeichnen. Diese Haltung kommt aber leider nicht nur ab und zu vor, sondern bestimmt in manchen Lebensabschnitten fast unser gesamtes Tun. Aus Furcht davor, uns am Ende des Tages / des Projekts unwohl zu fühlen und uns zu bestrafen, entscheiden wir uns leider viel zu oft, nichts zu tun und abwartend das Leben »abzuleben«. Oder, wie manche oft bemerken: »Da muss man halt durch.« Irgendwann sind wir mit unserem Leben auch »durch« – ohne die wertvollen Erfahrungen, die uns weise und umsichtig machen und Reifeprozesse in uns hervorrufen.

Eines ist klar: Wir fühlen uns nur dann schlecht, wenn wir in die Be- oder Verurteilung gehen. Wenn wir uns erlauben, uns zu bestrafen, wenn wir nicht aufpassen und in Ungnade mit uns fallen. Die Kahunas ermuntern uns jedoch, liebevoll und freudig das Leben zu gestalten, und mit dem Grundtenor der Liebe und der positiven Grundstimmung in uns werden wir dann auch entsprechende Situationen anziehen.

Vielleicht fühlst du dich jetzt ermuntert, dein Leben unter diesem Aspekt neu zu betrachten, und du fühlst dich darin bestärkt, kleine oder größere Entscheidungen zu treffen – unabhängig vom Ergebnis. Denn wie wir uns danach fühlen, liegt nur an uns. Freudvolle Gedanken ziehen freudvolle Ereignisse nach sich, und irgendwann wirst du in Erwartung eines schönen, friedvollen und glücklichen Lebens konsequenterweise diese Situation anziehen. Träume also nicht dein Leben, sondern erlaube dir, deinen Traum zu leben!

Wae aku i ka lani

»Die rechte Betrachtung, die richtige Wahl erfolgt im Himmel (auf einer anderen Ebene).«

»Vertraue dem Leben, vertraue dem Universum.«

Kane – Das Hohe Selbst

Ein eigenständiges geistiges Wesen

Die Kahunas nennen das Höhere Selbst oder das Hohe Selbst auch »Aumakua«. Das größte Geheimnis im Leben eines Menschen ist nach ihrer Ansicht die Entdeckung dieses Hohen Selbst. Mit Kane zu arbeiten, mit ihm eins zu werden, die Göttlichkeit in sich zu erfahren, ist bei allen Schamanen ein hohes Ziel.

Aumakua bedeutet (neben der Bemerkung in der Fußnote auf Seite 96) auch so viel wie »Vater-Gott«, »Elterlicher Geist«. Die Wortwurzel *Au* ist im Sinne von »alt« oder »älter« zu verstehen. Damit ist eine Energieform gemeint, die als völlig erwachsen, entwickelt und überlegen an Weisheit und Kraft angesehen wird. Eine andere Übersetzung meint mit *Au* auch »Fluss«, »Strom« oder »Meer«. Wir denken an »Mana«, Energie, die mit einer wellenartigen Bewegung symbolisiert wird. Somit wird angedeutet, dass Mana als Energieform für das Hohe Selbst zur Verwirklichung der Gebete zur Verfügung gestellt wird. Diese Energie wird über die Aka-Schnur (auch das wird später noch näher erklärt) von Ku an Kane geliefert.

In der Bibel wird Gott als Geist bezeichnet. Die Kahunas nennen ihn den »Unaussprechlichen«. Das Hohe Selbst ist nach Ansicht der Huna-Lehren ein Geistwesen. Es lebt außerhalb unseres physischen Körpes, ist jedoch über besagte Aka-Schnur ständig mit uns verbunden. Das Höhere Selbst besteht aus Aka-Substanz. Nach Ansicht der Kahunas ist demnach das Hohe Selbst des Menschen ein Geist, der fortwährend mit dem Unaussprechlichen in Kontakt steht.

Das Hohe Selbst existiert jedoch nicht allein. Alle Hohen Selbste sind in ständigem Kontakt miteinander und bilden auf liebevolle Weise und in enger Freundschaft das Hohe *Poe Aumakua*, die »Große Gesellschaft der Aumakuas«. Sie sind zusammen stets bestrebt, die größtmögliche Entwicklung im Leben der Menschen hervorzurufen. Sie wirken in ständiger Kommunikation miteinander und setzen sich mit allen Kräften ein, die ihnen anvertrauten Menschen zu führen und bei ihrer Entwicklung zu helfen.

Die Wortwurzel *Makua* bedeutet auch »Vater«, die Silbe *ma* auch »begleiten« und »führen«. Damit wird der Sinn von Aumakua sehr deutlich: Das Hohe Selbst begleitet das Untere und das Mittlere Selbst (Ku und Lono) als Führer durch das Leben. Sinngemäß bedeutet die Wortwurzel *ma* auch »verfestigen« oder »stabilisieren«.

Drei Aspekte des Selbst in Harmonie

Der Mensch besteht in der Sichtweise von Huna aus drei Wesenheiten beziehungsweise deutlich unterscheidbaren Aspekten des Selbst, wie wir eben gesehen haben: aus Kane, Lono und Ku. Sie sollten in harmonischer Eintracht miteinander arbeiten und uns damit sicher durch das Leben führen, damit wir unseren Seelenplan erfüllen.

Huna lehrt, dass alle Umstände und Begebenheiten, die wir Menschen erreichen möchten, zuerst von unserem Höheren Selbst auf feinstoffliche Weise in Form von Aka-Substanz kreiert werden. Kane gibt diese Informationen dann an Lono weiter, das mit der Kraft der Imagination arbeitet. Lono bittet sodann um die Mithilfe von Ku, das die Energie für den Schöpfungsakt zur Verfügung stellt. Ku kann auf Anweisung von Lono jederzeit das Höhere Selbst über die Aka-Schnur anrufen. Wir benutzen diese Technik beim Gebet, einer der mächtigsten Techniken im Huna. Ein regelmäßiges und harmonisches Zusammenwirken der drei Selbste gewährleistet auch die ständige Versorgung von Kane mit Energie. Ku und Lono sind innerhalb des Körpers angesiedelt – Kane existiert außerhalb von uns, aber ist eben mit der Aka-Schnur mit uns verbunden.

Kane als Bild der Göttlichkeit

Kane, unser göttliches Überselbst, unsere Ich-Bin-Gegenwart, die uns alle durchflutet, ist ein perfektes Modell der Göttlichkeit. Man könnte sagen, es gibt für diese Schöpfung eine individuelle göttliche Blaupause. Wir nennen sie den göttlichen Plan. Und solch eine göttliche Blaupause gibt es auch in jedem Wesen. Sie entspricht dem Lebensplan und gibt Aufschluss über die Seelenaufgaben.

Wo immer in einem von uns eine Energie ist, die weder dem göttlichen Plan noch der individuellen Blaupause korrekt angepasst ist, wird eine Anpassung vorgenommen. Unsere neue Zeit, diese Zeit einer neuen Energie und eines neuen Bewusstseins, fordert uns auf, uns neu auf unseren Lebensplan einzustimmen, uns neu zu »kalibirieren«. Das heißt, dass alle Muster, die uns nicht mehr dienlich sind, alle Anteile in uns, die dem Leben keinen Segen mehr bringen, nun transformiert werden sollten. Das ist auch für unseren physischen Körper ein hoher Stressfaktor und bringt manche Unannehmlichkeiten mit sich. Das Licht will uns stärker durchfluten, um unser Körper-Seelen-Geist-System in eine höhere Lichtfrequenz zu bringen. Die für diesen göttlichen Vorgang eingesetzten Werkzeuge sind dabei sehr einfach. Es ist und bleibt die Liebe in all ihren Facetten bis hin zur All-Liebe, die alles umfasst und alles erhält.

Wir sind dabei, uns wieder auf die göttliche Blaupause einzustimmen und uns im Inneren neu auszurichten. Die Führung von Kane und der ständige Kontakt mit dem Höheren Selbst sind dazu notwendig. Die göttliche Blaupause, der perfekte Plan des Unaussprechlichen, wirkt in jedem von uns und bildet gleichsam den Weg zu unserem Aufstieg.

Aufstieg

Aufstieg bedeutet, unsere Energiefrequenz auf die des Lichts zu erhöhen. Jeder Gedanke, jede Emotion, jedes Wort, jede Handlung formt als spezifische Schwingungsfrequenz unsere

Aura. Aufstieg beinhaltet deshalb die Klärung und Reinigung des Emotional- und Mentalkörpers, des Unteren und Mittleren Selbstes. Demut (also Mut zum Dienen), Hingabefähigkeit, Kraft, Disziplin, Sehnsucht nach der ganz persönlichen höchsten Wahrheit, dies sind Grundvoraussetzungen, die uns auf diesem Weg begleiten. Ebenso erforderlich ist die Bereitschaft, alte Muster, vermeintliche Probleme und Sorgen von einer höheren Warte aus zu betrachten. Mit einem Schuss Humor und der Begeisterung für diesen Transformationsprozess wird die Erhöhung unserer einzigartigen und individuellen Energieform ein wunderbares Abenteuer.

Wenn all die alten Muster ausgelöscht sind, bleiben wir selbst als Höheres Selbst übrig. Aus dieser Sichtweise heraus erkennen wir Göttlichkeit und Einheit und schwingen in diesem Sein. Solange wir noch in der Dualität, in Kategorien von Gut und Schlecht urteilen, werden wir feststellen, dass das, was wir verurteilen, unser größter Lehrmeister ist. Auch die Dunkelheit ist die Manifestation des Unaussprechlichen und ist für die Erfahrung der Dualität notwendig.

Aus dieser Erkenntnis heraus und im Ausmerzen der alten Muster, die nicht mehr segensreich sind, erleben wir den Zustand der Erleuchtung. Es ist die Bewusstheit jenseits der Dualität, in der Freude und Schmerz eins sind, die Einheit innerhalb all dieser Muster der Existenz und Manifestation. Die physische Form bewegt sich immer noch in der physischen Welt, und doch: Wir spüren die All-Einheit, die Göttlichkeit in allem, was in und um uns ist, und erkennen die Manifestation der göttlichen Blaupause.

In früheren Inkarnationen war es nur in Ausnahmesituationen möglich, den Aufstieg im physischen Körper zu erleben. Aufgrund der erhöhten Schwingungsfrequenz auf der Erde und der ständigen Hilfe der geistigen Welt können wir heute jedoch den Aufstieg erleben und gleichzeitig in unserem Körper verweilen. Wir werden weiterhin unseren Alltag meistern, und dennoch ist etwas in uns verändert. Wir leuchten und strahlen mehr aus uns heraus. Wir empfinden Freude, bedingungslose Liebe und vermehrt die Einheit mit allem, was ist. Wir erleben so die Einheit mit allem. Wir überwinden die Trennung, die Täuschung, die Polarität und erschaffen unseren ganz persönlichen Himmel auf Erden.

Heile immer, verletze nie – als oberstes Gebot im Huna bedeutet dies nun auch, liebevolle Taten für das höchste Wohl auszuführen. Wir erstrahlen in dieser Frequenz, in dieser Schwingung, die dann einzigartig, selbstverständlich und natürlich in jedem von uns wirkt. Wir leben als ständige Liebesstrahler und Liebesempfänger in Freude und Einheit.

Das Energieniveau halten

Dieser Prozess ist sehr mächtig und dennoch subtil. Jeder wird ihn anders wahrnehmen und anders erleben. Eines ist jedoch sicher: Sind wir erst einmal in diese Energie eingetaucht, gilt es, dieses Energieniveau zu halten und den Energielevel in jeder Situation und auf jeden Moment des Lebens auszudehnen.

Zunächst einmal werden wir für einige Augenblicke unaussprechliche Glückseligkeit erleben, die Yogis nennen diesen Seins-Zustand Sat-Chit-Ananda (»unendliche Glückseligkeit« oder »Sein-Bewusstseins-Seligkeit«). Vielleicht geschieht es fast unmerklich in Momenten der tiefen inneren Versenkung oder der Meditation. Nun gilt es, so die Kahunas, diese Augenblicke auszudehnen, auszuweiten, immer wieder einzutauchen in die innere Versenkung, Stille und Weite zugleich. Sie ermuntern uns: Erlebe die unendliche Vielfalt in dir – erlebe die grenzenlose Fülle, die aus deiner Stille und deinem Frieden erwächst.

Diese Momente des Glücks, die Schwingungsfrequenz der Glückseligkeit, wollen nun auch in den Alltag transportiert und dort erlebt werden. Nutze jeden Augenblick, der sich dir bietet, um dieses erhöhte Energieniveau zu halten, auszudehnen und zu festigen, denn damit stabilisierst du die Energie in dir. Diese Botschaft geben Meister seit je an ihre Schüler weiter: Es liegt nun an uns, in die Energie des Aufstiegs einzutauchen, den Geist des Unaussprechlichen in unser Leben zu integrieren und unsere Lichtfrequenz auf das für uns höchste erträgliche Maß zu erhöhen. Unter der Führung von Kane, dem Schutz des Unaussprechlichen und mithilfe der geistigen Welt werden wir dieses Wunder erleben.

Mahalo

Möge der Geist des Unaussprechlichen dich begleiten.

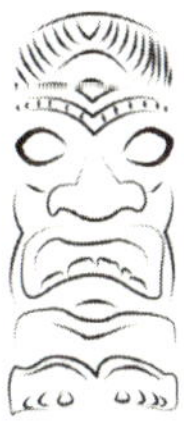

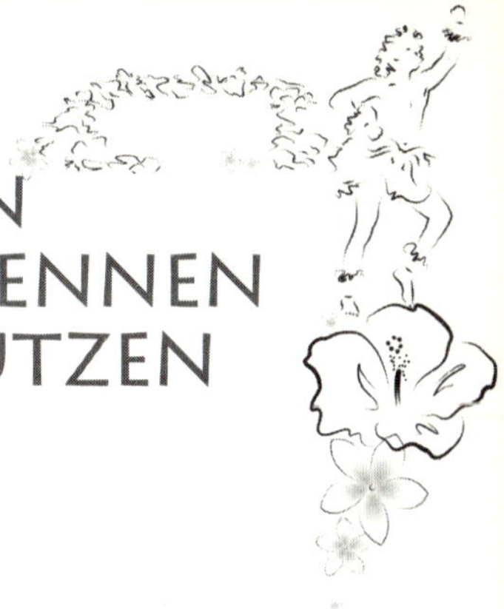

5. Die sieben Energiegesetze kennen und richtig nutzen

Sieben Grundprinzipien und Bewusstseinskräfte

Die Meister des hawaiianischen Schamanismus kennen sieben Grundprinzipien, die sich auf das Leben im Sichtbaren und im Verborgenen übertragen lassen. Man kann sie auch Energiegesetze und Bewusstseinskräfte nennen. Sie spiegeln den Kosmos im Kleinen und im Großen wider. Das Wissen um diese Prinzipien erklärt und erleichtert das Leben. In der Testauswertung hast du die sieben Kräfte bereits kurz kennengelernt.

Diese Wirkmechanismen sind allgemein gültig, ganz gleich, ob wir von diesen Gesetzen wissen oder nicht. Jeder von uns kennt das Gesetz der Schwerkraft. Stellen wir uns einmal vor, wir wüssten von diesem Prinzip nichts und gingen auf einen Berg, meinten, wir könnten fliegen, breiten die Arme aus und – ja, wir fliegen tatsächlich. Allerdings nicht lange und die Landung ist sicher nicht so, wie wir es uns erwartet haben.

Viele alte Traditionen übermitteln die Geheimnisse des Lebens in Grundprinzipien. Die Zahl sieben ist dabei in vielen Lehren eine besondere, eine magische Zahl. Sie ist die Summe von drei und vier, wobei die Drei für die männlichen und die Vier für die weiblichen Aspekte oder Urkräfte stehen kann. Das hawaiianische Wort *hiku* bedeutet »sieben« – die Silbe *hi* (»fließen«) wird dem weiblichen Anteil, *ku* (»fest stehen«) dem männlichen Anteil zugeordnet.

Das Wort »Gesetz« bezeichnet etwas Festgesetztes, also eine Festlegung von Regeln. Es kommt dem Bedürfnis nach einer dauerhaften und gleichmäßigen Regelung oder auch Erklärung innerhalb einer Gemeinschaft oder des Lebens nach. Naturgesetze sind – vom Ursprung her anders als Gebote – nicht willkürlich festgelegt, sondern unterliegen einer festgelegten Struktur oder Ordnung. Sie sind für die allgemeine Orientierung der Menschen besonders wichtig.

Diese Prinzipien sind allgemein und immer gültig – sie verbieten nichts, sondern zeigen lediglich auf, ob, weshalb oder wie etwas im Leben funktioniert. Egal, ob es sich um innere Strukturen oder um äußere Begebenheiten handelt. Die Energiegesetze wirken sowohl im Mikrokosmos in uns als auch im großen Makrokosmos und Universum. Immer und überall.

Deshalb ist es wichtig, sich mit den Wirkweisen der Energiegesetze auch im Huna intensiver zu befassen. Das Wissen um diese Regeln erleichtert den Alltag ganz erheblich: Sie erklären, weshalb etwas funktioniert oder eben nicht, und was wir tun können, um ein Leben in Wohlgefühl, Kraft und Glück zu führen.

Zahlreiche antike Mysterienschulen erklären die innere und äußere Welt mit Prinzipien. In den Yoga-Sutras, den »Leitlinien« des Weisen Patanjali beispielsweise, wird das Geheimnis mit 195 Merksprüchen erklärt und dabei auf ein Minimum an Worten reduziert, damit nur eingeweihte und reife Schüler zu diesem Wissen Zugang erlangen. Die Energiegesetze im Huna hingegen sind einfach erklärbar, leicht nachvollziehbar und deshalb äußerst effektiv. Jeder kann sie anwenden – sie wirken immer. Ursprünglich waren die sieben Prinzipien in der hawaiianischen Tradition als sieben Wörter dargelegt und damit ebenfalls minimiert worden, ähnlich den Sutras des indischen Yogis Patanjali. Die Bedeutung der sieben Prinzipien lassen sich auf ein einziges Wort, eine Schwingung, eine Essenz zurückführen. Zum allgemein besseren Verständnis aber werden diese Gesetze mit jeweils einem passenden Satz erklärt.

Du kannst dich später, wenn dir diese Prinzipien, Gesetze beziehungsweise Kräfte klar und verständlich sind, auf das jeweilige Wort konzentrieren und erfährst augenblicklich die entsprechende Wirkung. Für viele Huna-Einsteiger ist es zunächst sinnvoll, diese Energiegesetze aufzuschreiben und immer wieder den Inhalt durchzugehen – damit überträgst du die Energie der Gesetze mit in deinen Alltag, durchwebst mit ihrer Essenz dein Leben und kreierst es somit neu.

Bisher wurden die Energiegesetze von den jeweiligen Huna-Autoren recht willkürlich besprochen. Wir nun haben sie in eine aus unserer Sicht leicht nachvollziehbare Ordnung gebracht und zudem mit den Hauptchakren in Verbindung gesetzt. Bevor wir uns damit nun näher beschäftigen, sollten wir uns mit dem einzigen Gebot der ganzen Huna-Philosophie auseinandersetzen: Heile immer, verletze nie!

Ein Gebot ist eine verbindliche Anweisung. Anders als die Energiegesetze lässt ein Gebot keinen Bewegungsspielraum zu. Die einzige Anweisung, die alle Kahunas geben, besteht darin, nie zu verletzen. Dieses Gebot bedeutet nicht nur, andere Menschen nicht zu verletzen, sondern auch und vor allem sich selbst nicht. Die Schönheit der Huna-Ethik gipfelt in diesem Gebot. Es bedeutet für uns, sorgfältig und fürsorglich mit uns, unseren Mitmenschen und der Umwelt umzugehen. Es ist der Auftrag, die Großartigkeit der Seele in unseren Mitmenschen zu sehen, den göttlichen Aspekt in den Geschöpfen der Erde zu erkennen, die Natur in ihrer Einzigartigkeit zu erleben und eine respektvolle Haltung mit uns und dem gesamten Universum einzunehmen.

Dieses Gebot bringt die Grundhaltung von Huna zu allen Lebewesen zum Ausdruck. Es ist die Quintessenz der gesamten

Huna-Philosophie: Heilung der Menschen, der Lebewesen, des Planeten. Es ermöglicht die Heilwerdung auf allen Ebenen, besonders die Erfahrung der Eigenliebe. Diese Grundeinstellung bedeutet Achtung und Wertschätzung allen Menschen und Lebewesen und der Natur gegenüber mit dem Ziel, immer nur Heil im Sinne von Ganzwerdung zu kreieren. Damit erschaffen wir eine Welt, in der wir ohne Vorurteile oder Meinungskriterien ganz nach der eigenen Freiheit leben können.

Übung: Heile immer

Nimm dir ein paar Minuten Zeit, komm in die Stille und lass das Gebot »Heile immer, verletze nie!« auf dich wirken. Frage dich:

- Wann und wo wurdest du verletzt oder hast selbst verletzt?
- Wie geht es dir bei dem Gedanken, verletzt zu werden oder selbst jemanden zu verletzen?
- Wo hast du gegen dich selbst gehandelt oder hast nicht zu dir gestanden?
- Wie geht es dir jetzt? Gibt es in deinem Körper eine Stelle, die sich nicht gut anfühlt? Wie geht es deinem Herzen? Fühlst du dich irgendwie »wund« und/oder unwohl?

Das jeweilige Gefühl, das jetzt auftritt, die jeweilige Körperstelle, die sich jetzt meldet, spiegeln dir deine negative Erfahrung wider. Du kannst dein Ku bitten, diese Erfahrung zu transformieren. Am besten geschieht dies, indem du einfach liebevoll auf diesen Teil blickst, der jetzt geheilt werden möchte.

Lies noch einmal das Kapitel über Ku und lass Bilder und Gefühle auftauchen, die eine Heilung der Situation zulassen.

Viele von uns kennen das Ritual des Abendgebetes: Wir beten zu Gott, dem Schöpfer, lassen den Tag Revue passieren und sehen und spüren bestimmten Situationen im Alltag nach. Immer, wenn es uns nicht gut geht, haben wir uns entweder selbst verletzt oder wurden verletzt. In der christlichen Tradition wird dann im Abendgebet um Auflösung und Verzeihung der belastenden Lebensumstände gebeten.

In der Huna-Lehre werden wir sensibler im Umgang mit uns und unserer Umwelt. Wann beginnt eine Verletzung, was bedeutet eine Verletzung für uns? Wann sind wir zu wenig sensibel, um auf unsere Wünsche und Bedürfnisse und jene unserer Mitmenschen einzugehen?

Es ist eine stetige Gratwanderung zwischen den eigenen Interessen und denen der anderen. Je mehr wir uns jedoch mit diesem Gebot auseinandersetzen, desto wertvollere Erfahrungen werden wir machen. Wir lernen, im Alltag und in jeder Situation klar und bewusst Entscheidungen zu treffen, die das Wohl eines jeden Menschen und der gesamten Schöpfung zum Ziel haben. Wir lernen vor allem aber, hinter uns zu stehen, uns in unserer wachsenden Eigenliebe und Schönheit zu erkennen und den göttlichen Aspekt in allem, was uns begegnet, zu erfahren. Mit dieser positiven Grundstimmung werden wir nur noch Begebenheiten anziehen, die ein Leben in wachsender Gesundheit, Harmonie und Lebensfreude widerspiegeln.

Erstes Energiegesetz: Makia

Energie folgt der Aufmerksamkeit.

Wir kennen dieses Energiegesetz aus dem Alltag: Je mehr wir die Aufmerksamkeit auf eine Situation oder einen Lebensumstand richten, desto mehr denken wir daran, beschäftigen uns damit und ziehen auch die jeweilige Situation oder damit Verwandtes an. In vielen esoterischen Schriften wird vom Prinzip der Anziehung oder der Resonanz gesprochen. Je konzentrierter die Aufmerksamkeit auf etwas gerichtet wird, desto mehr Energie fließt dorthin, desto mehr Anziehungskraft entwickelt sich. Die Intensität, mit der wir das tun, bringt das Potenzial der Erfahrung mit sich. Also: Je konzentrierter du Aufmerksamkeit auf etwas richtest, desto mehr Energie lenkst du dorthin und desto stärker wird deine Erfahrung sein.

Ein alter Therapeutenspruch lautet: »Dort, wo die Angst sitzt, geht's lang.« Damit ist wieder das Gesetz der Resonanz gemeint: Unsere Aufmerksamkeit auf etwas zu lenken bedeutet zugleich, die entsprechende Erfahrung anzuziehen. Dieses sehr einfache Energiegesetz ist äußerst effizient und effektiv.

Übung zu Makia

Nimm dir einige Augenblicke Zeit und reflektiere: Worauf hast du heute deine Aufmerksamkeit gerichtet? Mit welcher Intensität hast du dies getan? Waren es aufbauende, positive Gedanken und Gefühle? Welches Ereignis hast du damit angezogen?

Ein Beispiel aus dem Alltag

Du hast ein Problem mit deiner Freundin, sie hat eine Verabredung kurzfristig abgesagt und du ärgerst dich. Nun hast du die Möglichkeit, das doch recht kleine Problem zu einem großen zu machen, indem du fortlaufend jammerst und es jedem deiner anderen Freunde erzählst. Du wirst dann die Erfahrung machen, dass die Beziehung zu deiner Freundin nicht besser wird – vermutlich werden die Fronten eher verhärtet und ein normales Gespräch wird ziemlich unwahrscheinlich.

Wenn du um das Makia-Energiegesetz weißt, wirst du allerdings eine andere Haltung einnehmen. Vielleicht ärgerst du dich immer noch, aber du wirst es unterlassen, dem Problem nun auch noch deine Energie zur Verfügung zu stellen. Energie folgt der Aufmerksamkeit – das bedeutet hier demzufolge, entweder deine Kraft für eine Vermehrung des Problems herzugeben oder im besseren Falle für die Heilung einzusetzen. Du kannst deine Aufmerksamkeit dann auf die liebevolle Verbindung mit deiner Freundin legen, dir die guten Seiten eurer Kommunikation vor Augen führen und so die Möglichkeit eines liebevollen Umgangs miteinander vorbereiten.

Ein altes bayrisches Sprichwort weist ebenso auf dieses Energiegesetz hin: »Trägst den Dreck weit, dann stinkt er weit.« Wie wahr! In der heutigen Gesellschaft ist es ja leider oft »in«, negativ zu denken, zu fühlen oder zu reden. Die Massenmedien berichten fast nur noch von Problemen rund um den Globus. Hast du dir schon mal überlegt, wie viel Energie von allen Menschen, die dieses Phänomen mit unterstützen, fehlgeleitet wird? Und auch eine »Geiz-ist-geil-Gesellschaft« wird sicherlich an den Finanzproblemen der Welt nichts positiv verändern.

Wir können die Welt um und in uns glücklicher erleben, wenn wir unsere Haltung überdenken und kontinuierlich unsere wertvolle und schöne Energie den aufbauenden, positiven, glücklichen Momenten und Situationen widmen. In dem Maße, in dem wir das tun, wird sich unsere subjektive Welt verändern. Wir können letztendlich nur unsere eigene Welt formen – und damit Einfluss auf die »große Welt« ausüben.

Heiler wissen um dieses Energiegesetz: Lenken wir die Aufmerksamkeit mehr auf die Krankheit oder mehr auf die Heilung? Ist es wirklich so wichtig, jeden Aspekt einer Krankheit im minutiösen Verlauf beschreiben zu können oder ist es vielmehr dienlich, die vollkommene Aufmerksamkeit auf den Genesungsprozess zu richten? Es gibt Diagnosen, bei der fast allen Menschen die Luft wegbleibt und die Kraft augenblicklich den Körper verlässt. Ist es nun sinnvoll, diese Diagnose ständig zu wiederholen und breitzutreten? Oder ist es wirkungsvoller, an die Heilung zu glauben, Literatur über die Gesundungsprozesse zu lesen und Menschen zu treffen, die eine solche Krankheit überwunden haben?

Wie immer: Du triffst die Entscheidung. Niemand anderer. Also: Wohin willst du in Zukunft, ab jetzt, deine Energie lenken? Dann richte jetzt die Aufmerksamkeit auf diese Ziele und Seelenaufgaben. Das Energiegesetz von Makia anzuwenden bedeutet auch, Ziele ganz klar vor Augen zu haben und Träume klar zu definieren, um die gewünschten Ergebnisse zu erwirken.

DIE HERAUSFORDERUNG

Sobald du dieses Energiegesetz in dein Leben integriert hast, wirst du die Erfahrung machen, dass sich alles so gestaltet, wie du es haben willst. Die Herausforderung bei diesem Energiegesetz besteht darin, festgefahrene Strukturen, Blockierungen oder Angstzustände nicht mit noch mehr Energie zu versorgen. Wir kennen das Phänomen: Immer, wenn wir an ein Problem nicht denken wollen, erscheint es an jeder Ecke und winkt von jedem Plakat. Nicht hindenken ist also nicht möglich. Nicht hinspüren auch nicht, weil das Problem uns ja bereits schwächt oder uns Energien abzieht.

Der Umgang mit diesem Energiegesetz wird dann Wirkung zeigen, wenn wir uns nicht mehr erlauben, dem Negativen Energie zu geben. Das heißt, dem Problem keine Wertung mehr zu geben. Es ist alles weder gut noch schlecht, es ist einfach so, wie es eben ist.

Versuche erst einmal, die Haltung eines neutralen Beobachters einzunehmen. Aha, so fühlt es sich an, aha, so sind also die Gedanken, aha, ein anderer Aspekt ... Einfach zuschauen, beobachten, nichts tun. Keine Wertung in das Problem geben, es darf einfach alles sein, wie es ist. Du wirst feststellen, dass das Problem im Laufe der Zeit kleiner wird und damit unwichtiger. Dein Ku wird dir nach und nach die Gefühle dazu liefern – von lebensbedrohlich bis hin zu neutral. Und dann hat bereits Heilung eingesetzt.

Umgekehrt wird ein Problem, in das du viele Emotionen steckst, kleiner, wenn etwas Zeit vergangen ist und deine Aufmerksamkeit wieder auf etwas Alltägliches und Aufbauendes gerichtet ist. Ku wird dann erkennen, dass es noch andere, positive Gefühle gibt und dieses Problem als weniger wichtig erachten. Probleme werden wirklich kleiner, wenn wir ihnen weniger Aufmerksamkeit und Energie geben.

Es ist deutlich angenehmer und effizienter, deine Aufmerksamkeit auf das Wunderbare, Schöne, Angenehme in deinem Erleben zu richten und mit deiner kreativen Energie dein Leben neu zu erschaffen. Gedanken sind Energie – Gefühle sind Energie in Bewegung. Erkläre deine Ziele und erschaffe dir eine neue Realität mit der bewussten Hinlenkung deiner Aufmerksamkeit.

Zweites Energiegesetz: Mana

Alle Macht kommt von innen, aus dir selbst.

In Huna sprechen wir viel über Kraft und Macht – Begriffe, die uns immer wieder begegnen. Bevor wir uns mit dem Energiegesetz Mana, bei dem es um Macht geht, auseinandersetzen, ist es wichtig, den Sinn von Kraft in ihrer verstärkten Form – eben als Macht – besser zu verstehen.

Macht

Das Wort »Macht« wird bei uns häufig mit Gewalttätigkeit und Krieg assoziiert, die mächtigen Menschen der Geschichte untermauern dieses Bild. Macht im eigentlichen Sinne ist jedoch nicht automatisch mit Gewalt verbunden. Macht zu haben bedeutet einfach, in der Lage zu sein, etwas zu verändern. Es ist die Fähigkeit, auf ein Verhalten einzuwirken oder Ziele zu erreichen, ohne sich den äußeren Bedingungen zu unterwerfen. Über eine vermehrte Kraftauswirkung oder über eine Machtausübung sind wir in der Lage, Einfluss auf eine Situation zu nehmen und diese dadurch zu verändern. Es gibt mehrere Arten von Macht, die wir hier im Sinne von Huna näher erklären möchten.

- Zunächst gibt es aktive und passive Macht – eine Pflanze beispielsweise besitzt die aktive Kraft zum Wachstum, sie dient im passiven Aspekt den Menschen als Nahrungsmittel.
- Der Begriff der »Energie« ist so gesehen nichts anderes als ein Aspekt von Kraft oder Macht, je nach Intensität. Energie klingt etwas neutraler und weniger gewalttätig – denken wir jedoch an die Atomkraftwerke, die Energie erzeugen, assoziieren wir sofort ein Bild von sehr viel Energie, die allerdings gefährlich sein kann und womöglich ganze Landstriche ver-

wüsten und viele Tausende von Menschen vernichten und noch mehr schädigen kann.

- Schamanen und Heiler besitzen viel Macht. Sie üben damit Einfluss auf den Gesundheitszustand von Menschen aus.
- Autoritäten verfügen über ein angeborenes Machtprofil, das allein schon über ihren Namen und ihr Auftreten Reaktionen in Menschen hervorruft.
- In der Astrologie sprechen wir von Planeten, die Einflüsse auf unser Leben ausüben, und unter ihnen gibt es sehr machtvoll wirkende. Denken wir an Pluto, den vielleicht schärfsten und tief greifendsten »Transformator«.
- Selbst in der scheinbar harmlosen Meditation gibt es machtvolle Momente, die unser Leben von der Basis her verändern können. Es sind plötzliche Eingaben und Ideen, die uns wie ein Blitz treffen und alles bisher Erlebte in einem anderen Licht erscheinen lassen.
- Die Kraft der Liebe ist die stärkste Macht in uns. Wenn er von Amors Pfeil getroffen wird, haut das selbst den stärksten Mann um – und die Kraft der Liebe verändert alles in uns.
- Wir sollten auch die Macht von Gewohnheiten nicht vergessen und die guten Vorsätze, etwas zu verändern, die immer wieder in längst überholten oder überflüssigen Ritualen zum Beispiel zum Neuen Jahr gefasst – und dann doch eher schneller als langsamer wieder fallen gelassen werden.
- Die Macht des Glaubens kann einerseits verwendet werden, um Menschen in Abhängigkeit zu versetzen, andererseits jedoch auch, um Heilung zu bewirken.

Welche Macht setzen wir ein?

Die wesentliche Frage, die immer wieder auftritt: Welcher Energie geben wir die Macht, über uns zu verfügen? Die Kahunas meinen: Du veränderst nur die Form. Die Energie, der du erlaubst, durch dich hindurch zu wirken, erschafft die Formen, die du dann erlebst. Es geht also darum, Verantwortung dafür zu übernehmen, was du durch deinen Einsatz von Kraft und Macht für dein eigenes Leben kreierst.

Das zweite Energiegesetz von Mana lehrt uns, dass es keine Kraft außerhalb unseres Wesens gibt, die über uns bestimmen kann. Alle Macht kommt aus uns selbst. Es gibt keinen Umstand, keine Person oder Wesenheit, die Macht über uns ausüben kann, wenn wir es nicht auf irgendeiner Ebene erlauben. In der Astrologie lernen wir: Es gibt keine Erfahrung, die nicht für uns bestimmt ist. Das Universum irrt sich nicht. Es gibt auch keine Zufälle. Wir können uns jedoch aufgrund unserer Erfahrungen und Glaubensmuster so verhalten, als ob andere Menschen Macht über unser Leben hätten. Dann bleiben wir ewig in der Rolle des Opfers oder Verlierers.

Huna weist immer wieder auf die innere Kraft hin – auf die Quelle in uns – und nennt diese Energiequelle »Mana«. Diese Kraft wird auf vielen Bildern und als Symbol mit wellenförmigen Bewegungen dargestellt oder auch mit Wasser gleichgesetzt. In bestimmten Ritualen stärken und vermehren Kahunas ihre Macht, ihre Kraft, ihr Mana – durch Visualisierung wellenförmiger Bewegungen oder noch gezielter und effektiver durch bestimmte Atemübungen. Sie verwenden den Atem, um die Energie im Menschen zu verstärken und zu speichern – und mit dieser Kraft wird auch die Macht in uns vermehrt, unser Mana wird größer und wirksamer.

Macht im Sinne von Huna bedeutet jedoch immer, zum Wohle des großen Ganzen zu handeln und Mana nie gegen jemanden einzusetzen. Das oberste Gebot »Heile immer, verletze nie« darf nie verletzt werden.

Gott oder der Unaussprechliche handelt nicht über unseren Kopf hinweg, sondern durch uns hindurch. Beim Energiegesetz von Mana sagt Huna: »Herr, ich bin, damit dein Wille durch mich geschehe!« »Ich bin« bedeutet, ein mächtiger Mensch zu sein – in der Macht und Kraft zu stehen und mit dieser Energie Heilungen zu integrieren, Träume in die Realität zu bringen und Seelenaufgaben zu erfüllen.

Je größer das Ziel, desto mehr Kraft wird benötigt. Große Projekte brauchen viel Energie oder viele Menschen, die daran arbeiten. Wir können die Macht in uns aber auch verstärken, wenn wir anderen Menschen helfen, in ihre Kraft zu kommen. Das ist ein Aspekt, der das Huna-System auszeichnet, immer natürlich unter dem Gebot, nie zu verletzen und immer zu heilen. Wenn wir einem Menschen helfen, mit seiner eigenen Kraft in Kontakt zu kommen, verstärken wir dadurch auch unser Energiereservoir. Immer, wenn du einem Menschen hilfst, eine höhere Wahl zu treffen, hat Heilung eingesetzt. Eine höhere Wahl zu treffen bedeutet in diesem Sinne und vor allem für Heiler, Lehrer, Schamanen, Kahunas und geistige Begleiter, andere Menschen mit deren eigener Energiequelle in Kontakt zu bringen.

Übung zu Mana

Nimm dir einige Augenblicke Zeit. Betrachte dein Leben, wie du es jetzt führst. Bist du wirklich bereit, zu hundert Prozent die Verantwortung dafür zu übernehmen? Oder fühlst du dich als Spielball des Kosmos – unfähig, etwas zu verändern? Wenn ja, dann wird es Zeit, dich mit diesem Energiegesetz auseinanderzusetzen und deine eigene Kraft endlich anzunehmen.

Die Herausforderung

Dieses Energiegesetz bewirkt oft viele Widerstände in uns, denn wer von uns übernimmt schon gern die Verantwortung für schicksalhafte Begegnungen oder »negative« Erfahrungen? Wenn wir wirklich ganz ehrlich mit uns selbst sind, können wir aufgrund unserer Prägungen und einengenden Glaubenssätze die eigenen Grenzen wahrnehmen, unsere »Ohn-Macht«, und uns immer neu entscheiden, uns doch wieder mit der eigenen Quelle der Kraft in uns zu verbinden.

Wir haben die Möglichkeit, uns weiterhin als Opfer zu sehen oder zu beginnen, unsere Träume in die Realität umzusetzen. Wir allein haben die Wahl. Auch hier begegnen uns die Kahunas mit viel Liebe: Wenn wir immer wieder die gleichen Fehler machen, wenn wir nie wirklich eine positive Veränderung des Lebens herbeiführen, so urteilen die Kahunas dennoch nicht über uns. Sie ermuntern uns vielmehr, uns neu zu entscheiden. Ohne Beurteilung und Bewertung. Sie sehen jede sogenannte negative Erfahrung als eine Chance zu wachsen und größer zu werden und das eigene Potenzial zu erfahren, das in uns liegt: Träume nicht dein Leben, lebe deinen Traum. Die Kraft kommt ganz allein aus dir – die Macht ist in dir.

An dieser Stelle möchten wir an die Worte erinnern, die Nelson Mandela bei seiner Antrittsrede als neu gewählter Präsident gesprochen hatte, nach dem lebenslangen Widerstand gegen die Rassentrennung in Südafrika und Jahrzehnte andauernder Gefängnishaft, in der er in einer scheinbar ausweglosen Situation war und kaum Hoffnung auf Freiheit hatte. Diese Gedanken können uns immer wieder helfen, wenn wir in die Mausefalle des »Kleinmachens«, Mangeldenkens oder Mangelfühlens getappt sind. Erlauben wir uns endlich, groß, lichtvoll und kräftig zu sein. Er-mächtigen wir uns jetzt.

Unsere tiefste Angst

Unsere tiefste Angst ist es nicht, ungenügend zu sein. Unsere tiefste Angst ist es, dass wir über alle Maßen kraftvoll sind. Es ist unser Licht, nicht unsere Dunkelheit, das uns am meisten Angst macht. Wir fragen uns selbst: »Wer bin ich? Kann ich von mir glauben, dass ich brillant, großartig, begabt und ehrgeizig bin?« Doch warum sollte ich es nicht sein? Ich bin ein Kind Gottes. Mich kleinzumachen dient niemandem. Es zeugt nicht von Erleuchtung, sich zurückzunehmen, nur damit andere Menschen sich nicht verunsichert fühlen. Wir wurden geboren, um die Herrlichkeit Gottes, die in uns liegt, auf die Welt zu bringen. Dieses Licht ist nicht nur in einigen von uns, es ist in jedem! Wenn wir unser eigenes Licht scheinen lassen, geben wir anderen Menschen unbewusst die Erlaubnis, das Gleiche zu tun. Wenn wir von unserer eigenen Angst befreit sind, befreit unser freies Dasein automatisch auch die anderen.

Drittes Energiegesetz: Manawa

Jetzt ist der Augenblick der Kraft.

Dieses Energiegesetz besagt ganz einfach, dass wir im Hier und Jetzt leben sollten. Wir können weder an der Vergangenheit etwas ändern noch unser Leben in der Zukunft führen. Wir können nur im Jetzt leben und Veränderungen nur jetzt manifestieren.

Alte Prägungen loslassen

Wir kennen Grenzen und Begrenzungen aufgrund negativer Erfahrungen aus der Vergangenheit. Unser Verstand vergleicht jede Möglichkeit einer Veränderung mit den bereits gemachten und erlebten Erfahrungen aus der persönlichen Geschichte. Wir sind gewohnt, uns von früheren Fehlern entmutigen zu lassen – und damit geben wir den Gedankenmustern und Entscheidungen aus der Vergangenheit die Kraft, alte Erfahrungen zu wiederholen. Wir sind dazu erzogen worden, dem logischen Verstand bei Entscheidungen über unser Leben viel Macht einzuräumen – häufig auch auf Kosten unserer Gefühle und des Herzens. Neue Wachstumsmöglichkeiten gibt es aus dieser Sicht für unseren bewussten Verstand nicht. Alles, was wir erlebt haben – in diesem und in früheren Leben –, ist in uns gespeichert. Jede Erfahrung, jeder Gedanke, jede Emotion – all das ist in uns jederzeit abrufbar. Unser Ku kann sich an alles erinnern.

Das dritte Energiegesetz macht uns jedoch deutlich, dass wir nur im Augenblick, im Jetzt, eine Veränderung vornehmen und unsere Kraft im Sinne einer aktiven Einflussnahme auf eine Situation einsetzen können. Wir leben gern in der Vergangenheit oder in der Zukunft. Wenn wir für die Zukunft planen und uns einem neuen Projekt widmen, vergleicht unser Lono, das Tagesbewusstsein, alle möglichen und ähnlichen Erfahrungen mit dem Geplanten. Wenn wir bereits Pläne realisiert haben, wird es uns ermuntern, diesen Weg weiterzugehen. Es wird uns aber zugleich alle möglichen Vorsichtsmaßnahmen mitgeben. Bei einem gänzlich neuen Plan wird Lono versuchen, eine ähnliche erlebte Situation herbeizurufen. Ist das nicht möglich, wird Lono entscheiden, dass das jeweilige Projekt nicht durchzuführen sei. Lono entscheidet also aus der Vergangenheit in die Zukunft hinein.

Die Bewusstseinskraft von Manawa erinnert uns daran, dass wir nur aus dem jetzigen Augenblick Entscheidungen treffen und unser Leben in andere Bahnen lenken können. Wenn wir eine vielleicht »falsche« Entscheidung hinauszögern, hält uns das davon ab, eine Erfahrung zu machen. Das ist genauso, als würden wir nie unser Leben bewusst gestalten – aus Angst, wir könnten uns deshalb irgendwann einmal schlecht fühlen. Jede bereits gemachte Erfahrung ist eben nun einmal in uns gespeichert. Daran werden wir erinnert, wenn wir uns gestatten, neues Territorium zu betreten – und jeder noch so kleine Fehler, jede Unzulänglichkeit, jedes Versäumnis wird mit dem Gefühl, »schuldig« zu sein, aufgebläht. Das ist die Wirkungsweise des Egos.

Wie können wir jedoch unser Licht leuchten lassen, wenn wir uns nicht erlauben, einen vermeintlichen Fehler zu machen? Wie können wir unsere Erfahrungen zu Lebensweisheiten transformieren, wenn wir uns im Vorfeld nicht gestatten, einen Schritt nach vorn zu gehen? Wie lange wollen wir noch in einem System verharren, das es uns nicht erlaubt, wirklich zu leben?

Bei all den Ge- und Verboten, den Bestimmungen und Beschränkungen, die wir uns selbst und die uns das Außen auferlegt, schleichen sich selbstverständlich oft Fehler ein. Wir stellen oft fest, in der Falle von Mangelerfahrung zu stecken, im Gefühl, wieder etwas falsch gemacht zu haben oder einen falschen Schritt in die verkehrte Richtung gegangen zu sein. Wir bewerten eine Situation aus der Vergangenheit und deren Erfahrung mit dem Wissen der Gegenwart – und wundern uns über das Ergebnis. Wir bewerten es als »gut« oder »schlecht« und entscheiden dann oft aus Angst, keinen Schritt mehr zu gehen, keine Erfahrung mehr zuzulassen, alles beim Alten zu belassen, um weitere vermeintliche Fehler zu vermeiden.

Wenn wir uns andererseits Sorgen über die Zukunft machen, wird uns das entweder davon abhalten, nach vorn zu gehen, oder wir ziehen durch diese Angst genau die Situation an, die wir befürchten.

Ganz entspannt im Hier und Jetzt sein

Die Kahunas laden uns auch hier ein, in ein völlig anderes Konzept des Denkens und die Erfahrung des Fühlens einzutauchen. Sie ermuntern uns, im Hier und Jetzt zu sein und die Begebenheiten der Vergangenheit als das sein zu lassen, was sie sind: letztendlich Stationen auf dem Weg des Lebens.

Die machtvolle Auswirkung des jetzigen Augenblicks wird in vielen spirituellen Lehren vermittelt und zahlreiche Therapieformen zielen darauf ab, im Hier und Jetzt zu leben. Die Aufmerksamkeit auf diesen einzig erlebbaren Augenblick zu lenken, nur in diesem Moment zu sein, mit der Möglichkeit, sich neu zu entscheiden. Die Kahunas meinen dazu: Immer, wenn es dir schlecht geht, entscheide neu. Damit geben wir uns die Erlaubnis für eine neue und damit bessere Entscheidung für das Leben.

Bei vielen Heilungsritualen von Schamanen ist es wichtig, dem Patienten Folgendes bewusst zu machen: Was immer auch war, es ist vorbei. Ehrliche Heilverfahren und Therapieformen holen alte Erfahrungen und Erinnerungen immer wieder nach oben, lassen den Patienten alles noch einmal »durchleben« und geben damit der Vergangenheit die Kraft, über sein Leben zu bestimmen.

Erinnern wir uns an Ku: Unser Unteres Selbst speichert alle Gefühle und Gedanken. Mit seinem Erinnerungsvermögen holt es bei allen Erfahrungen aus der Vergangenheit sofort die entsprechenden Gefühle hoch und lässt uns alles wieder erleben. Für unser Ku gibt es nur die Gegenwart. Das bedeutet, dass diese alten Erfahrungen und Schmerzen als gegenwärtig erfahren werden.

Sicher kannst du dich an deinen ersten Liebeskummer erinnern. Wenn du jetzt, in diesem Augenblick, noch einmal daran denkst, spürst du wahrscheinlich wieder das Sehnen im Herzen, den bohrenden Schmerz, die Auswegslosigkeit der Situation. Du fühlst dich augenblicklich so, als würdest du diese Situation jetzt erleben. Alles ist jetzt spürbar. Dein Ku liefert dir sofort die ganze Bandbreite der Gefühle. Wie geht es dir jetzt damit? Sicher nicht supergut – du wirst zumindest ein flaues Gefühl im Magen und ein schweres Herz haben. Lass dies los und werde dir bewusst, dass du jetzt lebst, dass diese alte Geschichte längst vorbei ist. Richte deine Aufmerksamkeit auf ein schönes Bild, eine duftende Blume, eine wunderbare Musik, jetzt und hier.

Die Herausforderung

Versuche, die Vergangenheit als das zu betrachten, was sie ist: vergangen. Du kannst die Vergangenheit nicht verändern, indem du ständig daran denkst. Dir Sorgen über die Zukunft zu machen, ist ebenso vergeudete Energie. Erstens wissen wir nicht, was auf uns zukommt, und zweitens können wir die Zukunft nur dann ändern, wenn wir an unserer Einstellung jetzt etwas ändern. Du kannst eine glückliche und erfüllte Zukunft gestalten, wenn du dir erlaubst, deine Einstellung zu dir und deinem Leben jetzt, in diesem Augenblick, in diesem Moment, bewusst zu gestalten. Dein Leben kannst du nur im Hier und Jetzt manifestieren.

Viertes Energiegesetz: Aloha

Lieben heißt, glücklich sein mit dir.

Die Energie von Aloha beinhaltet den tiefen inneren Frieden, das stille Glück, das All-Eins-Sein in uns, die Schwingung der Liebe in all ihren Formen. Im Huna nimmt dieses Energiegesetz eine zentrale Position ein.

Liebe ist die stärkste Kraft, die es gibt

Liebe löst alle Widerstände und Streitigkeiten auf, ebnet den Weg, der uns aus scheinbar auswegslosen Situationen führt, und ist in der Lage, alle Hindernisse zu beseitigen, die uns bei der Verwirklichung unseres Lebensplans aufhalten. Im Vergleich zu anderen schamanischen Traditionen bezeichnen sich Kahunas nicht als Kriegerschamanen, sondern als Abenteuerschamanen. Diese andere Ausrichtung ist weder gut noch schlecht, sondern eben schlichtweg anders.

Bei der Huna-Arbeit geht es immer darum, scheinbare Grenzen zu überwinden und mit viel Kraft und Energie eine neue Situation herbeizuführen – Heilung von sich oder anderen oder die Annahme und Erfüllung einer Seelenaufgabe.

Schamanen arbeiten zwischen den Welten. Im Huna bewegen wir uns auf verschiedenen Seinsebenen, wobei für uns jede Ebene gleichwertig und gleichzeitig zu behandeln ist. Kriegerschamanen erreichen dieses Ziel, indem sie Kraft ansammeln, um so die eigene Macht auszubauen und dann mit dieser Macht den gewünschten Zustand herbeizuführen. Der Kriegerschamane wird mit Trommeln, mit Masken, mit Musik, mit Rasseln, mit Tänzen und dergleichen arbeiten, um die Kraft über den eigenen Energiezuwachs auszubauen. Je »fürchterlicher« eine Maske, desto mehr Angst hat der Feind, je größer der Trommelwirbel, desto mehr Energie wird freigesetzt, je pompöser der Schamane sich selbst darstellt, desto mehr Macht besitzt er. Mit dieser Kraft oder Macht kann er dann das gewünschte Ziel erreichen.

Kahunas sind ebenfalls Schamanen – sehr klar und sehr mächtig. Sie arbeiten mit einem anderen Instrument, das völlig rein ist, sehr stark wirkend und keinen Widerstand duldet: Sie arbeiten mit der Kraft der allumfassenden Liebe. Das heißt für unseren Alltag, dass die Probleme des täglichen Lebens gemeistert werden, indem wir uns immer und immer wieder bemühen, bei allem, was uns begegnet, in unserer Ruhe und Mitte zu bleiben. Eine wahre Herausforderung!

Aloha bedeutet allerdings nicht, jede Verletzung bedingungslos hinzunehmen. Im Huna sagt man: Wenn dir jemand wehgetan hat, wenn dich jemand verletzt hat, wenn du dich missverstanden fühlst, so bedeutet dieses Gesetz nicht, alles hinzunehmen und alles sofort zu verzeihen. Es bedeutet aber, dir klarzumachen, wie viel Energie und Kraft du brauchst, um diese Unbill immer wieder in dir aufkeimen zu lassen, und wie viel Energie verloren geht, nur weil du dieses Thema immer wieder zum Kochen bringst!

Aus dieser Haltung heraus wird schnell klar, dass es viele Situationen in unserem Leben gibt, die sich vielleicht nicht rund und gut anfühlen. Wie viel Kraft kostet es jedoch, uns immer wieder das Nicht-Funktionieren und die Missstände vor Augen zu führen? Die Kahunas laden uns ein, unsere Haltung zu überdenken und mit der wachsenden Liebe in und zu uns unser Leben neu zu gestalten. Das bedeutet nicht, sofort allen Menschen für alles Mögliche zu verzeihen. Es bedeutet jedoch, dir selbst zu verzeihen, dass diese leidvolle Situation überhaupt in dein Leben gekommen ist.

Mit und durch Aloha erfahren wir Eigenliebe, die Fürsorge für uns selbst, damit sich diese Liebe auch im Alltag ausdrücken und ausweiten kann. Diese Eigenliebe sollte man nicht mit Egoismus verwechseln oder als Plattform für zweifelhafte Persönlichkeitsstörungen betrachten. Viele Menschen benutzen leider oft die »Eso-Ecke«, um psycho-neurotische Verhaltensmuster zu verstärken oder einen rücksichtslosen Egotrip als Wachstumsmöglichkeit zu deklarieren. Huna meint mit dem Energiegesetz von Aloha – Lieben heißt, glücklich sein mit dir selbst – auch nicht das andere Extrem, nämlich nichts zu tun, nichts zu meinen und sich dem Leben zu entziehen.

Die hawaiianischen Schamanen bieten uns die uneingeschränkte Eigenliebe als Heilungsmöglichkeit für uns selbst an. Dazu gehört auch die Konfrontation mit all unseren Schwächen, Ängsten, Zweifeln, Verweigerungen, Blockaden oder karmischen Verstrickungen. Die uneingeschränkte Liebe zu uns selbst ist nach Ansicht der Huna-Weisheit in der Lage, all diese Muster zu durchbrechen und uns zu einer tief greifenden Heilung auf allen Ebenen zu bringen. In diesem Sinne bedeutet Aloha die Auseinandersetzung mit uns, indem wir unsere Schattenseiten durchlichten, liebevoll annehmen und dann transformieren.

Je mehr wir im Frieden mit unseren Lebensumständen sind, desto leichter wird es auch sein, Veränderungen herbeizuführen. Je mehr wir kämpfen, desto mehr Kampf werden wir anziehen. Das sagt das Energiegesetz von Makia: Energie folgt der Aufmerksamkeit.

Viele Menschen wünschen sich eine andere Lebenssituation, weil sie irgendwelche Ängste haben oder ein Gefühl des Mangels. Sie möchten mehr Geld, weil sie Angst vor Armut haben, sie manifestieren viel Arbeit, weil sie Angst vor Arbeitslosigkeit haben, sie kämpfen um mehr Gerechtigkeit und vergessen, ihren nächsten Angehörigen für eine Kleinigkeit zu verzeihen ... Wir träumen ein Leben von Wohlstand, Gesundheit und Liebe, weil wir einen Mangel in diesen Dingen erwarten, erleben oder befürchten.

Die Kahunas mit ihrer Aufforderung, mit dem Kämpfen aufzuhören, durchbrechen diesen Kreis mit der Kraft der Liebe. Liebe zu allem, was in uns ist und was unser Wesen ausmacht. Sie erreichen damit das Gefühl des tiefen, inneren Friedens. Mit diesem Gefühl ziehen wir dann all jene Situationen in unser Leben, die wir manifestieren wollen. Beginne, alles, was du erreichen willst, zu lieben. Es ist die beste Methode, das Gewünschte anzuziehen.

Die Herausforderung

Der herausfordernde Aspekt dieses Energiegesetzes liegt sicher darin, in das Gefühl von Aloha einzutauchen, in die bedingungslose Liebe, wenn wir im Außen zugleich ein Gefühl des Mangels erfahren. Wir haben Liebeskummer und nun sollen wir uns selbst auch noch lieben. Wir erleben einen Streit mit unseren Nachbarn und sollen nun die Liebe wachsen lassen. Ein scheinbarer Widerspruch und ein oft unüberwindbar scheinendes Problem.

Was uns hindert, in das Gefühl von Aloha einzutauchen, ist nicht die mangelnde Liebe, sondern unser Ego. Wenn wir das Problem neutral betrachten, werden wir oft feststellen, dass wir in Wirklichkeit nur gekränkt sind, uns missverstanden fühlen oder unsere Anspruchshaltung an den Nächsten zu hoch angesetzt ist.

Es ist unser Ego, das verletzen will oder sich verletzt fühlt. Es ist die Erwartungshaltung an den anderen Menschen, die uns in eine Verliererposition bringt. Es ist der Wunsch nach Manipulation, der eine leidvolle Erfahrung in uns speichert. Es ist der fiese Trick des Egos, die eigene Größe und das eigene Licht nicht annehmen zu wollen.

Erfahren wir einen Mangel an Liebe, suchen wir gleichzeitig im Außen, was uns im Inneren fehlt. Konsumrausch, Süchte oder Probleme in der Partnerschaft lassen sich oft auf mangelnde

Liebe zurückführen. Wir sollten jedoch immer bedenken, dass uns kein Mensch, keine Lebenssituation oder irgendetwas im Außen das geben kann, was uns innen fehlt. Wir können unsere Bedürfnisse nur durch uns selbst stillen. Eine erfüllte Partnerschaft kann deshalb auch nur dann gelebt werden, wenn beide Partner in sich die Liebe und den Frieden gefunden haben und die Erwartung an die Erfüllung der eigenen Wünsche und Bedürfnisse nicht vom Partner abhängig ist.

Übung zu Aloha

Die Schritte zur gelebten Eigenliebe sind einfach und können bei jeder Gelegenheit geübt werden. Um etwas verändern zu können, musst du es lieben. Zunächst ist es wichtig, die eigenen Stärken hervorzuheben:

Mach dir bewusst, was du alles kannst und was du schon erreicht hast, welche Talente in dir schlummern, welche Dinge dir leicht von der Hand gehen, was du alles gern machst. Vielleicht kochst du gern oder treibst gern Sport, vielleicht freut dich ein gutes Buch oder eine anspruchsvolle Musik – alles, was du gern machst, baut dich auf und fördert deine Energie.

Im nächsten Schritt lobst du dich dafür. Du erkennst damit deine Kreativität oder Schaffenskraft an und verankerst deine Stärken noch mehr in dir selbst.

Nun beginnt die schamanische Arbeit: Für die Huna-Praxis ist es entscheidend, diese Augenblicke des Lobs und der Anerkennung auszudehnen und auszuweiten, diesen Moment noch mehr und noch intensiver zu genießen. Bade also gleichsam in diesem Zustand der Anerkennung der eigenen Talente!

Der nächste Schritt dient dazu, das eigene Potenzial noch mehr hervorzuheben: Was könnte dir noch mehr Spaß machen? Wo liegen deine verborgenen Talente? Welchen Aspekt deines Lebens könntest du optimieren? Welche Veränderung willst du herbeiführen?

Auch hier gilt: Was sich einfach anfühlt, kannst du auch einfach ausführen. Erforsche deine Talente! Vielleicht wolltest du schon lange einem bestimmten Hobby nachgehen und hattest oberflächlich betrachtet keine Zeit dazu? Dann bist du im Geiste von Aloha jetzt und in diesem Augenblick in der Lage, für dich selbst diese Wünsche und Eigenschaften neu zu beleben.

Die ersten Schritte dieser Übung sollten so oft wie möglich geübt werden, damit der entsprechende »Muskel« im Energiekörper dafür trainiert wird. Du solltest eine Verhaltensweise – Lob für dich selbst und Anerkennung deines eigenen Potenzials – immer wieder wiederholen, bis sich das alles ganz selbstverständlich anfühlt.

Ein Beispiel

Natürlich weißt du selbst, dass du gut kochen kannst. Selbstverständlich kochst du dann mit Liebe für dich und deine Gäste. Immer, wenn du dich nun für deine Kochkunst lobst oder das Lob deiner Gäste auch wirklich annimmst, wird energetisch der erwähnte »Muskel« trainiert – das ist wie beim Krafttraining. Bei jeder Aktivierung wird dieser Muskel stärker, jeder Reiz trainiert ihn noch mehr. Mit jeder neuen oder größeren Herausforderung wächst du mehr. Die Menüs werden ausgetüftelter, die Gäste anspruchsvoller und du schaffst jede neue Herausforderung mit Leichtigkeit.

Was tun, wenn etwas schiefgelaufen ist? Das Essen verbrannt, die Gäste unzufrieden, die Laune schlecht? Damit umzugehen, ist etwas schwieriger, aber der wichtigste Schritt, um Heilung einzuläuten. Die Kahunas ermuntern uns, besonders jetzt, im Moment des »Versagens«, in die Eigenliebe zu finden. Erinnere dich in dieser Situation daran, was du alles schon gut gemacht hast – wie viele Menüs du gezaubert, wie viele Gaumen du verwohnt, welche genussvollen Augenblicke du dir und deinen Mitmenschen geschenkt hast. Mit einem Schuss Humor wirst du über das vermeintliche Missgeschick lachen können und über das aktuelle Ereignis nicht allzu traurig sein.

Huna betrachtet nicht den Ausgang einer Situation als das Wichtigste, sondern den Weg dorthin. »Häng nicht am Ergebnis«, das ist eine zentrale Aufforderung der Kahunas. In Augenblicken des vermeintlichen Versagens kann die Liebe in uns und für uns am meisten wachsen. Solche Ereignisse können ein enormes Heilungspotenzial in uns aktivieren, indem wir uns eben nicht be- oder verurteilen, sondern die Akzeptanz der Situation anstreben.

Eine Aloha-Technik

Diese Übung wird dich in die Lage versetzen, alte Traumata zu überwinden und in die eigene Herzensliebe zu gelangen. Sie beinhaltet eine völlig neue Akzeptanz deines Seins.

Wenn du eine für dich annehmbare und lobenswerte Situation erfährst, dann mach dir deine Stärke in diesem Augenblick bewusst. Wenn dich – im Beispiel des Kochens – deine Gäste für das gute Essen loben, so verweile in diesem Augenblick und beobachte, was dieses Lob mit dir macht: Fühlst du dich wohl oder unwohl? Willst du jetzt gleich wieder flüchten, indem du von irgendwelchen Unzulänglichkeiten erzählst, oder wertest du dich in diesem Augenblick mit einem »Na, was soll das schon sein, jeder kann das!« oder einer ähnlichen Bemerkung ab?

Bleib in der Energie des Lobes und der Anerkennung. Trainiere den Muskel dafür! Wenn du diese Energie in dir spürst, dieses Talent, das in dir schlummert und sich nun zeigen darf, wenn du die Anerkennung für das Erreichte spürst, dann bleib in dieser Energie und transportiere diese Art der Liebe in Bereiche deines Lebens, in denen du dich noch unwohl fühlst. Das heißt, du überträgst die aufbauende Energie in Bereiche des Lebens, die noch nicht deiner völligen Zufriedenheit Ausdruck verleihen.

Du kannst aber auch schöne Augenblicke des Lebens wählen, Momente, in denen es dir besonders gut geht, in denen du dich wohl und glücklich fühlst. Du bleibst in diesem Gefühl und lässt zugleich vor deinem geistigen Auge Ereignisse deines Lebens erscheinen, in denen du noch unglücklich bist. Verweile währenddessen immerzu in der Energie der Eigenliebe oder der Herzliebe, die du aus den schönen Momenten ziehst, und übertrage sie auf die anderen Situationen.

Die Kahunas wissen, dass uns Ku zu unangenehmen inneren Bildern augenblicklich die dazugehörigen Emotionen von Wut, Trauer, Ärger, Frust oder anderen Energieräubern liefert. Das bedeutet, dass wir uns in diesen bescheidenen Augenblicken tatsächlich als Verlierer, Versager, als nicht liebenswert, empfinden. Und genau in diesem Moment setzt die Kraft von Aloha an: Wir integrieren die innere Liebe, den Frieden, das stille Glück, das bereits gefühlt und empfunden wurde, nun auch in die weniger glücklich erlebten Aspekte des Daseins.

Spüre die Liebe in dir, bleib in deiner Liebe, weite sie aus – damit durchlichtest du die dunklen Aspekte. Diese Übung ist einfacher, als du dir das vielleicht vorstellen kannst. Überlege, wie du diese Art von Huna-Heilung, diese Art des schamanischen Heilens, in deinen Alltag integrieren kannst. Es liegt an dir. Du kannst jetzt, in diesem Augenblick, die Entscheidung treffen.

Aloha

Teile die Liebe mit dir und mit mir.

Fünftes Energiegesetz: Pono

Wirksamkeit ist das Maß deiner Wahrheit.

Dieses Energiegesetz zeigt ganz einfach auf, ob deine Wahrheit, das, was du als wertvoll und wichtig erachtest, auch deiner Realität entspricht. Lebst du ein Leben, wie du es gern führen möchtest? Entspricht deine äußere Wirklichkeit auch dem, was du gern fühlen und erfahren möchtest?

Sicher kennst du viele Menschen, die vor Ideen nur so sprudeln, es aber nicht schaffen, ihre Pläne in die Realität umzusetzen. Wie oft wolltest du selbst schon etwas verändern, etwas Neues beginnen oder längst überholte Gewohnheiten ablegen – und es blieb dann doch immer nur beim Vorsatz? Hast du dir schon einmal die Frage gestellt, ob und inwieweit du tatsächlich bereit bist, eine Veränderung herbeizuführen?

Huna ermuntert uns laufend, unsere großen und kleinen Träume in die Wirklichkeit umzusetzen. Die Kahunas raten uns, immer wieder innezuhalten und unsere Lebensziele und Seelenaufgaben zu überprüfen: Lebe ich noch so, wie ich möchte? Spiegelt meine äußere Lebenssituation all das wider, was ich gern leben möchte? Gibt es andere Pläne und Ziele als noch vor einiger Zeit?

Das Energiegesetz von Pono fragt dich, inwieweit du deine Wunschvorstellungen realisiert hast. Dabei ist es nicht wichtig, welche Technik oder welches Werkzeug du einsetzt. Wenn es funktioniert, ist es Huna. In der Huna-Weisheit werden viele Techniken aus vielen Quellen benutzt – wenn die Technik effizient und wirksam ist, ist es Huna, gleich, ob es so genannt wird oder nicht.

Entspricht dein Leben deinen Zielen?

Du kannst für dich überprüfen, welche Bereiche in deinem Leben wirklich gut funktionieren. Wo und in welchen Aspekten deines Lebens fühlst du dich groß, stark, authentisch, glücklich und zufrieden? Und wo noch nicht? Die Methode, die du dann anwendest, um gewünschte Ziele zu erreichen, ist die für dich richtige. Falls dein Wunsch in einer Sache nicht deiner Wirklichkeit entspricht, dann entscheide dich für ein neues Werkzeug oder eine andere Methode. So einfach funktioniert das Energiegesetz von Pono.

Nimm dir etwas Zeit und überprüfe dein Leben aus dieser Sichtweise. Angenommen, so fragt Huna, du könntest nichts falsch machen, und du wüsstest, dass all deine Wünsche in Erfüllung gehen, wie würdest du heute, jetzt, in diesem Augenblick, dein Leben gestalten?

Vielleicht stellst du fest, dass dein Leben im Großen und Ganzen so ist, wie du es gern haben möchtest. Bravo! Dann hast du das fünfte Energiegesetz Pono bereits gut umgesetzt und bist in der Lage, deine Wahrheit, dein Leben nach deinen Zielen zu verwirklichen. Deine inneren Bilder, Wünsche, Träume und Visionen entsprechen den äußeren Lebensumständen. Damit weißt du, dass du bereits die Fähigkeit besitzt, Dinge zu visualisieren und die Energie zielgerecht einzusetzen, um zu materialisieren. Wunderbar!

Vielleicht stellst du aber fest, dass du einiges im Leben verändern möchtest, es bis jetzt aber nicht geschafft hast, es zu tun. In diesem Falle ist es dir noch nicht gelungen, die inneren Bilder und Visionen in die Welt zu transportieren. Das zeigt lediglich an, dass noch irgendwo Blockierungen sind, die es nun zu verändern oder aufzulösen gilt.

Wenn etwas leicht geht und gut funktioniert, dann ist es richtig. Vorausgesetzt natürlich immer, niemanden dabei zu verletzen. Unser Unteres Selbst, Ku, entscheidet über den Erfolg oder Misserfolg: Wenn sich Ku rund und zufrieden fühlt, freudig bei der

Realisierung einer Vision, wird das Ergebnis freudvoll und stimmig sein. Die Umsetzung erfolgt dann rasch und ist mühelos.

Wir sollten also, um einen Traum in die Realität umsetzen zu können, auf die Bedürfnisse von Ku achten. Wir erinnern uns: Lono, unser Tagesbewusstsein, weist uns auf einen neuen Aspekt des Lebens hin, einen Traum, den wir realisieren möchten. Und Ku liefert dazu die Energie. Wenn Ku vom angestrebten Ergebnis nicht beeindruckt ist, wird es auch nicht die nötige Energie dafür liefern.

Wir kennen den Ausspruch: Wer heilt, hat recht. Auch darin wird auf dieses Energiegesetz hingewiesen. Große Persönlichkeiten, die viel für die Menschheit getan und erreicht haben, haben sich nie von ihren inneren Bildern und Visionen, die sie als richtig erachtet und als stimmig gespürt haben, abbringen lassen. Sie haben stets Mittel gewählt, die für sie maßgeschneidert waren.

Ein kampfloses Siegen von Mahatma Gandhi, ein schier unendlicher Einsatz von Mutter Teresa, Höchstleistungen im Sport, die vielen Persönlichkeiten, die immer an ihre Vision geglaubt haben – all dies zeugt von Pono: Wirklichkeit ist das Maß deiner Wahrheit. Die Kahunas meinen: Kein wirklich großer Meister hat sich vorgenommen, ein Meister zu werden. Er glaubte an sich und seine Vision und ist Schritt für Schritt zum Meister geworden. Das bedeutet für uns, den Mut zu haben, unserer eigenen Realität Glauben zu schenken.

Die Herausforderung

Wenn etwas nicht funktioniert, fühlen wir uns leicht entmutigt und glauben, diesen Aspekt unseres Lebens nicht verwirklichen zu können. Um die inneren Wünsche und Träume in die Realität zu bringen, gibt es, wie erwähnt, nicht eine einzige Methode. Es gibt sehr viele Möglichkeiten, Veränderungen herbeizuführen oder gute Situationen im Leben zu verankern. Gleich ob es sich dabei um bewährte Wege oder »Außenseitermethoden« handelt – wichtig ist, dass es bei dir funktioniert. Huna lehrt eben gerade, dass viele Wege zum Ziel führen. Wenn du dein Ziel noch nicht erreicht hast, wähle also einen anderen Weg oder eine andere Technik.

Die Kahunas arbeiten dabei gern mit der Technik der drei Ebenen der Schöpfung: Gedanke – Wort – Ziel. Betrachten wir diese Ebenen etwas näher: Als Erstes steht die Idee – sie kommt von Kane, unserem Hohen Selbst, das einen perfekten Lebens- und Seelenplan von uns hat und uns ständig über Botschaften und Visionen mit den Plänen der Überseele in Kontakt bringen will. Kane liefert auch Ideen für die kreative Umsetzung der Pläne.

Diese Vision wird nun von Lono, dem Alltagsbewusstsein, aufgenommen und zur »Abklärung« mit dem Verstand analysiert und bewertet. Lono lässt innere Bilder entstehen, wie das Leben gestaltet werden soll, wie es im Großen und auch im Detail aussehen kann. Lono entscheidet: Ja oder Nein. Diese Vision ist es wert, beachtet zu werden, jener Impuls nicht. Gedanken werden gedacht, du besprichst diese Vorstellung mit dir selbst oder mit Freunden und Bekannten, um eine Entscheidung herbeizuführen.

Die Kahunas wissen dabei um die Kraft der gesprochenen Worte: Es macht einen deutlichen energetischen Unterschied aus, einen Gedanken zu fassen, ihn bewusst zu denken oder ihn dann auch klar auszusprechen. Wir alle kennen den Ausspruch: Überlege gut, was du sagst oder worum du bittest – es kann Realität werden.

Die Umsetzung der Pläne obliegt nun Ku. Unser Unteres Selbst liefert augenblicklich Bilder zur tatsächlichen Umsetzung, zur Verwirklichung der Eindrücke aus der Innenschau von Lono. Fühlen sich diese Bilder fremd oder komisch an, wird Ku die Umsetzung verweigern. Wenn im Unteren Selbst beispielsweise noch Schuld- oder Schamgefühle verankert sind, wird es nicht in der Lage sein, den Themenbereich, der verändert werden soll, auch mit Energie zu versorgen.

Die Kahunas meinen deshalb: Wenn du zur Verwirklichung einer Vision fröhliche und freudvolle Ergebnisse erzielen willst, musst du fröhliche und freudvolle Methoden anwenden. Dieser Aspekt zeigt den Wirkmechanismus der Umsetzung über Ku auf. Wenn du also in deinem Leben etwas verändern willst, die Impulse und die Zusage von Lono dazu bereits kommen, dann stelle dir vor, wie glücklich, zufrieden, ausgeglichen du sein wirst. Dieses Bild schenkst du dann Ku – zur Umsetzung deiner Pläne.

Auch dieses Energiegesetz ist so einfach wie genial: Wenn es Spaß macht, ist es richtig. Wenn du Freude in deinem Herzen fühlst, ist es richtig. Wenn du Begeisterung bei der Verwirklichung spürst, bist du auf dem für dich richtigen Weg mit dem entsprechend wirkungsvollen Werkzeug. Ein Teil deines Seelenplanes wird sich nun erfüllen.

Übung zu Pono

Diese Übung lässt sich am besten in einer kleinen Gruppe machen. Du kannst sie zwar auch allein durchführen, aber zu mehreren macht es einfach mehr Spaß.

Besorge dir einen großen Pappkarton (gern auch bunt), Illustrierte, Zeitungsausschnitte, ein schönes Bild von dir allein oder mit deiner Familie, mit Freunden, Haustieren, deinem Heim, dazu Buntstifte, Kleber und Schere. Eine schöne Musikuntermalung (vielleicht hawaiianische Musik?) wird dir helfen, den Verstand weitgehend auszuschalten und dich ganz auf dich selbst einzustimmen.

Nun nimmst du dir viel Raum und Muße, um ein Bild von dir und deinem Leben zu entwerfen, so wie du es haben willst.

In die Mitte deiner Collage klebst du ein Bild von dir und/oder deinen Angehörigen. Am besten natürlich ein Bild, das du gern hast und mit dem du positive Assoziationen verbindest. Dann suchst du aus den Illustrierten und Zeitungen alles heraus, was dich anspricht und sich gut anfühlt. Lass dir dabei viel Zeit und klebe die Bilder nicht gleich auf, sondern schiebe sie so lange hin und her, bis es sich gut anfühlt. Klebe sie erst dann auf den Karton, um die Collage zu erstellen. Du kannst die Bilder noch beschriften, etwas dazuschreiben – tu das, was sich in diesem Augenblick gut anfühlt.

Wenn die Collage fertig ist, betrachte dein Werk und lass alle Gefühle da sein, die nun aufkommen möchten. Zeige diese Collage dann einem Freund, einer Freundin, und fühle, was er oder sie zu deiner Collage sagt, welche Gefühle er beziehungsweise sie damit verbindet, wie sich dein neu kreiertes Leben zeigt.

Lass so viele Gefühle wie möglich aufkommen – wenn die Emotionen freudvoll sind, du Kraft, Leichtigkeit und Wohlgefühl spürst, dann bitte dein Ku, mit dieser Freude und Leichtigkeit die Bilder in die Realität umzusetzen. Du weißt ja: Ku liefert die Energie der Umsetzung. Je mehr du dein Ku mit einbindest, desto müheloser gelingt die Umsetzung. Je mehr sich deine Bilder im Innern verändern, desto mehr verändert sich deine äußere Welt. Je mehr Freude du dabei empfindest, desto freudvoller wird das Ergebnis sein.

Sechstes Energiegesetz: Ike

Die Welt ist das, wofür wir sie halten.

Energiegesetze oder Bewusstseinskräfte erklären die Welt in uns und um uns herum. Das sechste Energiegesetz ist bei jedem schamanischen Arbeiten sehr wichtig. Es spricht davon, in welcher Welt wir uns bewegen und welche Ebene wir als real ansehen.

Jeder Mensch lebt in seiner eigenen Welt. Es gibt keine deckungsgleichen Realitäten nebeneinander. Wenn Tausende von Menschen dasselbe Ereignis erleben, nehmen wir beispielsweise die Olympischen Spiele, so wird jeder einzelne Sportler, aber auch Zuschauer, diese Spiele unterschiedlich erleben. Jeder befindet sich in seiner ganz speziellen Welt – geprägt von seinen Gedanken, Gefühlen, von der Vorgeschichte, den Erwartungen, den Ängsten oder Hoffnungen, um nur einige der Einflussfaktoren zu nennen. Jeder Mensch lebt sein Leben individuell und einzigartig.

Menschen, die wir als Pessimisten erleben, befinden sich in einer negativ gefärbten Welt mit Ängsten, Verlustgefühlen, Mangeldenken oder Mangelgefühlen. Sie erfahren ihre Lebensumstände als schlimm oder leidvoll, voller Sorgen und Kümmernisse, oder sie fürchten sich vor solchen Situationen. Sie erwarten aufgrund ihrer schlechten Erfahrungen solche Aspekte auch in der Zukunft und wundern sich, dass sie aufgrund ihrer Gedanken und negativen Erwartungshaltung immer wieder Situationen anziehen, die ihnen die gleichen negativ gefärbten Umstände bringen.

Andere Menschen leben vielleicht in sehr ähnlichen äußeren Umständen, empfinden das Leben aber als weniger dramatisch oder angsteinflößend. Sie sehen das Glas als halb voll an, nicht als halb leer. Damit unterscheiden sie sich grundsätzlich von den pessimistisch denkenden und fühlenden Menschen, weil sie trotz der scheinbar gleichen Umstände ganz andere Erfahrungen damit gemacht haben.

Die Kahunas meinen dazu: Ein Meister erschafft sich seine Gefühle! Sie meinen damit, dass sich unser Denken und Fühlen schöpferisch auswirkt. Wir erschaffen unsere Zukunft mit den Gedanken und Gefühlen von heute, auch dieser Aspekt ist hinlänglich bekannt. Huna fordert uns auf, uns nicht länger als Opfer unserer Lebensumstände zu sehen, sondern durch unsere bewusste Entscheidung, ab heute, ab jetzt, ab diesem Moment nur noch aufbauende Gedanken zu hegen und entsprechende Gefühle zu produzieren.

Wenn wir im Leben etwas verändern wollen, brauchen wir die felsenfeste Überzeugung, die absolute Gewissheit, dass sich diese Veränderung auch einstellt. Der Glaube und das Vertrauen sind wichtige Faktoren für die Manifestation. Wenn dagegen nur eine vage Hoffnung, ein Anflug von Optimismus, eine rein intellektuelle Absicht oder ein schwacher Wunsch die Grundlage einer Veränderung bilden soll, wird das Ergebnis entsprechend schwach sein.

Für die Verwirklichung der inneren Bilder und Visionen ist ein tief verwurzeltes Vertrauen vonnöten, die absolute Gewissheit, dass das gewünschte Ergebnis in die Realität umgesetzt wird. Alles, was weniger ist, wird weniger Resultat bringen. Dies ist der Grund, warum viele Menschen ihre Träume und Visionen nicht umsetzen können.

Ike macht aber auch deutlich, dass es reine Ansichtssache ist, wie wir Dinge erleben. Ein Gewitter kann nach einem heißen Sommertag die ersehnte Erfrischung bringen – für den Bauer kann dieses Gewitter jedoch einen Teil der Ernte zunichtemachen. Dauerregen kann nach einem heißen Sommer den Wasserspiegel wieder normalisieren, für die Gastronomie in Touristikgebieten aber verheerende Folgen haben. Je nachdem, wie wir die Situation betrachten. Gerade das Wetter bringt uns diesbezüglich jeden Tag neue Überraschungen: Wenn wir hundert verschiedene Menschen befragen, werden wir hundert verschiedene Einschätzungen und Bewertungen erfahren.

Es gibt eine kleine Geschichte, die in mehreren Erzähltraditionen in der einen oder anderen Form überliefert wurde, oft sehr lang ausgeschmückt und mit einem Hin und Her zu dem versehen, was als Glück oder Unglück empfunden wird. Die Quintessenz für uns hier ist die Folgende:

Was ist Glück?

In einem kleinen Dorf lebt ein Bauer. Es gibt viel zu tun. Eines Tages verunglückt jedoch der Sohn des Bauern schwer. Es ist nicht abzuschätzen, wann er seinen Vater wieder bei der Arbeit unterstützen kann und ob er je ganz gesund wird.

»Welch ein Unglück du hast!«, sagen die Menschen des Dorfes zu dem Bauern.

Kurz nach dem Unfall wird der Kriegszustand ausgerufen und alle jungen Männer des Dorfes müssen an die Front. Nur der junge verletzte Bauer kann aufgrund seines Unfalls nicht in den Krieg ziehen.

»Welch ein Glück du hast«, sagt man nun im Dorf.

Diese Geschichte zeigt, dass wir meistens im Vorfeld gar nicht wissen, weshalb und warum manche Situationen in unser Leben kommen. Gerade Menschen, die spirituell wachsen und sich mit diesen Dingen auseinandersetzen, fragen sich oft nach dem Sinn oder Unsinn mancher vermeintlicher Prüfungen und negativen Lebensumstände. Reife Seelen, die bereit sind, ihren Horizont zu erweitern, erfahren in ihrem Leben manchmal Herausforderungen, die andere Menschen anscheinend nicht meistern müssen.

Aus der Sicht von Huna ist es wichtig, in jeder Lebenssituation die innere Mitte zu bewahren, ein Grundgefühl der Freude und der Liebe in sich zu tragen – gleich, was um uns herum geschieht. Denn wir wissen nie, welche Situation die Seele in unser Leben bringt, um das größtmögliche Wachstumspotenzial wachzukitzeln.

Dazu meinen die Kahunas außerdem, dass eine negative Grundhaltung dem Leben gegenüber viel Energie kostet. Festhalten an überholten Gedankenmustern oder alten Emotionen verbraucht viel mehr Energie, als diese einfach loszulassen und das Leben im Vertrauen an eine höhere göttliche oder spirituelle Führung zu erleben. Es ist sehr viel aufwendiger, an alten Blockierungen festzuhalten, die dann als Muskelverspannungen wieder Kraft kosten, als sich vollkommen frei zu fühlen und positiv im Moment zu handeln. Wir tragen unser ganzes Potenzial in uns, und es liegt an jedem Einzelnen, diese Kraft zum Vorschein zu bringen.

Die Herausforderung

Aufgrund von negativen Erfahrungen, die wir gemacht haben, erwarten wir bei ähnlichen Situationen meist das gleiche Ergebnis. Wir erinnern uns: Alle Emotionen werden im Ku gespeichert, also auch negativ besetzte Gefühle oder Gedanken. Gedanken von Angst und Zorn oder Sorgen können unsere Gesundheit nachhaltig stören. Angst vor Überarbeitung kann ein Burnout nach sich ziehen.

Mit Gefühlen von oder Gedanken an Zuversicht, Vertrauen, Entschlossenheit oder Liebe fühlen wir uns augenblicklich wohler, unsere Gesundheit wird stabiler und wir können den Alltag besser gestalten. Das bedeutet ganz einfach: Negative Gedanken und Gefühle ziehen negative Ereignisse an, positive Gedanken und Gefühle ziehen positive Ereignisse an. Es scheint sehr einfach, diesen Aspekt zu berücksichtigen, die Umsetzung erfordert in der Regel aber bewusste Übung.

Wenn wir beispielsweise Prüfungsangst haben und vor einer Prüfung stehen, können wir nach Ansicht der Kahunas neu entscheiden. Wir müssen nur aus den gewohnten Denkschemata raus und an das Huna-Gesetz von Ike glauben: Die Welt ist das, wofür wir sie halten. Im Vorfeld der Prüfung können wir uns Angst, Versagen, lästige Kommentare der Mitmenschen und Schamgefühl vor Augen führen – das erledigt Lono schon für uns – und Ku wird augenblicklich, auf die Sekunde, die jeweiligen Gefühle erzeugen und uns spüren lassen. Damit haben wir die Prüfung bereits vermasselt, bevor wir sie begonnen haben.

Sich einfach nur in Gedanken vorzustellen, dass wir eine erfolgreiche Prüfung bereits hinter uns haben, ist hier in der Regel nicht besonders sinnvoll, weil für die Heilung nicht nur Lono, sondern vor allen Dingen Ku mit einbezogen werden muss. Zunächst einmal sollten wir also unser Ku von alten Scham- und Schuldgefühlen reinigen. Das geschieht, indem wir mit Ku reden oder diese negativ verankerten Gefühle mit unserer Liebe transformieren. Durch die Anwendung des Energiegesetzes von Aloha stärken wir die Eigenliebe, die wir Ku nun zur Verfügung stellen. Mit dieser wachsenden Liebe wird unser Unteres Selbst nach und nach negative Emotionen transformieren können.

Ein anderer Weg kann sein, unser Ku zu bitten, Bilder über die Prüfungssituation entstehen zu lassen. Wir ermuntern es, uns alle Emotionen zu zeigen, die es mit diesem Thema verbindet. So könnte es sein, dass sich unser Ku klein und schäbig fühlt und sich nicht in der Lage sieht, nochmals eine ähnliche Situation zu überleben – Angst und Panik machen sich breit.

In diesem Fall sprechen wir mit Ku wie mit einem kleinen Kind, das Schutz und Fürsorge braucht. Wir können unser Ku loben und ihm zeigen, was wir schon alles erreicht haben, Bilder kommen lassen, die einen positiven Ausgang aus ähnlichen Situationen aufzeigen oder ihm einfach nur – ähnlich wie bei einem kleinen Kind, das traurig ist – Trost spenden. So wird Ku nach und nach alle negativen Emotionen überwinden.

Wir können auch mit Farben oder verschiedenen Essenzen arbeiten. Fragen wir unser Ku, was es braucht, um die alten

Muster zu transformieren. Dabei sollten wir unserer Fantasie Spielraum geben. Was macht uns Freude? Bei welcher Farbe, bei welcher Essenz fühlen wir uns geborgen, erfahren Vertrauen?

Eine Alternative, um diese Situation zu meistern, besteht darin, den Ausgang der Prüfung als positiv – ohne jeden Zweifel – zu visualisieren, die dazugehörigen Emotionen zu produzieren und dabei nicht den Hauch einer Idee des Nichtgelingens zuzulassen. Das ist der Beginn der rein schamanischen Arbeit. Dazu ist vor allem auch Gedankenhygiene notwendig: Wir lassen keinen Satz, kein Wort, keine Idee des negativen Ausgangs, keine noch so kleine Emotion von Versagen oder Nicht-Bestehen zu. Das alles drückt Huna mit dem Energiegesetz von Ike aus: Die Welt ist das, wofür wir sie halten.

Die schamanische Realität

Wir erleben uns in einem Tagtraum. Wir träumen, die Prüfung sei bereits bestanden und wir fühlen uns auf Wolke sieben. Unser Selbstbewusstsein ist gestärkt, unser Ku produziert Gefühle von Wertschätzung, Freude, Glück und Seligkeit. Freudestrahlend erzählen wir der Welt von unserer bestandenen Prüfung, wir spüren die Freude, die sich als wohlige Wärme ausbreitet, in uns, wir erleben den Stolz der Eltern, wir erfahren die ehrlichen Gefühle der Wertschätzung, wir freuen uns über die Glückwünsche von Bekannten und Freunden, wir fühlen uns unendlich glücklich, diese Hürde genommen zu haben.

Wenn du diese Zeilen liest und in diese Emotionen hineinspürst – wie geht es dir dann? Sicher freust du dich mit, dein Herz wird weich oder zumindest huscht dir ein Lächeln über die Lippen. Deine Muskulatur entspannt sich und die Welt sieht ein bisschen schöner aus.

War es real, was du erlebt hast, oder war es nur ein Traum? Welche Welt ist wirklich? Die Welt, in der du einem Tagtraum nachhängst, oder die Welt, in der du dich jetzt körperlich befindest und diese Zeilen liest? Ist ein Traum unreal, selbst wenn wir uns in diesem Traum als sehr lebendig wahrnehmen? Ist die Realität nur deshalb wahr, weil wir in diesem Moment an die anderen Welten nicht denken und sie nicht spüren können?

Huna-Übende und Schamanen bewegen sich in verschiedenen Welten und Seins-Ebenen – und alle sind so real wie der Traum, den wir jede Nacht träumen. Wenn wir unsere Welt positiv verändern möchten, unsere Träume in die Wirklichkeit bringen wollen, sollten wir beginnen, unsere eigene Welt, in der wir uns bewegen, so zu gestalten, wie es unseren Träumen entspricht.

Siebtes Energiegesetz: Kala

Es gibt keine Grenzen.

Das siebte Energiegesetz im Huna erinnert uns daran, dass wir grenzenlose Lichtwesen sind und diese Grenzenlosigkeit des Geistes in unseren Alltag integrieren sollen. Alles ist möglich, wenn wir uns erlauben, entsprechend zu denken, zu fühlen und zu handeln. Das Universum ist grenzenlos und dehnt sich jeden Moment unendlich aus – wie wollen wir dieses Gesetz mit unserem menschlichen Verstand und unserem begrenzten Vorstellungsvermögen je verstehen?

Wir stoßen immerzu auf Begrenzungen: Wir haben Rahmenbedingungen im Alltag, eine gewisse Körpergröße und Statur wurde uns vererbt, wir haben bestimmte Charaktereigenschaften, die nur schwer zu verändern sind. Schon der physische Körper lässt uns ständig Grenzen erfahren. Zusätzlich werden uns aufgrund von Prägungen, Erfahrungen, Glaubenssätzen und Beschränkungen, Ge- und Verboten ständig Grenzen aufgezeigt. Und doch ruft uns Kala zu: Es gibt sie, die Grenzenlosigkeit, die wir uns so schwer vorstellen können.

Kala im Sinne von Huna bedeutet vor allem, alle selbstgemachten Begrenzungen und Beschränkungen zu überprüfen. Wo gibt es in meinem Leben Bereiche, die mir Grenzen aufzeigen? Wo sind Rahmenbedingungen, die ich scheinbar nicht überwinden kann? Schranken, die mich am freien Lebensfluss hindern? Oder energetisch betrachtet: Wo ist ein Energiestau in mir, nur weil ich mir nicht vorstellen kann, dass alles frei und im Fluss ist?

Huna macht darauf aufmerksam, dass viele Probleme und Grenzen von uns selbst geschaffen wurden, und, was noch schlimmer ist, auch noch ständig unterhalten und erneuert werden. Damit untermauern und verstärken wir die Blockierungen. Damit beeinflussen wir aber nicht nur unser Leben, sondern auch das unserer Umwelt – weil es eben keine Grenzen gibt, auch nicht für beschränkende Handlungen.

Stell dir vor, du wärest hermetisch von deiner Umwelt abgeriegelt. Deine Gedanken, Gefühle, deine eigene Energie würde sich nur einzig und allein auf dich selbst auswirken. Welches Leben würdest du führen? Wärest du glücklich und zufrieden oder eher ängstlich und zweifelnd?

Das entspricht natürlich nicht der Wirklichkeit, denn wir sind ständig mit allem und jedem verbunden. Ein guter Gedanke, eine positive Eigenschaft, ein weiches Lächeln auf dem Gesicht – alles beeinflusst nicht nur unser Leben, sondern auch die Umwelt um uns herum. Wir gestalten unser Umfeld durch unser Denken und Fühlen, durch die innere, geistige Haltung, allein durch unser Sein. Wir gestalten nicht nur unsere eigene innere Welt, sondern beeinflussen ständig auch die Welt um uns herum. Umgekehrt sind wir im Wechselspiel mit anderen Menschen, der Umwelt, der Natur, der ganzen Welt verbunden und werden davon beeinflusst. Eine Friedensbewegung beeinflusst die Welt ebenso wie die Atomversuche – und die Menschen stehen in ständiger Wechselwirkung miteinander.

Sicher wird dir jetzt noch deutlicher, wie wichtig es ist, mit dir ins Reine zu kommen, Blockierungen aufzulösen, Themen wie Schuld, Be- oder Verurteilungen, Missgunst und Neid oder Verstimmungen und Verspannungen zu lösen. Wir tragen die volle Verantwortung für unser Leben und damit auch für das Leben um uns herum. Wie oft hören wir Sätze wie »Das kann man ja eh nicht ändern, was soll ich als kleiner Mann schon machen?« Das Energiegesetz von Kala will einer solchen Einstellung Einhalt gebieten. Wir sollten uns bewusst sein, dass wir die Welt um uns herum ändern, indem wir unsere innere Einstellung dazu verändern. Das kann in jedem Augenblick geschehen, es bedarf nur des Mutes, die Grenzenlosigkeit des Geistes anzunehmen.

Wir brauchen Grenzen in dieser pyhsischen Welt. Wir erfahren uns überwiegend in einer Welt der Polarität – schwarz und weiß, gut und schlecht. Wir lernen meistens über solche Begrenzungen, um bestimmte Erfahrungen machen zu können. Jedoch sollten wir uns immer wieder vor Augen führen, dass die scheinbaren Begrenzungen nur deshalb existieren, damit wir uns über sie hinaus verwirklichen.

Die Kahunas erzählen eine Geschichte, die den Beginn der Welt erklären soll. Und auch diese Geschichte gibt es in verschiedenen spirituellen Traditionen in Variationen. Hier die unsere, die wir von den Kahunas haben:

Es lebt eine kleine Seele. Die Seele ist bei Gott, im Licht, in der Unendlichkeit von Raum und Zeit. Es ist alles perfekt, alles in Liebe und Harmonie, gewissermaßen wie ein Licht in einem zeitlosen Raum. Die kleine Seele ist neugierig und eines Tages fragt sie den Unaussprechlichen: »Du, lieber Gott, ich, die kleine Seele bin doch hier bei dir, im Licht, oder?«

»Ja, das bist du.«

Die kleine Seele wird aufgeregter. »Du, lieber Gott, wenn ich hier im Licht bin und bei dir bin – wie ist das eigenlich, Licht, Liebe, Harmonie, was ist das eigentlich, wie fühlt sich das an?«

Und der liebe Gott, so erzählt die Geschichte weiter, er fragt die kleine Seele: »Willst du wirklich wissen, was Licht ist? Was Liebe ist? Was Harmonie ist? Willst du das wirklich erfahren?«

Die kleine Seele ist nun ganz nervös: »Ja, ja, ich will es unbedingt wissen und erfahren!«

»Nun«, so spricht der liebe Gott weiter, »wenn du unbedingt wissen willst, wie sich Licht anfühlt, was Liebe ist, wie du Grenzenlosigkeit erfährst, musst du erst wissen, was Nicht-Liebe, Grenzen und Beschränkungen sind. Du musst erst erfahren, was Dunkelheit ist.«

Mit diesen Worten entlässt sie der Unaussprechliche und die kleine Seele, so wird berichtet, macht sich auf den Weg – durch alle raumzeitlichen Ebenen hinweg direkt auf die Erde, um Erfahrungen zu sammeln und die Beschränkungen zu erleben.

Er, der Unaussprechliche, gibt der kleinen Seele ein Versprechen mit: »Wenn die Not am größten, die Dunkelheit am stärksten, die Kälte am schlimmsten ist, wenn du keine Hoffnung mehr spürst und alles um dich kalt ist und leer – ja, dann erinnere dich an das Versprechen, das ich dir nun gebe. Dann glimmt in dir der Funken des Erinnerns, der Rück-Erinnerung, dann keimt Hoffnung in dir auf und du sehnst dich nach mir – nach dem Licht, nach der Unendlichkeit und der Grenzenlosigkeit, und dann kannst du nach Hause kommen. Um dich im Licht wiederzufinden mit allem, was du erkannt hast, mit allen Erfahrungen im Gepäck. Dann bist du wieder eins mit mir und lebst in der Unendlichkeit von Raum und Zeit. Fortwährend und immerzu. Und dann hast du das Licht – dein Licht, das von mir kommt – auf die Erde gebracht und dort verankert.«

Wir lieben diese Geschichte! Erzählt und erklärt sie doch auf ganz einfache Art ein Geheimnis der Huna-Lehre.

Die Herausforderung

Kala, die Grenzenlosigkeit, fordert dich täglich neu auf, deine Einstellung zum Leben allgemein, deine selbst auferlegten Grenzen, Glaubenssätze, Beschränkungen und negativen Gedanken zu überprüfen und zu korrigieren.

Große Geister kennen das Gesetz und haben den Mut, sich über die scheinbaren Grenzen hinwegzusetzen. Ein mutiger Mann namens Galileo erklärte, die Erde sei nicht der Mittelpunkt des Kosmos – und er half damit, die Grenzen der bis dahin als Wahrheit ausgegebenen Weltsicht zu erweitern. Forscher wie Thomas Alva Edison überwanden die Grenze der Dunkelheit und erfanden die Glühlampe. Albert Einstein stellte die bis dahin gültigen Physikgesetze auf den Kopf und revolutionierte gängige Lehrmeinungen. Die Naturwissenschaft liefert uns Beispiele dafür, dass das bisher Geglaubte doch nicht letztgültig richtig ist, und das führt zur Überwindung von scheinbar ehern feststehenden Systemen.

Jesus spricht am Grab seines Freundes Lazarus: »Lazarus, steh auf, nimm dein Bett und geh nach Hause.« Und siehe da, so wird berichtet, der tote Lazarus ist von seinem Grabe auferstanden. Die zahlreichen Wunder von Jesus können nur geschehen, weil er in seiner Funktion als Messias und Heiler nicht an die Grenzen glaubt. Er überwindet sie ständig.

Meditation ist eine ganz einfache Möglichkeit, Grenzenlosigkeit zu erfahren. Meditation ist die Grundvoraussetzung für den persönlichen Aufstieg. In der Meditation erlebst du dich als unendliches Lichtwesen, in diesem tiefen Versenkungszustand ist alles möglich. Du kannst dich überall hinbewegen, du kannst verschiedene Seinszustände einnehmen. Du kannst dich als Engel, als Geist, als Licht, als Person erfahren und sofort eine Veränderung herbeiführen. In der Meditation gibt es keine Grenzen. Du kannst noch heute damit beginnen, in die Stille zu gehen und den zeitlosen Raum in dir zu erkennen. Dazu hier ein Vorschlag:

Übung zu Kala

Setz dich entspannt und bequem hin. Schließe die Augen; atme einige Male tief durch die Nase ein und hörbar durch den Mund aus. Damit entspannst du dich noch ein bisschen mehr.

Blicke nun ohne jede Absicht oder Erwartung mit dem inneren Auge in die Mitte dessen, was vor der Stirn, etwa 15 bis 20 Zentimeter vor dem Dritten Auge ist. Anfangs wirst du dort einfach nur Dunkelheit sehen. Wenn du deinen Blick ohne Druck oder Zwang aufmerksam in die Mitte dieser Dunkelheit vor dir gerichtet hältst, wirst du mit der Zeit etwas sehen. Lichtblitze,

Nebelschwaden, farbige Lichtpunkte und Lichtkreise, Sonne, Mond, Sterne, Lichtwesen oder anderes. Vieles kann kommen und wieder verschwinden. Du musst nichts tun, nichts erwarten – nur schauen.

Du kannst vielleicht auch etwas spüren – Wärme, Entspannung, ein angenehmes Kribbeln und anderes mehr. Es kann sein, dass du ganz vergisst, dass du sitzt und meditierst, weil du dich auf die Grenzenlosigkeit im Inneren wirklich tief einlässt.

Einerseits um jederzeit die Eigenkontrolle zu bewahren, andererseits um das, was sie im Inneren sehen, zu prüfen, wiederholen manche Menschen ein Mantra, ein Kraftwort oder ein sehr kurzes Gebet, das sie in die Mitte dessen senden, was vor ihnen auftaucht.

Wenn eine Lichtgestalt auftaucht, frage sie, wer sie ist und ob sie dir helfen kann, zur höchsten Wahrheit zu gelangen (oder zu Gott, zu Christus, zur Liebe, zur Buddhaschaft – wie du es auch immer nennst).

Wenn du spürst, dass du nun wieder in den Alltag zurückkommen möchtest, ruf dir ins Bewusstsein, dass du hier in und mit dem Körper sitzt. Atme tiefer ein, strecke und recke dich und komm mit deiner Aufmerksamkeit wieder ganz ins Hier und Jetzt zurück.

Die sieben Energiegesetze und Bewusstseinskräfte hier noch einmal im Überblick in poetischer Gestalt, als Zitate aus Hawaii*:

Zum ersten Energiegesetz, Makia: Energie folgt der Aufmerksamkeit.

* Die hawaiianischen Zitate sind aus dem Büchlein von Renata Provenzano: *A Little Book of Aloha* (Übersetzung W. v. Rohr).

Hahai no ka ua i ka ulula'au

»Der Regen folgt dem Wald.«
»Der Regen fällt dort, wo Wald ist.«

Oder: »Pflege das Leben, das du leben willst
(und holze nicht den Wald unnötig ab).«

* * *

Zum zweiten Energiegesetz, Mana: Alle Macht von innen.

Ua ola loko i ke aloha

»Liebe gibt inneres Leben.«

* * *

Zum dritten Energiegesetz, Manawa: Jetzt ist Augenblick der Macht.

'A 'ole e olelo mai ana ke
ahi ua ana ia

»Feuer wird nie sagen, dass es genug ist.«

»Feuer wird nie aufhören wollen zu brennen.«

* * *

Zum vierten Energiegesetz, Aloha: Teile die Schwingung der Liebe mit mir.

He manu ke aloha, 'a 'ohe lulu kau 'ole

»Liebe ist wie ein Vogel, für den es keinen Zweig gibt,
auf dem er nicht gern sitzt.«
Oder einfach: »Ich liebe jede Liebe.«

Aber auch: »Verleihe deiner Liebe Flügel,
damit sie sich in ungeahnte Höhen erheben kann.«

* * *

Zum fünften Energiegesetz, Pono: Wirksamkeit ist Maß deiner Wahrheit.

'A 'a i ka hula,
waiho ka hilahila i ka hale

»Wenn du Hula tanzen willst, musst du deine Schamhaftigkeit
zu Hause lassen.«

Oder: »Tu nicht g´schamig, wenn es ums Leben geht.«

* * *

Zum sechsten Energiegesetz, Ike: Die Welt ist, wofür wir sie halten.

Mai 'enai i ke kanaka i laka aku

»Geh einem Menschen, der von dir angezogen wird,
nicht aus dem Weg.«

»Sei gütig in deinem Austausch mit anderen.«

* * *

Zum siebten Energiegesetz, Kala: Es gibt keine Grenzen.

'Ike no i ka la o ke 'ike, mana no i ka la o ka mana

»Es gibt eine Zeit der Erkenntnis
und eine Zeit für die Macht.«

Oder: »Manchmal geht es ums Denken, manchmal aber um das Handeln, um die Manifestation.«

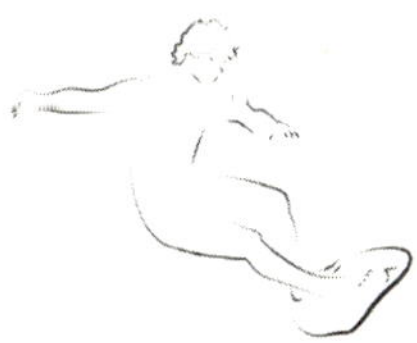

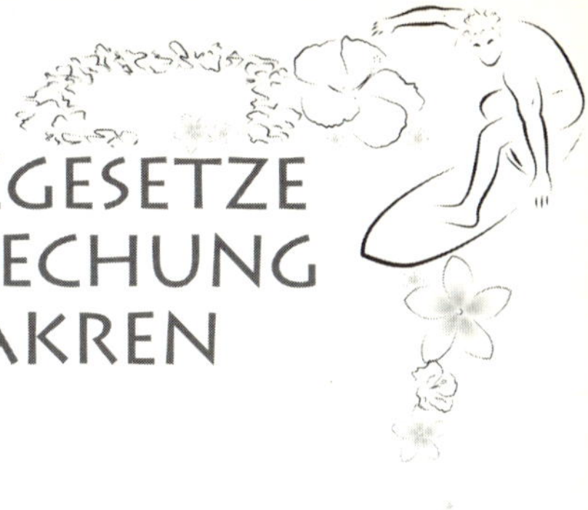

6. Die Energiegesetze in der Entsprechung zu den Chakren

Um bisher unbekannte Wechselwirkungen auf der feinstofflichen Ebene soll es uns nun gehen. Huna ist eine stark praxisorientierte Lebensphilosophie und erklärt die Zusammenhänge des Lebens auf einfache Art und Weise. Wir stellen dir hier spirituelle Weisheiten der Kahunas vor und bringen sie mit anderen Systemen in Verbindung. Das erleichtert die Orientierung im täglichen Leben, erklärt es doch die Wechselwirkung von feinstofflichen Energien im normalen Alltag.

In den laufenden Kahuna-Kursen und durch jahrelange Arbeit mit Patienten und Klienten konnte ich (Petra) immer wieder feststellen, dass bei vielen Menschen ein fundiertes Allgemeinwissen über Energien, Farben, Klänge, Übungen, Meditationsformen, geistige Wesenheiten oder andere übersinnliche oder spirituelle Daseinsformen besteht. Oft fehlt jedoch der Überblick, der berühmte rote Faden, der sich dann durch diese Systeme zieht. Durch die Erklärung der Energiegesetze, der drei Selbste, der Vorstellung von verschiedenen Ritualen und der Beschreibung des Zusammenwirkens mit anderen Therapieformen wollen wir hier mehr Klarheit in das Leben der spirituell Erwachenden oder Suchenden bringen. Aus diesem Grunde haben wir die Zusammenhänge zwischen den Hauptchakren (manche sagen auch »Chakras«) und den Energiegesetzen untersucht, um auch hier eine neue Möglichkeit der Selbstheilung aufzuzeigen. Huna lädt zum Ausprobieren ein – durch die Verbindung von den Energiegesetzen mit den Chakren können wir entweder direkt über die Energiegesetze auf die Chakren Einfluss ausüben oder umgekehrt. Wir haben also die Möglichkeit zu wählen.

Wenn wir Blockierungen bei einem Energiegesetz feststellen, können wir über das jeweilige Chakra eine Harmonisierung herbeiführen. Umgekehrt wirken die Energiegesetze direkt auf die Chakren. Im Kapitel »Welcher Kahuna-Typ bist du?« hast du sicher deine momentane Situation durchleuchtet. Dort, wo dein Potenzial liegt, ist das entsprechende Chakra wahrscheinlich harmonisiert und arbeitet reibungslos. In dem Bereich, in dem noch Möglichkeiten der Verbesserung bestehen, ist auch das Chakra vermutlich noch nicht in einem optimalen Zustand. Über die Chakren kannst du auch auf die Verwirklichung des jeweiligen Energiegesetzes hinarbeiten. Das bedeutet, dass du damit eine direkte Einflussnahme auf deine noch auszubildenden Talente besitzt. Wir wissen ja: Wenn es funktioniert, ist es Huna. Wenn nicht, wähle ein anderes Werkzeug oder eine andere Methode.

Feinstoffliche Anatomie

Innerhalb und außerhalb unseres Körpers gibt es feinstoffliche Energiezentren, die Chakren. Dieser Name stammt aus dem Sanskrit und bedeutet »Rad«. Die Chakren erscheinen für hellsichtige Menschen wie »Propeller« eines Flugzeugs. Die Chakren haben die Aufgabe, Energien auszustrahlen, zu transformieren und aufzunehmen. Es gibt Hunderte von Chakren. Interessanterweise befinden sich die Hauptchakren jeweils in der Nähe einer Hormondrüse des Körpers. Damit beeinflussen sie auch das hormonelle Gleichgewicht und die Gesundheit.

Über die Chakren werden feinstoffliche Energien aus dem Kosmos in unseren Körper geleitet, umgekehrt geben wir Energien nach außen ab. So können wir die Chakren als eine Transformationsstelle von der körperlichen in die feinstoffliche Ebene und umgekehrt wahrnehmen. Gedanken und Emotionen wirken sich dabei natürlich auch auf die Chakren aus und beeinflussen daher sogar die jeweilige Hormondrüse positiv oder negativ. Umgekehrt führen harmonisch funktionierende und gereinigte Chakren zu körperlichem und seelischem Wohlgefühl.

Farben und Töne

Die einzelnen Chakren schwingen unterschiedlich schnell. Die unteren schwingen langsamer als die oberen und erscheinen deshalb in den Farbtönen Rot, Orange, Gelb, während die oberen, schneller schwingenden Chakren mehr in Grün, Blau, Lila und Weiß erscheinen. Jedes Chakra beinhaltet grundsätzlich aber alle Farben, wobei jeweils eine Grundfarbe deutlicher als die anderen aufscheint. So kann man über seine spezielle Farbe ein Chakra bei Bedarf anregen und reinigen.

Jedem Chakra werden ein Ton oder Klang sowie ein Mantra, eine heilige Silbe beziehungsweise ein Kraftwort zugeordnet. Wird das Mantra auf den einen bestimmten Ton gesungen (und da gibt es ziemlich unterschiedliche Zuordnungen), können wir ebenso Einfluss auf das jeweilige Energiezentrum nehmen. Wir bieten an, mit dem *c* beim ersten, untersten Chakra anzufangen und mit dem *h* beim siebenten Chakra zu enden.

Die Lage der Chakren

Die Hauptchakren befinden sich wie erwähnt in der Nähe von wichtigen Hormondrüsen. Sie liegen entlang der Mittelachse, vor ebenso wie hinter dem Körper. Ein Chakra ist in der Stirnmitte, während sich das oberste außerhalb des physischen Körpers befindet. Viele Nebenchakren ergänzen die Arbeit der Hauptchakren. Ein ständiges harmonisches Zusammenwirken aller ermöglicht optimale Gesundheit auf allen Ebenen.

Während die unteren Chakren mehr für das körperliche Wohlbefinden auf der physischen Ebene und damit auch mit grobstofflichen Lebensbereichen zu tun haben, sprechen die oberen, feiner schwingenden Chakren mehr die seelisch-geistigen Prozesse und Lebensthemen an. Emotionen werden vor allem mit den mittleren Chakren in Zusammenhang gebracht.

Chakren durchdringen alle Auraschichten und sind für hellsichtige Menschen im positiven Zustand als klar schwingend und im belasteten Zustand als verschmutzt wahrzunehmen. Beim letzteren zeigen sich die Chakren als verkümmert oder aufgebläht, geschrumpft oder verblasst. Über den Zustand der Chakren können Heiler oder Schamanen somit die Gesundheit oder Blockierungen eines Menschen wahrnehmen und entsprechend Einfluss darauf ausüben. Kahunas richten ihre Aufmerksamkeit auf die spirituelle Aura, die äußerste Auraschicht. Dort sind die Lebensthemen und die Informationen aus den früheren Inkarnationen abgespeichert. Solche Heiler erkennen an der spirituellen Aura auch den jeweiligen Seelenplan.

Im täglichen Leben ist es sinnvoll, bei wiederkehrenden Problemen jedweder Art auch an das Chakra zu denken, das mit diesem Themenbereich verbunden ist. Wir können entweder über das Energiegesetz, das diesem Chakra zugeordnet ist, Einfluss nehmen oder es über die jeweiligen Farben, Töne, Heilsteine anregen, klären oder reinigen. Allein durch die Hinlenkung der Aufmerksamkeit auf die Chakren werden diese schon durchlichtet und vom Geist des Unaussprechlichen durchströmt. Informationen zu den einzelnen Chakren und auch den ihnen zugeordneten Farben und Ähnlichem findest du im weiteren Verlauf dieses Kapitels.

Übung zur Energetisierung der Chakren

Diese Übung geht sehr schnell, reinigt und klärt deine Chakren und bringt sie wieder zum gleichmäßigen Schwingen. Du kannst sie sitzend, stehend oder liegend durchführen.

Nimm einige tiefe Atemzüge und verbinde dich mit deinem Ku. Bitte es, dir Bilder über den Zustand der Chakren zu zeigen, und biete ihm an, durch die Reinigung und Klärung der Chakren vermehrt Energien aufzunehmen und zu speichern.

Stell dir einfach einen feinstofflichen Ventilator mit zwei übereinanderliegenden Propellerscheiben vor – eine vor deinem Körper, eine hinter ihm. Dieser Ventilator wandert nun von Chakra zu Chakra. Dabei dreht er sich – je nach Lage langsamer oder schneller – und fächert Energien in der Farbe des jeweiligen Chakras wie feinste, flirrende Lichtkörperchen in deinen Körper. Das durchdringt deinen Geist, klärt deine Emotionen und nährt deine Seele. Verweile bei den einzelnen Chakren so lange, bis sie sich jeweils gut und gereinigt anfühlen.

Du kannst diese Übung sehr einfach überall und jederzeit machen. Sie muss nicht lange dauern. Die Wirkung ist immer tiefgreifend und transformierend. Erinnere dich an das Energiegesetz Ike: Die Welt ist das, wofür wir sie halten.

Lono hält dabei das Bild eines harmonisch schwingenden Chakras aufrecht, Ku liefert und speichert die Energie. Die Chakren dienen ja als Zentren der Energiezufuhr beziehungsweise der Energieabgabe. Sie stellen vor allem eine feinstoffliche Transformationsstelle dar. Durch die bewusste Verbindung der Energiegesetze mit den Chakren können feinstoffliche Energien besser gelenkt und verändert werden.

Energiekanäle

Viele alte und bewährte Heilsysteme sprechen von feinstofflichen Energiekanälen. In der Traditionellen Chinesischen Medizin werden sie als Meridiane bezeichnet, die indische Ayurveda-Medizin und die Yogis sprechen von Nadis. Verläufe von Meridianen und Nadis sind ähnlich, wobei diese Energiekanäle im Bereich der Akupunktur in alten Aufzeichnungen und Schriften besser nachweisbar sind. Yogis nennen eine »unermesslich große Zahl« von Energiekanälen, in alten Überlieferungen werden über 72 000 angegeben.

In der Akupunktur ordnet man die jeweiligen Meridiane einzelnen Körperstellen oder Krankheiten sowie seelisch-geistigen Prozessen zu, die damit in Verbindung stehen. Im Yoga wird durch Pranayama, die yogische Atemtechnik, die Aufmerksamkeit vermehrt auf diese feinstofflichen Energiekanäle gelenkt und damit mehr Potenzial und Kraft zur Verfügung gestellt. Auch hier passt eine Regel der Kahunas, Makia: Energie folgt der Aufmerksamkeit.

Die Chakren »pumpen« Energien aus dem Kosmos für die körperlich-seelisch-geistigen Prozesse in das menschliche Wesen und verteilen sie über die Nadis an den jeweiligen Wirkungsbereich. Somit leisten Nadis und Chakren einen wichtigen Beitrag für unser ganzheitliches Gleichgewicht. Dies ist sicher auch der Grund, weshalb wir manche Menschen als anziehend, mit positiver Ausstrahlung, voller Charisma wahrnehmen und uns von manch anderen lieber fernhalten. Wir strahlen über unsere

Chakren auch aus, welche Lebenseinstellung wir haben, wie wir denken und fühlen, welche Haltung wir zu anderen Lebewesen einnehmen, und so fort. Auf einer unbewussten Ebene nehmen wir all dies als »Ausstrahlung« wahr. Jeder Mensch sollte sich auch deshalb darum bemühen, in sich eine heitere Grundstimmung zu erschaffen und nicht länger in alten, belastenden Themenbereichen oder Problemen zu verweilen.

Das feinstoffliche Energiesystem kennt nun also eine schier unendliche Zahl von Nadis beziehungsweise Energiekanälen, die unseren Körper, aber auch den Energiekörper durchziehen. Der Hauptenergiekanal wird im Yoga als »Sushumna« bezeichnet, er verläuft anatomisch gesehen entlang des Rückenmarks. Rechts und links von ihm verlaufen kleinere Energiekanäle, die »Ida« und »Pingala« heißen. Der linke Energiekanal, Ida, wird mehr der weiblichen, empfänglichen Seite zugeordnet, der rechte Energiekanal, Pingala, entspricht eher der männlich-aktiven Seite. Somit wirkt Ida kühlend und regt die rechte, emotionale Gehirnhälfte an, während Pingala mehr wärmend wirkt und die linke, mentale Intelligenz anregt. Beide Energiekanäle sollen in einem harmonischen Miteinander schwingen. Sie entsprechen den sympathischen Nervenknoten des Rückenmarks und steuern damit wichtige Funktionen des Körpers.

Ida und Pingala entspringen dem ersten Chakra, dem Muladhara-Chakra, verlaufen rechts und links der Wirbelsäule und vereinigen sich jeweils wieder im nächsten Chakra. Durch die immer wieder neue Verbindung der beiden Ströme entsteht eine Achter-Bewegung, durch die auch eine Verknüpfung der einzelnen Chakren untereinander hergestellt wird.

Als wichtige Schalt- und Transformationsstellen verbinden die Nadis über die Chakren die linke und die rechte Körperhälfte, Yin und Yang, Mond- und Sonnenenergie, das Emotional- und das Mentalfeld und führen so auf natürliche Weise zu mehr Gesundheit auf allen Ebenen. Die Polarität wird durch ein überkreuzendes System widergespiegelt und mündet schließlich in einer holistischen Einheit.

Die sieben Hauptchakren im Einzelnen

Wir kommen nun zur Beschreibung der sieben Hauptchakren im Zusammenspiel mit den sieben Energiegesetzen. Dabei wollen wir auf den Namen, die Lage, auf Lebenssituationen, Themenbereiche, Lernaufgaben, Farben, Symbolik, mögliche Störungen, physisch-emotionale oder geistige Hintergründe eingehen. Wir wissen, dass diese Beschreibungen nicht vollständig sind und dass sie nicht alle Informationen enthalten können. Diese knappe Darstellung bietet jedoch einen ersten klaren Überblick über die wichtigsten Funktionen der Chakren und die möglichen Wechselwirkungen mit anderen Systemen.

Erstes Chakra: Wurzelchakra

Energiegesetz Makia:
Energie folgt der Aufmerksamkeit.

Das Wurzel- oder Basischakra, auch Muladhara-Chakra (*mula,* »die Wurzel«), schwingt am langsamsten und dichtesten und birgt dennoch die größte Dynamik in sich. Es wird mit der Farbe Rot dargestellt, dem Element Erde zugeordnet und befindet sich am unteren Ende der Wirbelsäule, am Kreuz- und Steißbein. Es wird mit dem Geruchssinn assoziiert. Die dazugehörigen Edelsteine sind alle roten Steine, wie Granat, Rubin, Blutstein, Onyx sowie der schwarze Turmalin.

Positive und negative Aspekte, die mit dem Wurzelchakra zusammenhängen: Körperliche Gesundheit, psychische Ausgeglichenheit, Sicherheitsempfinden, Themen, die mit Überleben zu tun haben, wie starke Ängste, aber auch Stress, finanzielle Probleme beziehungsweise Existenzängste.

Physische Ebene

Auf der körperlichen Ebene ist das Wurzelchakra das wichtigste Energiezentrum für alle Körperzellen. Es ist für alle lebenserhaltenden und nährenden Strukturen zuständig, wie das Skelettsystem, die Wirbelsäule, die Füße, Beine, Nägel und den Darm. Als Lieferant der »roten Urenergie« regelt es deshalb auch die Eisenverwertung, den Eisenspeicher, den Blutkreislauf und alle lebenserhaltenden Funktionen des Organismus.

Im Muladhara-Chakra entspringen die feinstofflichen Energiezentren von Ida und Pingala. Die endokrinen Drüsen der Nebenniere und des Pankreas sowie die dazugehörigen Hormone wie Kortison, Adrenalin und Noradrenalin werden feinstofflich über das Wurzelchakra gesteuert. Störungen der Nebennierenrinde und deren Hormone können Muskelschwäche, Erschöpfungszustände, Herzkrankheiten hervorrufen. Eine erhöhte Cortisolausschüttung kann zu erhöhtem Blutdruck, Diabetes, Immunschwäche, aber auch zu niedrigem Blutdruck und kalten Extremitäten führen.

Das Wurzelchakra beeinflusst folgende Befindlichkeitsstörungen: Angstzustände, Arthritis, Arthrose, Burn-out, Darmentzündungen, Depressionen, Durchfall, kalte Füße, chronischen Energiemangel, Immunschwäche, Hämorrhoiden, Haltungsprobleme, Ischiasprobleme, Kälteempfindlichkeit, Krampfadern, Nierenprobleme, Nierensteine, Reisekrankheit, Rheumatismus, Verstopfung, Wirbelsäulenprobleme jedweder Art, Zahnfleischentzündungen.

Emotionale Ebene

Das erste Chakra beeinflusst unser Sicherheitsempfinden und das Urvertrauen zu uns und unserer Umgebung. Alle negativ wirkenden Emotionen wie Wut, Zorn und Aggressionen sollten über und durch das Wurzelchakra geklärt und gereinigt werden. Fehlende Erdung oder die Weigerung, die Verantwortung für das Leben in die Hand zu nehmen, zeugen ebenso von einem nicht voll funktionierenden ersten Chakra. Ein aktiviertes und harmonisch arbeitendes Wurzelchakra fördert die Lebensfreude in uns.

Wir erinnern uns an die Aussage im Huna: Freude ist das stärkste Gefühl, das dich nach Hause bringt. Immer, wenn du Freude empfindest, bist du auf dem richtigen Weg. Diesen Ausspruch der Kahunas können wir nicht oft genug wiederholen. Aus dem Gefühl der Freude heraus, über einen schönen Frühlingstag, den Vogelgesang, der Freude an der Natur allgemein oder natürlich auch an der innigen Verbindung mit deinem oder deiner Liebsten, nährst du das Wurzelchakra, verbindest du dich bewusst mit der Erdenergie und bringst so dein Licht in diese Welt.

In vielen esoterischen Systemen wird die »Überwindung« von dieser Welt gelehrt. Die Schüler versuchen dann durch mehr oder weniger pflichtbewusstes Meditieren das Erdendasein so schnell wie möglich zu überwinden und auf eine andere »höhere« Ebene zu gelangen, um mit der geistigen Welt in Verbindung oder zur Vereinigung mit Gott oder einer anderen Wesenheit zu kommen. Die Huna-Weisheit sieht das ganz anders: Erst durch die bewusste Verbindung mit der Erde, durch die vollkommene Akzeptanz unseres Körpers und unseres Seins, durch die klare Entscheidung, das Leben in vollen Zügen und direkt zu leben, können wir unsere Potenziale entwickeln und unsere Seelenaufgaben erfüllen.

Zahlreiche spirituell orientierte Menschen suchen ausschließlich in der geistigen Welt und in der Verbindung mit Lichtsphären oder überirdischen Seinszuständen ihren Seelenfrieden zu finden. Dieses Verhalten mag manchmal auch völlig in Ordnung sein. Wenn du aber immer wieder finanzielle Probleme hast, nie weißt, was du morgen oder übermorgen tun sollst, keine Ahnung hast, wie das Leben irgendwie weitergehen soll oder dich vollkommen treiben lässt, solltest du einmal überprüfen, ob dein Wurzelchakra wirklich aktiviert ist.

Der ständige Kampf ums Überleben oder die kontinuierliche Sorge, keine materiellen Ressourcen mehr zu haben, zeugen von einem schlecht entwickelten Wurzelchakra. Das allerdings haben oft auch Menschen, die im materiellen Wohlstand leben, aber immer von der Sorge heimgesucht werden, das Geld, die Aktien, die Anlagen wieder zu verlieren. Beides bedarf der Heilung im schamanischen Sinne.

Test zum ersten Chakra

Nimm dir einige Augenblicke Zeit und beantworte die folgenden Fragen ganz ehrlich:

- Habe ich bewusste oder unbewusste Überlebensängste?
- Habe ich oft kalte Hände und Füße?
- Habe ich das Bedürfnis, lieber in lichteren Welten zu schweben?
- Weigere ich mich, die Verantwortung für mein Leben zu übernehmen?
- Habe ich das Gefühl, es sei nicht genug für alle da?

Wenn du bei mehr als zwei Fragen mit Ja geantwortet hast, wäre es sinnvoll, dein Wurzelchakra zu stabilisieren.

Ziele für ein aktives Wurzelchakra

Ein intaktes Wurzelchakra führt zur bewussten Erdung, die Grundvoraussetzung für jedes spirituelle Wachstum. Huna erinnert uns immer wieder daran, unser Licht auf diese Erde zu bringen und es in der Erde zu verankern.

Das harmonisch schwingende Wurzelchakra nährt dich und deinen Körper, stabilisiert dich in deinem ganzen Sein und bringt dir das Urvertrauen, das in jedem von uns verankert sein sollte, zurück. Aus dem Gefühl heraus, dass alles für alle unendlich zur Verfügung steht, kannst du auch andere Menschen so sein lassen, wie sie sind, und kannst ihr Potenzial ebenso fördern. Das Wurzelchakra ist übrigens auch bei sehr vielen Lernproblemen oder bei Problemen, das erlernte Wissen auf Papier zu bringen, gestört.

Übung zur Stärkung des Wurzelchakras

Stehe mit beiden Beinen fest im Boden verankert. Lenke die Aufmerksamkeit auf die Fußsohlen und stell dir vor, dass viele kleine und große Wurzeln über die Füße in den Boden wachsen. So verbindest du dich bewusst mit der Erde. Du kannst dir auch Energiekugeln vorstellen, die wie rote Bälle unterhalb deiner Füße sind und wärmende Energien über die Fußsohlen in die Beine lenken.

Anschließend kannst du das Körpergewicht auf die beiden Fersen bringen, die Aufmerksamkeit dorthin lenken, gezielt die Füße abrollen und das Gewicht sowie die Aufmerksamkeit auf die Zehen lenken. So erdest du dich noch stärker.

Energiegesetz Makia: Energie folgt der Aufmerksamkeit

Die Huna-Weisheit achtet das Leben in jeder Form. Die Kahunas ermuntern uns, unser Licht, unsere Talente auf die Erde zu bringen. Sie fordern uns auf: Komm, zeig dich so, wie du bist, zeig deine Talente, deine Begabungen, deine Individualität. Bring das, was dich einzigartig macht, in die Welt und verankere dein Potenzial. Bring mit deiner Göttlichkeit den Himmel auf die Erde ... Tu es: Ab heute lenkst du deine Aufmerksamkeit auf deine Talente und Begabungen, und mit deiner Einzigartigkeit kreierst du eine neue Welt.

Du kannst aber auch dem Energiegesetz von Makia mehr Gewicht geben, mit den Affirmationen zum Wurzelchakra:

- Ab heute habe ich mehr Vertrauen ins Leben.
- Ich nehme die Energie von Mutter Erde bewusst auf.
- Ich fühle mich stark und fest verwurzelt im Hier und Jetzt.
- Ich lebe gern und freue mich auf neue Herausforderungen.
- Alles ist in Überfluss und Fülle für alle vorhanden.

Zweites Chakra: Sexual- oder Sakralchakra

Energiegesetz Mana:
Alle Macht kommt von innen.

Das zweite Chakra, auch Sexual- oder Svadisthana-Chakra (*sva* bedeutet »eigen« und *adhistana* »Ort«, also »der eigene Ort«), liegt in der Nähe der Sexualorgane, zwischen dem Bauchnabel und der Basis der Wirbelsäule. Es wird dem Element Wasser zugeordnet und steht mit den Eierstöcken der Frau und den Hoden des Mannes in Verbindung. Die zugehörigen Hormone beeinflussen die Östrogene und das Progesteron der Frau sowie das Testosteron des Mannes. Körperlich wird es mit den Sexualorganen, den Muskeln und der Zunge in Verbindung gebracht.

Orange als wärmende Farbe wirkt ebenso anregend auf das zweite Chakra wie die Edelsteine Karneol oder Bernstein. Es steht mit dem Geschmackssinn im Zusammenhang. Als Symbol wird das Sexualchakra mit einem roten Dreieck mit der Spitze nach unten dargestellt, die ätherischen Öle von Sandelholz oder Ylang-Ylang unterstützen es zudem.

Positive und negative Aspekte, die mit dem zweiten Chakra in Zusammenhang stehen: körperliche Fitness, Essen, Trinken, Genießen, Gewicht, Gesundheit, Flüssigkeitshaushalt, Suchtverhalten, Drogen, Toxine, Giftausscheidung, übersteigerte Sorgen um die Gesundheit.

Physische Ebene

Das Sexualchakra hat, wie der Name schon besagt, direkten Bezug zu unseren Sexualorganen und den dazugehörigen Themenbereichen. Dazu gehören Fruchtbarkeit und Empfängnisbereitschaft der Frau, der monatliche Zyklus, Menopause, die Zeugungsfähigkeit des Mannes, die Libido, aber auch der körperliche Bereich der Lendenwirbelsäule.

Das Sexualchakra beeinflusst folgende Befindlichkeitsstörungen: Appetitmangel, Beziehungsprobleme, Blähungen, Blasenentzündungen, Brustprobleme, Pilzerkrankungen wie Candida, Erkrankungen der Eierstöcke oder Hoden, Essstörungen, Fetteinlagerungen im Unterbauch, Gastritis, Gebärmutterprobleme oder -Zysten, Haarausfall, Haarprobleme, Hämorrhoiden, Hodenleiden, Impotenz, Menstruationsbeschwerden, Prostataleiden, Reizdarmsyndrom, Scheidenpilze, Schleimhautprobleme, sexuelle Störungen, Vaginalmykosen, Wechseljahrsbeschwerden.

Emotionale Ebene

Im zweiten Chakra werden alle unsere Emotionen gespeichert. Es ist der Sitz von Ku, unserem Unteren Selbst sowie der Intuition und der Hellfühligkeit. Über unser Sexualchakra haben wir Zugang zu unserem untrüglichen »Bauchgefühl«. Wir lernen über ein ausgewogenes Sexualchakra, die eigenen Bedürfnisse zu leben, unsere Grenzen zu ziehen und auch mal Nein zu sagen. Wir können damit unser Selbstbewusstsein entwickeln, das Geben und Nehmen wird dann in einem ausgewogenen Wechsel erlebt. Dadurch wird es jeder Art von Parasiten und Schmarotzern schwer gemacht, in unser System einzudringen. Jede Form von Pilzinfektionen wird erst durch eine mangelnde Abgrenzung möglich, ebenso das Eindringen und die Ausbreitung von Viren oder Bakterien in unseren Körper.

Ein anderer Aspekt des zweiten Chakras besteht in der Akzeptanz unseres Körpers. Wir lernen, uns so anzunehmen, wie wir sind – mit allem, was zu uns gehört. Wir lernen, auch und gerade das an uns zu lieben, was wir eigentlich ablehnen. Im zweiten Chakra beginnen wir, die Eigenliebe in uns zu entwickeln. Wie bereits mit dem Wort Svadisthana dargestellt (»der eigene Ort«) beinhaltet das zweite Chakra die Lösung von der Mutter und den Weg zum eigenen Ich. Es ist der Platz des inneren Kindes, der Platz der eigenen Präsenz.

Andererseits gehen Abhängigkeiten und Co-Abhängigkeiten meistens auf ein blockiertes Sexualchakra zurück. Alle Arten von Süchten gründen ebenfalls in diesem Bereich. Im zweiten Chakra sind alle Traumata gespeichert. Jeder Schock ist hier verankert. Im Aura-Soma-System beispielsweise werden alle Schocksituationen durch die Farbe Orange positiv beeinflusst. Schamanen heilen oft über das zweite Chakra Traumata ab, verlorene Seelenanteile werden vorzugsweise über das Sexualchakra wieder im Energiekörper verankert.

Mit seiner Lage zwischen Unterleib (= Geschlechtsorgane) und Nabel nimmt das zweite Chakra eine zentrale Stelle im feinstofflichen Energiesystem ein. Über den Nabel wird besonders viel kosmische Energie aufgenommen, und manches Nabelpiercing wirkt nicht gerade förderlich auf das zweite Chakra.

Eine Besonderheit: Das zweite Chakra steht in direkter Verbindung zum fünften Chakra. Halsschmerzen und Herzschmerzen können ebenso ein Hinweis auf ein blockiertes Sexualchakra sein.

Übung: Test zum zweiten Chakra

Nimm dir einige Augenblicke Zeit und beantworte folgende Fragen:

- Fühle ich mich momentan mit meiner Gefühlswelt in Harmonie?
- Bin ich bereit, mich vollkommen gesund und in Übereinstimmung mit meinem Leben zu fühlen?

- Bin ich bereit, alte belastende Muster, die aus dem Mangelgefühlen herrühren, loszulassen?
- Bin ich bereit, alte Traumata in Liebe zu transformieren?
- Bin ich bereit, alte Verletzungen loszulassen und die Heilung anzustreben?

Wenn du mehr als zweimal mit Nein geantwortet hast, solltest du dein zweites Chakra stärken. Die angesprochenen Themen wirken auf das Sexualchakra und blockierte Energien bedeuten damit auch einen Verlust von Lebenskraft auf der körperlichen und energetischen Ebene.

Zur Erinnerung: Die Energie, die du brauchst, um an alten Themen festzuhalten oder in Widerstand zu gehen, ist deutlich höher als der Aufwand, diesen blockierten Zustand loszulassen. Die Kahunas meinen damit, dass es deutlich mehr Energie kostet, an belastenden Situationen festzuhalten, als den Widerstand dagegen einfach aufzugeben. Dazu ist aber in der Regel das Wissen um den Wirkungsmechanismus des Egos nötig (siehe die Bemerkungen über das Ego, Seite 257).

Ziele für ein aktives Sexualchakra

Ein harmonisiertes Sexualchakra macht die Heilung von alten Verletzungen möglich, von Schocksituationen und dem daraus resultierenden Energiemangel. Manche Schamanen erkennen gerade im Sexualchakra die früheren Verletzungen, die dieses Chakra dann schrumpelig, aufgebläht oder bräunlich aussehen lassen. Durch kleinere oder größere Traumata fallen wir oft aus unserer Mitte, wir nehmen uns wahr, als ob wir neben uns stünden. Einige Schamanen sehen das und können Seelenanteile, die durch Schocksituationen entstanden sind, wieder zurückholen. Jeder Schock hinterlässt eine »Narbe« in der Aura, die auch wieder ausgeheilt werden kann – aber wie bei einer Narbe, die entstört wird, bleibt dennoch ein kleiner Bereich, der an diese Verletzung erinnert. Somit bedürfen erlittene Traumata immer einer besonderen Aufmerksamkeit und viel Sensibilität bei der Enttraumatisierung und Heilung sowie viel Liebe des Therapeuten und des Betroffenen selbst.

Energiegesetz Mana: Alle Macht kommt von innen

Die Kahunas ermuntern und ermächtigen uns immer wieder, die eigene Kraft, die eigene Energie und Power in uns wahrzunehmen und auszustrahlen. Wir sollten uns bewusst sein, dass wir die Energie in uns besitzen, zu unserem vollen Potenzial zu gelangen. Dazu ist die Hilfe von Ku nötig, das alle alten Erinnerungen und Verletzungen speichert und dann aber auch transformieren oder löschen kann. Im zweiten Chakra wird die Grundlage für die vollkommene physische Gesundheit und emotionale Ausgeglichenheit gelegt.

Die Kahunas meinen dazu: Ein Meister erschafft sich seine Gefühle. Das bedeutet nicht, dass wir nur dann glücklich sein können, wenn wir im Urlaub auf Hawaii Hula tanzen – so schön es doch gerade jetzt wäre, nicht wahr? Es beinhaltet die Forderung, in die eigenen Gefühle einzutauchen, Ku von allen Belastungen zu befreien und uns vor allem in belastenden Situationen zu ermächtigen, uns auch dann wohlzufühlen, wenn die Lebensumstände scheinbar dagegensprechen. Es liegt wieder an uns, wie wir uns fühlen wollen, unabhängig von den äußeren Begebenheiten.

Affirmationen zum zweiten Chakra und zur Huna-Kraft Mana

- Ich fühle mich frei und unabhängig
- Ich spüre meine Kraft in mir
- Ich habe die Fähigkeit, aus mir heraus die Wirklichkeit zu kreieren
- Ich bin der Schöpfer meiner eigenen Welt
- Ich blicke liebevoll auf meine Vergangenheit

Drittes Chakra: Solarplexus-Chakra

Energiegesetz Manawa:
Jetzt ist der Augenblick der Macht.

Das dritte Chakra, auch Manipura-Chakra genannt (die »Stadt der Juwelen«), liegt direkt oberhalb des Nabels. Diesem Zentrum wird eine besondere Bedeutung im System der Chakren beigemessen. Man ordnet es dem endokrinen Hormonsystem des Pankreas (der Bauchspeicheldrüse) zu; es beeinflusst die Hormone von Insulin und Glucagon. Die Farbe Gelb repräsentiert dieses Solarplexus-Chakra. Augen, Magen, Leber und Galle werden von hier aus energetisch versorgt, das dazugehörige Element ist Feuer.

Die passenden Edelsteine sind Jade, Tigerauge, Zitrin und Schwefel. Die Werke des großen Komponisten Mozart werden gern mit der Schwingung des Solarplexus in Verbindung gebracht, weil dieses Chakra potenziell eine ähnliche Leichtigkeit besitzt. Als Symbol gilt das gelbe Dreieck mit der Spitze nach oben.

Positive und negative Aspekte, die mit dem dritten Chakra in Verbindung stehen: Themen, die mit Macht und Aggressionen zu tun haben, alle Aspekte des Egos, Organe des Verdauungstraktes, die Augen, diverse Ängste, Emotionen von »Ich will haben«, kleiner Wille.

Physische und emotionale Ebene

Dieses Chakra wird mehr der emotionalen Ebene zugeordnet, körperliche Symptome treten in den Hintergrund. Krankheitserscheinungen, die aufgrund eines gestörten Manipura-Chakras auftreten, sind im Bereich des Nabels und Bauchs zu finden. Die Ursache hierbei liegt jedoch vor allem im emotionalen Bereich.

Das Solarplexus-Chakra beeinflusst folgende Befindlichkeitsstörungen: Krankheiten, die mit Ängsten, Sorgen und

Befürchtungen zu tun haben; unterdrückte Aggressionen aus Angst um die eigene Stärke; oberflächliche Atmung; Störungen der inneren Organe wie Magen, Bauchspeicheldrüse, Leber, Galle, Milz, Dünndarm, Dickdarm; Augenleiden, Diabetes, Essprobleme, dicker Oberbauch, Fettschicht am Oberbauch, Sodbrennen, Verdauungsprobleme allgemein, übermäßige Pilzbesiedlung des Darms.

Im Solarplexus wird das Geben und Nehmen ausgeglichen, hier erleben wir die Emotionen, aber sie beherrschen uns nicht mehr. Dabei ist es wichtig, alle vorhandenen Gefühle zu spüren, die Emotionen aber weder zu unterdrücken noch übermäßig hoch zu bewerten.

Dogmatische Kirchen und manche spirituellen Wege lehnen Emotionen ab, so wie in der »preußischen Grundhaltung«: Kopf hoch, Bauch rein, kein Gefühl; Männer weinen nicht; da muss man halt durch; hart wie Stahl und so weiter. Den eigenen Gefühlen wird kein Raum gegeben. Eine solche innere Haltung ist genauso schädlich wie der Egotrip mancher Menschen, bei denen es nur um die eigenen Bedürfnisse geht und die die Belange der Mitmenschen völlig missachten.

Über die Bauchspeicheldrüse wird die Fähigkeit des bewussten Gebens und Nehmens über den Körper ausgedrückt. Das schließt nicht zuletzt die Fähigkeit ein, über sich selbst zu lachen und das Leben mit Humor zu meistern. Die gefühlsmäßige Befriedigung durch die Nahrungsaufnahme und die Möglichkeit der optimalen Verwertung werden ebenfalls über das dritte Chakra beeinflusst.

Besonderheiten

Im Bauchnabel und im Bereich des Solarplexus (Sonnengeflecht) entspringen die meisten der zahlreichen Energiekanäle. Hier ist der Sitz des sogenannten sympathischen Nervensystems. Im Yoga spricht man vom Hara oder Tanden, vom Zentrum der Energie, Kraft und Macht.

Das Solarplexus-Chakra dient als Umschaltstelle der Energien in den Chakren – mehr von der körperlichen Ebene weg in die emotionale Ebene. Es ist der »erste Wachstumsknoten«. Hier werden Aspekte der persönlichen Ebene verlassen und erstmals die Ausrichtung auf eine höhere Seinsform angestrebt. Es geht nun darum, die eigenen Bedürfnisse nicht mehr so ernst zu nehmen und den eigenen Willen als organischen Teil eines größeren, göttlichen Plans zu verstehen und ihm unter Umständen auch unterzuordnen.

Im Solarplexus wird in der Meditation Mana als Kraft gesammelt und gespeichert. (Mana wirkt in allen Chakren; für uns meistens am auffälligsten im Sakralchakra. Aber die Sammlung und Speicherung zur Anwendung zugunsten persönlicher Ziele erfolgt im Solarplexus-Chakra.) Unser Ku, das Untere Selbst, kann über ein gut funktionierendes drittes Chakra die Energien speichern und sie für uns zur Verfügung stellen.

Das Solarplexus-Chakra beinhaltet symbolisch die Macht von Erzengel Michael, der im Kampf gegen das Böse Luzifer stürzt. Die Energie von Michael wird vor allem in der schamanischen Arbeit oft eingesetzt, wenn es darum geht, Fremdenergien abzuwehren oder störende Aka-Schnüre zu durchtrennen.

Übung: Test zum dritten Chakra

Nimm dir einige Augenblicke Zeit und beantworte folgende Fragen für dich:

- Fühle ich mich stark und kräftig?
- Glaube ich, dass ich die Fähigkeit besitze, Dinge zu verändern?
- Kann ich andere Menschen so sein lassen, wie sie sind?
- Gehören Gefühle wie Kontrollsucht, Neid und Wut der Vergangenheit an?
- Bin ich bereit, mich mit meinem Ego auseinanderzusetzen?

Wenn du mehr als zweimal mit Nein geantwortet hast, solltest du deinen Solarplexus stärken.

Harmonische Entwicklung des Ich im Prozess des Erwachens

Jeder spirituell orientierte Mensch wird versuchen, seine persönlichen Bedürfnisse und ego-verhafteten Verstrickungen einem größeren Ganzen unterzuordnen. In den Aufstiegsprozessen geht es darum, die Beschränkungen der sichtbaren Welt zu überwinden und das eigene Leben vollständig zu durchlichten, um Erwachen und Erleuchtung zu erlangen. Das setzt in den meisten Fällen auch voraus, das eigene Leben nicht mehr so ernst zu nehmen, die eigenen Bedürfnisse zwar anzuerkennen, aber ihnen nicht mehr den Raum zu geben, völlig über das Leben zu bestimmen.

Es heißt zugleich, die Seelenaufgaben zu erkennen, anzunehmen und zu leben. In diesem Zusammenhang ist es besonders wichtig, die Strukturen des Egos zu erkennen und die damit verbundenen Fallstricke zu überwinden.

Das kleine Ich, das Ego, wird immer versuchen, dich von deinem Weg und von deiner Bestimmung abzubringen, damit du dem scheinbaren Glanz der Dunkelheit und Trägheit mehr Energie schenkst als der transformierenden Kraft der eigenen Seelenaufgabe. Diese aber liegt in dir verborgen und will erweckt werden. Dieser Prozess ist vergleichbar mit dem Abschleifen eines Diamanten: Erst ist er undurchsichtig und trüb, später strahlt er herrlich im Licht und ist ein Inbild von Klarheit, Reinheit und unendlicher Energie.

Aka-Schnüre

Aka-Schnüre sind Energieverbindungen. *Aka* heißt auch »klebrig«. Im hawaiianischen Schamanismus dient ein Spinnennetz als Symbol dafür. Das Material der Spinnfäden ist extrem belastbar, dehnbar und zugleich flexibel. Genauso verhält es sich mit den Aka-Schnüren. Sie verbinden die Menschen miteinander, aber auch Menschen und Dinge sind durch Aka-Schnüre verknüpft. Weniger bekannt, aber beim schamanischen Arbeiten sehr wichtig, ist die Erkenntnis, dass auch Situationen und Menschen über Aka-Schnüre miteinander verwoben sind. Aka-Schnüre sind insbesondere wichtig, weil sie auch den Körper mit der Seele verbinden, wenn diese nachts auf Reisen ist. Über diese Schnur verlässt die Seele den Körper beim Tod dann auch, um in andere Seinsschichten einzutauchen.

Aka-Schnüre sind besonders stark zwischen Menschen entwickelt, die sich lieben. Die stärkste Aka-Schnur besteht zwischen Mutter und Kind, vergleichbar der körperlichen Nabelschnur. Bei einem frühen Verlust des Kindes sind auch deshalb die Mütter oft nicht mehr in der Lage, ein normales Leben weiterzuführen, viele fühlen sich bis zur letzten Stunde nicht vollständig und irgendwie »leer«.

Da über die Aka-Schnüre Verbindungen zwischen Menschen aufgebaut, Energien ausgetauscht und im schlechteren Falle auch Energien entzogen werden, muss sorgsam auf sie geachtet werden. Die folgende Übung wird dir helfen, deine Aka-Schnüre zu erkennen. Sie gibt dir die Möglichkeit, sie dann wo nötig auch zu lösen. Es ist eine leichte, sehr unaufwändige Methode.

Energieübung: Aka-Schnur-Reinigung

Nimm dir einige Augenblicke Zeit und bitte dein Ku um Bilder deines eigenes Körpers. Richte die Aufmerksamkeit auf den Solarplexus, das Gebiet oberhalb des Nabels, und allgemein auf die Region um den Nabel herum.

Betrachte und fühle sorgfältig, welche Bilder und Emotionen entstehen. Schwingt dein Solarplexus-Chakra stabil und gleichmäßig in einem schönen, lichten Gelb oder Gold? Wenn ja, wunderbar! Falls nein, dann stell dir eine wärmende Sonne vor, die ihr warmes, weiches Licht nun direkt in deinen Solarplexus einströmen lässt. Bleibe so lange in diesem Bild, bis sich dein Sonnengeflecht gut anfühlt.

Betrachte deinen Solarplexus nochmals: Ist er frei und stabil oder gibt es »negative« Aka-Schnüre, die direkt von hier aus irgendwohin führen? (Im Idealfall würde man entweder nur »positive«, lichtvolle, hellsilbrige Aka-Schnüre haben oder fast gar keine mehr, sozusagen also »karmafrei« sein.)

Entscheide nun: Wenn sich alles gut anfühlt, wunderbar! Wenn nicht, nimm entweder die Energie von Erzengel Michael zu Hilfe, um dich von den Aka-Schnüren zu lösen. Er kann sie mit seinem Schwert durchtrennen. Oder entscheide jetzt, diese Aka-Schnüre selbst zu entfernen. Es bedarf nur deiner Entscheidung. Jetzt. In diesem Augenblick.

Energiegesetz Manawa: Jetzt ist der Augenblick der Macht

Diese Übung verdeutlicht, dass es nur darum geht, die eigene Kraft, die eigene Macht, jetzt, in diesem Augenblick, in dieser Sekunde, zu nutzen und sinnvoll einzusetzen. Die Macht, Dinge zu verändern, liegt in uns. Die Möglichkeit, die eigene Kraft zum Wohle des großen Ganzen zu verwenden, ebenso. Die Kahunas sprechen hierbei immer von der eigenen »Ermächtigung«.

Nur du bist in der Lage, deine Kraft, deine Energie, deine Macht, deine Größe zu erkennen und sinnvoll anzuwenden. Immer, wenn es dir nicht gut geht, entscheide neu! Und nicht gut geht es uns dann, wenn wir dem Ego Raum geben, dem fiesen, kleinkarierten Denken, dem Empfinden von Kleinheit und Mangel, das dein Leben bestimmen will. Entscheide dich jetzt, in diesem Augenblick, in diesem Moment, in die Eigenermächtigung zu gehen und dich in deinem Potenzial, deinem klaren Geist und deiner weisen Seele zu erkennen und dies auch im Alltag zu leben.

Die Wirkung des Huna-Energiegesetzes von Manawa kannst du mit diesen Affirmationen zum Solarplexus-Chakra stärken:

- Ich lebe vollkommen im Hier und Jetzt
- Ich fühle mich kräftig und gesund
- Ich akzeptiere mich so, wie ich bin
- Ich nehme mich in jedem Moment vollkommen und bewusst wahr
- Alles ist jetzt vollkommen und in göttlicher Ordnung

Viertes Chakra: Herzchakra

Energiegesetz Aloha:
Teile die Schwingung der Liebe mit mir.

Das Herzchakra oder Anahata-Chakra (anahata heißt »das sich ewig Erneuernde«) ist das vierte Chakra und befindet sich in der Brustmitte. Es ist das erste Chakra, das insbesondere mit spirituellen Themen in Verbindung gebracht wird. Es schwingt in einer mittleren Geschwindigkeit und zeigt die Farben Rosa oder Grün. Es wird dem Element Luft zugeordnet.

Die Thymusdrüse mit dem Hormon Thymosin wird vom Herzchakra innerviert. Die Haut, das Herz, der Kreislauf, die Hände und die Lunge stehen in direktem Zusammenhang mit dem Herzchakra. Alle Themenbereiche, die mit Herzensangelegenheiten in Verbindung gebracht werden, die uns zu Herzen gehen, können über dieses Chakra ausgeglichen werden.

Edelsteine, die unterstützend auf das Herzchakra wirken, sind Rosenquarz, Aventurin, Smaragd sowie alle grünen Steine wie Olivin, Malachit oder der grüne Turmalin. Als Symbol steht der Kreis für dieses Zentrum; dem Herzchakra ist der Tastsinn zugeordnet.

Positive und negative Aspekte, die mit dem Herzchakra zusammenhängen: Dienen und Mitgefühl, Herzöffnung, Liebe zu allen Menschen und Lebewesen entwickeln. Abhängigkeiten und Ko-Abhängigkeiten, Gefahr, immer wieder die gleichen Beziehungsfehler begehen, Festhalten an Personen, die uns unterdrücken oder bei denen wir unser Potenzial nicht ausleben können. Versteinerung und Verschlossenheit des Herzens, Unfähigkeit, die »Fehler« anderer zu verzeihen.

Vermutlich fast jeder von uns hat in einer Liebesbeziehung schon einmal Leid erfahren – das hindert uns oft daran, bei einer erneuten Begegnung mit einem lieben Menschen unser Herz zu öffnen oder dem Partner einen Platz im Herzen zu geben. Dann errichten wir (oft unbewusst) Mauern, um unser Herz zu schützen, es zu kontrollieren oder keine Liebe mehr zuzulassen. Dies führt unweigerlich zu einem verschlossenen Herzen, zu Herzenge im physischen Bereich oder Herzenskälte im emotionalen.

Physische Ebene

Das Anahata-Chakra wird vor allem der spirituellen und emotionalen Ebene zugerechnet. Auf der körperlichen Ebene stellen wir fest, dass es Einflüsse auf Krankheitsbilder gibt, die mit dem Herzen, dem Kreislauf, der Thymusdrüse, aber auch mit einer schlechten, vornübergebeugten Haltung zu tun haben. Das Herzchakra wird ebenfalls mit Autoimmunerkrankungen, Infektionsanfälligkeit, Immunschwäche und Präcancerosen in Verbindung gebracht. Wir sollten uns auch aus diesem Grund bewusst werden, dass jeder Gedanke an Liebe und alle Gefühle aus der Liebe heraus das Herzchakra stärken, harmonisieren und heilen können.

Emotionale Ebene

Liebe, Liebe und nochmals Liebe kommt in allen Formen und Variationen über das Herzchakra zum Ausdruck. Hierzu zählen im negativen Sinne auch alle Verletzungen, die uns »ans Herz« gegangen sind, der Umgang mit Trauer, aber auch überschäumende Freude und Begeisterung. Ängste und Disharmonien können unser Herz sich verkrampfen lassen, jedoch erleben wir auch tiefen, inneren Frieden zunächst im Herzen. Aus diesem Frieden heraus erfahren wir Liebe zu uns und den Nächsten. Erinnern wir uns an die hawaiianischen Heilmeister, die uns immer wieder auffordern, Meister der Gefühle zu werden. Das bedeutet, die Liebe in uns wahrzunehmen und zu fühlen, Dankbarkeit zu spüren, die uns in diesem großartigen Geschenk gegeben wird, und die Fähigkeit, alte Traumata über das Herz zu transformieren.

Geistig-spirituelle Ebene

Ein harmonisch schwingendes Herzchakra wirkt sich auf die Entwicklung der Hellsichtigkeit aus. Je mehr Aufmerksamkeit wir diesem Chakra schenken, es reinigen und öffnen, desto mehr können wir eigene Hellsichtigkeit erfahren. Das bedeutet zugleich, dass wir Ängste, die mit der Herzöffnung in Zusammenhang stehen, über die Liebe zu uns und zum Unaussprechlichen transformieren. Über unser geöffnetes und gereinigtes Herz können wir negative Verhaltensstrukturen, Emotionen, Ängste oder alte Traumata sogar vollständig umwandeln beziehungsweise auflösen. Viele weit vorangeschrittene Seelen kennen dies aus der eigenen Entwicklung – über die Herzensqualität des wirklichen Verzeihens können alte Verletzungen völlig ausgeheilt werden, eine neue Herzenstiefe wird erreicht und erlebt (siehe auch den Abschnitt über das Ho'oponopono ab Seite 233).

In der Huna-Philosophie wird dem Herzchakra eine zentrale Bedeutung beigemessen. Es ist nicht nur das Chakra, das genau in der Mitte der sieben Hauptchakren liegt. Es ist auch das Herz, also die geistige Mitte, unseres gesamten feinstofflichen Energiesystems. Während der Solarplexus mehr nach außen wirkt, fließt die Energie über das Herzchakra verstärkt nach innen. Über unser Herz lassen sich alle physischen, emotionalen oder spirituellen Blockierungen lösen.

Übung: Test zum vierten Chakra

Nimm dir wieder einige Augenblicke Zeit zur Innenschau und beantworte die nachfolgenden Fragen für dich:

- Wenn du an dein Herz denkst: Fühlt es sich frei und glücklich an?
- Denke an einen Menschen, der dich verletzt hat: Hast du das Gefühl, dass du ihm verzeihen kannst?
- Kannst du bei einem positiven Ereignis die Freude ausdrücken und sie mit anderen teilen?
- Denke an einen Menschen, den du liebst – wird dein Herz weich, öffnet es sich?
- Kennst du das Gefühl, nach belastenden Situationen noch mehr in die Tiefe deines Herzens vorzudringen?

Wenn du mehr als zwei Fragen mit Nein beantwortet hast, empfehlen wir dir, dich mehr mit deinem Herzen und deiner Liebesfähigkeit auseinanderzusetzen.

Ziele für ein aktives Herzchakra

Die Kahunas sprechen immer wieder davon, dass die eigentliche Aufgabe des Menschen darin besteht, sein Herz immer weiter zu öffnen und echte Eigenliebe zu erfahren. Alles, was ich dabei in mir wahrnehme, sehe ich auch im Gegenüber. Es ist ein anderer Aspekt von mir. Aus dem Gefühl des All-Eins-Seins (Ich bin mit allem eins) komme ich zum Wir-Gefühl. Ich erfahre mein Herz und erfahre mich, wie ich bin. Wenn ich dies erlebt und integriert habe, kann ich alles an mir annehmen und damit auch alles beim Gegenüber annehmen und akzeptieren. Ich will beim anderen nichts mehr ändern und lasse damit meine Entwicklung und die der anderen Menschen zu. Tu dir jeden Tag was Gutes, meinen die Kahunas außerdem dazu. Dies fördert die Eigenliebe in uns und den liebevollen, vorurteilsfreien Umgang mit unseren Mitmenschen.

Übung zur Herzöffnung

Es gibt unzählige Übungen und CDs, die eine Herzöffnung anstreben. Eine besondere Meditation in Form eines Gebets wollen wir hier vorstellen. Diese Art von Gebetsmeditation fördert die direkte Herzensreinigung und Herzensöffnung. Sie bezieht sich auf Sananda (das ist der spirituelle Name von Jesus), dem eine Einladung ins Herz ausgesprochen wird.

Setz dich bequem hin, schließe die Augen, nimm einige tiefe Atemzüge, lenke die Aufmerksamkeit in dein Herzzentrum. Stell dir dein geöffnetes Herz vor und bete dann laut oder leise: »Ich lade dich ein, Sananda, in mein Herz zu kommen, so wie auch ich in dein Herz kommen möchte.«

Dieses Gebet sollte ein paarmal wiederholt werden. Währenddessen ist die Energie von Jesus Christus besonders gut spürbar und viele Verletzungen des Herzens werden wie von selbst abgeheilt.

Ich (Petra) liebe diese Gebetsmeditation ganz besonders. Dabei kann man die Verbindung mit der Energie von Sananda schnell und intensiv erfahren. Das Herzzentrum wird auch durch das Mantra »Om Namaha Shivaya« – im übertragenene Sinne »Herr, dein Wille geschehe« – unterstützt. Die Kahunas ergänzen diesen Satz gern durch die Worte: »Herr, dein Wille geschehe – durch mich.« Damit wird neben der Hingabefähigkeit an Gott auch die eigene Größe entwickelt.

Energiegesetz Aloha: Teile die Schwingung der Liebe mit mir

Abenteuerschamanen – und das sind oder werden Menschen, die Huna praktizieren, über kurz oder lang wohl alle – handeln und entscheiden immer aus einem Gefühl der Liebe heraus. Die Liebe ist deine stärkste Waffe. Sie heilt alles und löst alle Grenzen auf. Nichts ist stärker als sie, so sagen es die Kahunas.

Diese Schamanen aus Hawaii machen Vorschläge, wie wir immer mehr Liebe entwickeln können – in allen Facetten und Formen, für alle Lebewesen und für die Erde. Sie entscheiden sich, nur noch die Liebe und nichts als die Liebe zuzulassen, und laden uns ein, dies ebenfalls zu tun. Lass nichts anderes als Liebe zu und lass nur Liebe durch dich wirken – werde zum Liebesstrahler. Mit diesem Gefühl kreieren wir die Wunder unseres Lebens.

Gelebte Eigenliebe ist das Herz der Heilung. Aloha – teile die Schwingung der Liebe mit mir. Über die Herzöffnung und Herzweitung verwandelt sich die persönliche Liebe zu uns selbst und zu den Mitmenschen zu einer überpersönlichen All-Liebe. Auch das ist im Geist von Aloha enthalten – das Glück und die Freude in uns und zum Unaussprechlichen gleichzeitig zu erleben.

Die folgenden Affirmationen aktivieren die Energie von Aloha für das vierte Chakra auf besondere Weise:

- Mein Herz schlägt kräftig, gleichmäßig und gesund
- Ich liebe jede Liebe
- Ich liebe mich jeden Tag ein wenig mehr
- Ich kann aus tiefstem Herzen heraus verzeihen
- Meine Liebe wirkt in mir und durch mich

Aloha

Lieben heißt, glücklich sein mit dir.

Fünftes Chakra: Halschakra

Energiegesetz Pono:
Wirksamkeit ist das Maß deiner Wahrheit.

Das fünfte Chakra, auch Kehlkopf- und Vishuddha-Chakra genannt (*vishudda,* »höchste Reinheit oder Wahrheit«), befindet sich am oberen Ende des Brustbeins am Hals in der Nähe des Adamsapfels. Es dreht sich schneller als die anderen Chakren und wird mit der Farbe Blau assoziiert, manchmal auch mit Türkis. Es ist energetisch für die Schilddrüse und für die Hormonausschüttung von Thyroxin zuständig, ebenso für den Hals, die Kehle, die Stimmbänder und den Mund. Die Edelsteine Amazonit, Türkis sowie alle blauen Steine wie Chalzedon und Aquamarin wirken sich positiv auf das Kehlchakra aus.

Das Element Äther ordnet man diesem Chakra zu. Die feinstoffliche Energie dessen, was man bei uns »Äther« nennt und in Indien *akash,* kann alle elementaren Formen annehmen und auflösen. Es ist der Ursprung der vier Elemente von Feuer, Wasser, Luft und Erde. Als Symbol gilt die blaue Ellipse oder ein blaues Ei.

Positive und negative Aspekte, die mit dem Halschakra zusammenhängen: Aussprechen der eigenen Wahrheit, Selbstausdruck, die Sprache der Seele, Kommunikationsfähigkeit auf allen Ebenen, mit den Mitmenschen, aber auch mit Gott; gelebte Kreativität, Singen, Schreiben, Reden, Channeln, Lehren. Negative Ausdrucksformen sind eine eingeschränkte Kommunikationsfähigkeit, ein ständiges Ja-Sagen, die Tendenz, nicht zur eigenen Wahrheit zu stehen oder sich nicht ausdrücken zu können.

Physische Ebene

Auf der körperlichen Ebene wirkt das Halschakra auf die Schilddrüse, die Halswirbelsäule, die Stimme und die Stimmbänder ein. Alle Erkrankungen, die mit diesen Bereichen zu tun haben, lassen sich mit einer Blockierung dieses Chakras erklären. Eine harmonische Schwingung des Halschakras wirkt deshalb auch positiv auf Asthma und alle Atemprobleme. Das Ausgleichen dieses Chakras wirkt heilsam bei Erkältungen, Schnupfen, Bronchitis, bei Halsschmerzen, Heiserkeit, Husten, Lungenproblemen, Mandelentzündung, Mund- und Schleimhautproblemen, Mundgeruch, Nackenschmerzen, Ohrenproblemen und Schilddrüsenerkrankungen, um die wichtigsten zu nennen. Jede Form von Sprachproblem beruht auf einem disharmonisch schwingendem Halschakra.

Emotionale Ebene

Das Halschakra ist für die ehrliche Kommunikation mit uns und den Mitmenschen zuständig. Ein gut ausgebildetes Halschakra leuchtet himmelblau, während ein blockiertes Chakra in einer schmutzigen Farbe erscheint. Hemmungen, die mit der Sprache, der Aussprache oder Fremdsprachen zu tun haben, aber auch Kommunikationsprobleme mit der Technik (Computer) lassen sich über ein gereinigtes und harmonisiertes Kehlchakra positiv beeinflussen. Durch unbedachte oder nicht ausgesprochene Worte erfahren wir umgekehrt oft einen erheblichen Energieverlust in diesem Bereich.

Seelisch-geistige Ebene

Blockierungen im Halschakra wirken sich natürlich auch auf die Kommunikation mit den geistigen Helfer aus. Erinnern wir uns außerdem an die drei Schöpfungsebenen im Huna: Die erste Ebene ist der Gedanke, die zweite das Wort, die dritte die Tat. Dies bedeutet, dass ein gesprochenes Wort natürlich stärker wirkt, als es ein Gedanke jemals kann.

Besonderheiten

Das Kehlchakra birgt einen spirituell-geistigen Wachstumsknoten. Es kann, ähnlich dem Sexualchakra, tiefere Schwingungen in höheren Frequenzen transformieren und wirkt dabei als

Wegbereiter für den Aufstieg. Der blaue Kreis oder die blaue Ellipse, für das vierte Chakra stehend, wirkt auch als starkes Schutzsymbol. Die Ellipse ist eine Form der Auflösung oder Umwandlung des Kreises und besitzt damit die Fähigkeit, zu feste Strukturen und Formen, fixierte Glaubenssätze und Wahrnehmungsmuster zu transformieren. Wenn das geschieht, wird das Kehlchakra weiter geöffnet und die Energien können ungehindert von unten nach oben und umgekehrt fließen.

Übung: Test zum fünften Chakra

Nimm dir einige Augenblicke und beantworte die folgenden Fragen nur für dich.

- Kannst du dich gut ausdrücken?
- Bist du in der Freizeit oder beruflich kreativ tätig?
- Sprichst du aus, was du für deine Wahrheit erachtest?
- Sprichst du klar und deutlich?
- Hast du guten Zugang zur geistigen Welt?

Wenn du mehr als zwei Fragen mit Nein beantwortest, raten wir dir, deinem Kehlkopfchakra mehr Aufmerksamkeit zu schenken.

Ziele für ein aktives Halschakra

Die Kahunas ermahnen uns: Rede wenig, und wenn du sprichst, sprich wahr! Damit ist der ehrliche Ausdruck der eigenen Wahrheit gemeint. Menschen haben oft die Sorge, nicht mehr geliebt zu werden, wenn sie ihre Wünsche oder Bedürfnisse ausdrücken. Hinter dieser Angst verbirgt sich ein blockiertes Halschakra. Die Angst, andere Menschen zu verletzen oder zurückgewiesen zu werden, wenn die eigene Wahrheit ausgesprochen wird, sitzt tief in unserem Glaubenssystem.

Deshalb ziehen es viele vor, die Meinung anderer Menschen ungeprüft zu übernehmen und damit die eigene Wahrheit schließlich zu verleugnen. Blockierungen im Kehlchakra sind oftmals die Folge davon. In Europa leiden so viele an Schilddrüsenproblemen – und der Weg über die Operation, eine entgleiste Schilddrüse zu reduzieren, scheint oft einfach. Die Problematik, die dahintersteckt, wird dabei nicht geheilt, sondern nur verschoben, und der Körper reagiert dann meist über eine andere Krankheit. Ursächliche Heilung bedeutet hier, dass wir in Liebe und ohne unsere Mitmenschen zu verletzen, unsere Bedürfnisse aussprechen und danach handeln. Dies geschieht durch eine liebevolle Begegnung mit dem Nächsten.

Übung zur Stärkung des Halschakras

An dieser Stelle möchten wir eine abgewandelte Yogaübung vorstellen, die sehr stark reinigend, stärkend und schützend auf das Kehlchakra wirkt. Der Name »Löwe« erklärt schon fast die Ausführung: Setz dich hin, möglichst auf den Boden in den Fersensitz, und bring deinen Oberkörper leicht nach vorn. Öffne den Mund und die Augen so weit wie möglich, streck die Zunge heraus und brülle – laut wie ein Löwe natürlich! Hervorragend wirkt diese Übung, wenn sie mehrere Menschen in einer Gruppe ausführen – der Lacheffekt ist garantiert.

Energiegesetz Pono: Wirksamkeit ist das Maß deiner Wahrheit

Auch über Pono werden wir immer wieder erinnert, unsere eigene Wahrheit auszudrücken und zu leben. Dies erfordert von uns viel Mut und die Bereitschaft, festgefahrene Verhaltensmuster, einengende Partnerschaften, blockierende Freundschaften oder starre Vorbildfunktionen abzulegen. Dabei kann es vorkommen, dass wir von unseren Mitmenschen nicht mehr verstanden werden. Vielleicht gehen manche Freundschaften auseinander, weil wir freundlich, aber bestimmt unsere ureigene Wahrheit ausdrücken und damit unter Umständen »unbequem« werden. Wir erkennen immer mehr, dass unnötiges Gerede, Small-Talk oder chaotisches Geplapper unsere Energien zerstreut. Wenn wir mehr und mehr lernen, hinter uns zu stehen, rücksichtsvoll auszudrücken, was uns bewegt und was wir wünschen, werden sich unsere Wünsche im Außen manifestieren. Erlebe es. Wenn etwas funktioniert, entspricht es deiner Wahrheit.

Das Energiegesetz Pono wird durch Affirmationen für das Halschakra unterstützt:

- Ich spreche klar und deutlich meine Wahrheit aus
- Liebevoll kreiere ich meine Realität
- Meine gesprochenen Worte wirken aufbauend und heilend
- Alles, was ich glaube, wird wahr
- Meine Stimme ist kräftig und klar

Sechstes Chakra: Stirnchakra

Energiegesetz Ike:
Die Welt ist das, wofür wir sie halten.

Das Stirnchakra, Drittes Auge oder Ajna-Chakra (*ajna,* »Auftrag« oder »herbeirufen«) liegt als sechstes Chakra zwischen den Augenbrauen und etwas höher. Es wird keinem Element mehr zugeordnet, da es zur spirituellen Ebene gehört.

Die Hirnanhangdrüse (Hypophyse) mit den anregenden und steuernden Hormonen wird energetisch vom Ajna-Chakra versorgt. Mit der Farbe Violett oder Purpur reinigen und energetisieren wir das Stirnchakra. Als Edelsteine eignen sich Amethyst, Lapislazuli, Sodalith oder andere Steine, die einen blauvioletten Farbton aufweisen, beispielsweise auch der lilafarbene Fluorit.

Als Symbol verbindet man eine violettfarbene Pyramide mit dem Stirnchakra. Über das zugehörige Mantra Om (entspricht in etwa auch dem »Amen«) erfahren wir höchsten Schutz und göttliche Ordnung. Om wird in vielen Tonlagen gesungen, gebetet, intoniert und wirkt ebenso anregend, reinigend, harmonisierend und klärend wie unterstützend. Om wirkt als Schutzsymbol auf allen Ebenen des Seins.

Positive und negative Aspekte, die mit dem Stirnchakra in Zusammenhang stehen: Bei der schamanischen Arbeit ist ein gut funktionierendes Stirnchakra wichtig. Es regt die medialen Fähigkeiten und die Entwicklung dorthin, die schamanische Heilarbeit und die Möglichkeit, die Zukunft zu kreieren, an. Die Angst vor den eigenen Fähigkeiten, Angst vor der Zukunft, die innere Zerstreutheit, aber auch der Missbrauch der Medialität und dunkle Gedanken entsprechen auf der negativen Seite dem Stirnchakra.

Physische Ebene

Das Ajna-Chakra beeinflusst vor allem die Hypophyse und die dazugehörigen Hormone. Die Einwirkung von Geist auf Materie wird über das Dritte Auge erfahren. Im Ajna-Chakra setzen sich Gedankenformen und Gefühle in Hormone um. Auf der körperlichen Ebene werden beispielsweise Kopfschmerzen, Migräne, grauer oder grüner Star und Erkrankungen der Hypophyse mit dem Stirnchakra in Zusammenhang gebracht.

Emotionale und spirituelle Ebene

In manchen spirituellen Schriften heißt es, das Ajna Chakra ist der Sitz der Seele. Kane, unser Höheres Selbst, liefert über das Stirnchakra Bilder und Inspiration für unsere Entfaltung. Der Mensch entwickelt sich in seiner Eigenverantwortlichkeit, erkennt die höhere Gesetzmäßigkeit und die Ursachen aller Dinge. Aus dieser klaren Wahrnehmung gewinnt er Einsicht in kosmische Gesetzmäßigkeiten und erlebt tiefes Vertrauen. Über die Reinigung und Harmonisierung des Ajna-Chakras nehmen wir die Emotionen in uns wahr, identifizieren uns aber nicht mehr damit. Es wird eine völlig neue Entscheidungsfreiheit eingeläutet.

Besonderheiten

Das Stirnchakra wird vor allem Lono mit der Fähigkeit der Imagination zugeordnet. Die Vorstellungskraft wird über das Stirnchakra ausgebildet und stellt damit einen Grundpfeiler für die schamanische Arbeit. Je konzentrierter wir sehen können, desto schärfer wirkt die Energie und Power, die zum Erreichen eines Zieles zur Verfügung steht. Viele Sportler – vor allem im Kampfsport – benutzen die Kraft der plastischen Vorstellung, um ans gewünschte Ziel zu gelangen. Wirklich gute Sportler sind ausgezeichnet in der Konzentration und Imagination, einer Grundvoraussetzung für ihren Erfolg.

Übung: Test zum sechsten Chakra

Nimm dir einige Augenblicke Zeit und beantworte folgende Fragen für dich:

- Kannst du dir deine Zukunft klar und deutlich vorstellen?
- Empfindest du dein Leben zu über 70 Prozent als positiv?
- Bist du bereit, Lernaufgaben als Wachstumschancen zu sehen?
- Kannst du klar und scharf dein nächstes Ziel anvisieren?
- Ist es dir möglich, in einer Meditation innere Bilder zu empfangen und zu sehen?

Wenn du mehr als zwei Fragen mit Nein beantwortet hast, ist es ratsam, mehr Aufmerksamkeit auf dein Stirn-Chakra zu lenken.

Ziele für ein aktives Stirnchakra

Ein stark entwickeltes Stirnchakra erleichtert die Aufnahme von Bildern und Visionen aus der geistigen Welt über Kane, unser Höheres Selbst. Es ist so, als würden die dortigen Energieformen in eine für uns verständliche und sichtbare Sprache übersetzt.

Wir erkennen über das Ajna-Chakra Zusammenhänge in unserem Leben: weshalb wir mit welchen Menschen in Verbindung gekommen sind oder welche Lernaufgaben nun vor uns stehen. Ein intaktes Stirnchakra bietet uns darüber hinaus die Möglichkeit, diese Impulse in die Realität umzusetzen. Wir erkennen die Umstände und welchen Sinn einzelne Lebenssituationen hatten oder haben. Wir können uns in der Welt erfahren und unsere Talente auf die Erde bringen mit der Entscheidung, unser Leben bewusst hier zu verbringen und damit dem Kosmos zu dienen.

Übung für das Stirnchakra

Alle Meditationsformen, die visuelle Bilder erzeugen, wirken besonders auf das Ajna-Chakra ein. Hierzu zählen geführte Meditationen, bei denen Raum für innere Bilder entsteht. Vor der eigentlichen Meditation ist es sinnvoll, die Aufmerksamkeit auf das Dritte Auge zu lenken, diesen Raum zu weiten oder violettfarbenes Licht zu visualisieren.

Setz dich bequem hin, atme entspannt, lass den Ein- und den Ausatem gleichmäßig kommen und gehen. Alle Gedanken und Bilder dürfen entstehen. Du lasst die Bilder an dir vorüberziehen und bleibst in der inneren Haltung eines Betrachters, neutral. Die Gedanken kommen und gehen, du lässt auch sie vorüberziehen wie die Wolken am Himmel. Du lenkst deine Aufmerksamkeit immer wieder sanft auf den Atem zurück, ein sanftes Kommen und Gehen. Gleichmäßig und ruhig.

Indem du die Atembewegung wahrnimmst, ist es so, als würde sie wie von selbst entstehen. Du gelangst so unmerklich von einer »Ich-Atmung« zu einer neutralen »Es-Atmung«. An dieser Stelle eröffnet sich der Raum für innere Bilder, die innere Wahrnehmung. Hier beginnt dann die eigentliche Meditation.

Energiegesetz Ike: Die Welt ist das, wofür wir sie halten

Das Geheimnis von Huna birgt die tiefe, transzendierende Liebe zu allen Mitmenschen, zur Umwelt und zum Kosmos. Die Kraft der Eigenliebe wird gefordert und gefördert und jeder Impuls der Eigenheilung zur ganzheitlichen Heilung eingesetzt. Die äußere Erscheinungswelt beinhaltet unsere innere Haltung und Einstellung zum Leben schlechthin. Wer Schlechtes denkt, zieht Schlechtes an. Wenn wir verstehen lernen, dass alles, was uns begegnet, einen Sinn ergibt, auch wenn wir dies im jeweiligen Moment noch nicht sehen können, wenn wir lernen, positiv, aufbauend zu denken und zu fühlen. Wenn wir uns nur noch erlauben, im Sinne der unendlichen Liebe zu handeln, dann werden wir eine Welt im Außen erfahren, die uns noch mehr Wunder bietet, als wir es in unseren kühnsten Träumen erahnen können.

Aus dieser Erkenntnis erwächst Frieden – aus dem Frieden tiefer Frieden, daraus Vertrauen und anschließend tiefes Gottvertrauen und die Gewissheit, dass alles gut ist, wie es ist. Alles ist in diesem Moment in göttlicher und perfekter Ordnung. Ich weiß und erkenne und fühle: Ich bin eine Seele – ein multidimensionales Lichtwesen. Ich bin in jedem Augenblick meines Seins mit der höheren Gesetzmäßigkeit, mit Gott, dem Unaussprechlichen, verbunden. Aus dieser Erkenntnis erwächst die Gewissheit einer höheren Ordnung und tiefen Gotterkenntnis. Ihn, den Unaussprechlichen, das Licht, erfahre ich in allem, was mir begegnet. Überall, in jeder Sekunde. Jetzt.

Diese Affirmationen helfen dir, die Kraft von Ike mehr zu verwirklichen:

- Meine innere Welt entspricht der äußeren Welt
- Alles, was im Außen ist, ist auch in mir
- Ich kann immer besser meine inneren Bilder wahrnehmen
- Meine Visionen sind deutlich und klar
- Dankbar erkenne ich die Schönheit in meinem Leben

Siebtes Chakra: Kronenchakra

Energiegesetz Kala: *Es gibt keine Grenzen.*

Das Kronenchakra oder Sahasrara-Chakra (»Tausendblättriger Lotos«) befindet sich auf dem Scheitel des Kopfes und etwas darüber, sowohl innen als auch außerhalb des Schädels. Es ist die Krone aller Chakren und von entscheidender Bedeutung für jede Art von Heilwissen, Heilfähigkeit und nach oben geöffneter spiritueller Weisheit. Es wird gern mit der Farbe Purpur oder Weiß dargestellt, manchmal auch zwischen Violett und Magenta. Es schwingt am höchsten und schnellsten von allen Chakren.

Die dazugehörigen Steine sind der Bergkristall und der Diamant, beide von klarer Reinheit und Schönheit. Als Hormondrüse wird die Zirbeldrüse (auch Epiphyse) mit dem Hormon Melatonin vom Kronenchakra energetisch versorgt. Das Mantra »Om mani padme hum« (»O, du Juwel in der Lotosblüte«) stärkt das Sahasrara-Chakra, ebenso die heilige Silbe Om.

Über das Kronenchakra lassen sich Gedanken und Gefühle, vor allem jedoch Inspiration über die Schöpferkraft, über Religion und Spiritualität, über die universelle kosmische Kraft, göttliche Führung und Gottvertrauen aktivieren beziehungsweise erleben.

Positive und negative Aspekte, die mit dem Kronenchakra in Verbindung stehen: alle Themenbereiche, die mit Gott zu tun haben; Gotterkenntnis, Gottvertrauen, die Nähe zu Gott, die

Überwindung der Trennung; das schöpferische Potenzial und die Heilfähigkeit werden vom Kronenchakra beeinflusst. Aspekte des Getrenntseins von Gott, negative Gefühle zu Gott, die Wut auf Religionen oder mangelndes Interesse an der Spiritualität, die Verleugnung von Gott oder kosmischen Gesetzmäßigkeiten werden durch ein noch nicht weit entwickeltes Kronenchakra erfahren.

Psychische Ebene

Auf der körperlichen Ebene wird der Kopf mit den wichtigen Hormondrüsen über das Kronenchakra energetisch versorgt. Alle hormonellen Unstimmigkeiten, die auf Veränderungen der Epiphyse zurückgehen, wirken sich negativ auf den menschlichen Organismus aus. Dazu gehören Psychosen, Persönlichkeitsveränderungen, die Parkinson'sche Krankheit, Depressionen, Epilepsien, Alzheimer, Schizophrenie oder Suizidneigungen. Melatonin wird übrigens auch in der Meditation gebildet; es fördert die Wahrnehmung unseres inneren Führers.

Übung: Test zum siebten Chakra

Nimm dir einige Augenblicke Zeit und beantworte folgende Fragen für dich:

- Kannst du dir vorstellen, dass das Universum grenzenlos ist und sich in jedem Moment unendlich ausdehnt?
- Stößt du im äußeren Leben oft an Grenzen, weil du nicht glauben kannst, ohne Grenzen leben zu können?
- Setzt du dir selbst Regeln und Grenzen, die eigentlich unnötig sind?
- Kannst du dir vorstellen, dass sich manche Situationen im Leben zum Positiven verändern können, auch wenn du noch nicht weißt, wie?
- Hast du dich in einer Meditation schon mal als grenzenlos, lichtvoll erlebt, als dich ausbreitend und ausweitend?

Wenn du mehr als zweimal mit Nein geantwortet hast, empfehlen wir dir, tägliche Meditationen in deinen Alltag zu integrieren.

Ziele für ein aktives Kronenchakra

Wir werden im täglichen Leben nur dann unsere Aufgaben erfüllen können und uns glücklich fühlen, wenn wir lernen, grenzenlos zu denken, zu empfinden und zu spüren. Wir sollten jede Gelegenheit nutzen, um unseren Geist zu klären und damit dem Spirit Raum zur Entfaltung zu geben. Wenn wir lernen, dass es eigentlich keine Grenzen gibt, sondern nur Fixpunkte zur Orientierung, werden wir die Fähigkeit entwickeln, uns als Lichtwesen auf der irdischen Welt zu erkennen, und die Wunder des Himmels auf die Erde bringen.

Meditationen für das Kronenchakra

Es gibt viele Meditationsarten, die auf das Kronenchakra wirken. Letztendlich stärken alle diese Techniken die Verbindung mit dem Höheren Selbst. Der Sitz von Kane wird deshalb mit dem Kronenchakra in Verbindung gebracht.

Im Yoga steht die Meditation an der siebten Stelle des achtstufigen Pfades, also kurz vor Samadhi, dem Einssein mit allem oder der Erleuchtung. Die alten Yogameister wussten um die Schwierigkeiten, die mit der Meditation verbunden sind. Für Yogis ist es deshalb sehr wichtig, zunächst die ethisch-moralischen Grundvoraussetzungen einzuüben, also ein integrierter und geerdeter Mensch zu werden – zum Beispiel über den Dienst am Nächsten und verantwortungsvolle Selbsterkenntnis. Yogaübungen und Atemtechniken sorgen für einen behutsamen Übergang von den physischen Bedürfnissen zu den energetischen Prozessen. Die eigentliche Meditation wird nach Ansicht der Yogameister erst dann erreicht, wenn der Körper gesund und gereinigt, die Emotionen geklärt und der Geist beruhigt ist.

Dann gilt es, die Aufmerksamkeit auf ihn, den Unendlichen, zu lenken. Er, der Unaussprechliche oder Brahman, der über allem ist und alles durchdringt, er vermählt sich im Kronenchakra mit Atman, dem Licht der Seele in uns.

Übung: Meditation

Wähle für deine Praxis eine Meditationsform, die es dir erlaubt, dich als grenzenloses Lichtwesen zu erfahren. Du kannst dir vorstellen, dass du Licht wie kleinste, flirrende Lichtkörperchen einatmest, dass du über dein Kronenchakra das Licht in dich aufnimmst. Dies geschieht fortwährend: Licht einatmen, Licht wirken lassen.

Mit der Ausatmung stellst du dir vor, dass dieses Licht um dich herumfließt, dich weitet, öffnet und ausdehnt. Es hebt deine Begrenzungen auf, bis du eins bist mit der grenzenlosen Weite, mit dem Licht, der Unendlichkeit. Genieße das und genieße dich selbst, nimm all das bewusst wahr und kehre dann wieder auf einer Welle mit der Einatmung zurück zu dir, wenn es für dich stimmig ist.

Energiegesetz Kala: Es gibt keine Grenzen

Für die Kahunas steht das Energiegesetz von Kala mit dem Kronenchakra in engem Zusammenhang. Sie ermuntern uns immer wieder, das Licht, das wir sind, auf die Erde zu bringen, unsere Individualität auszubilden, die eigenen Potenziale besser zu erkennen. Deshalb ist es besonders wichtig, immer wieder den Kontakt zur inneren Quelle, zum inneren Führer oder auch dem Höheren Selbst aufzunehmen.

Ein Heiler benötigt Heilenergie – und die nimmt er über sein Kane auf. Das Licht kann nur dann auf die Erde gebracht werden, wenn wir es dieser Energie erlauben, uns über unser

Kronenchakra quasi zu durchströmen und zu durchlichten. Mittels verschiedener Meditationstechniken lernen wir, unseren Geist zu beruhigen, um die Kontaktaufnahme mit Kane zu gewährleisten.

Für Huna bedeutet die Verbindung mit Kane auch die absolute Freiheit, das Erkennen der eigenen Ich-bin-Licht-Präsenz und zugleich das Loslassen der eigenen Begrenzungen. Im Kronenchakra erleben wir die Verschmelzung der männlichen und weiblichen Aspekte, die Auflösung des Egos und das Erkennen des wahren Ich. Hier beginnt der Aufstieg, die spirituelle und geistige Aura können sich unbegrenzt ausdehnen. Je reiner die Chakren schwingen, desto klarer ist die Strahlung wahrzunehmen. Der sogenannte Heiligenschein, der auf religiösen Bildern dargestellt ist, zeugt von einem ausgedehnten und erlichteten Kronenchakra.

Yogis berichten über die Verbindung der Urmaterie *(prakriti)* mit dem reinen Geist *(purusha)*, um eins werden zu können und die Begrenzungen von Raum und Zeit zu überwinden. In diesem Zustand und im Kronenchakra wird die Dualität aufgehoben und wir können endlich ganz an und in die Quelle unseres Seins gelangen.

Du kannst dem Energiegesetz von Kala mehr Gewicht geben mit den Affirmationen zum Kronenchakra:

- Ich bin grenzenlos und frei
- Ich bin Licht, ich bin unendliches Selbst
- Alles ist unendlich vorhanden
- Bedingungslose Liebe wirkt in mir
- Alles ist mit allem liebevoll verbunden

Das Einzige, was du wirklich tun kannst, ist,
dich nach Hause zu bringen. Nach Hause.
Zu dir selbst und deiner wahren Gottnatur.
In der ständigen Verbindung mit Kane,
um das universelle Bewusstsein zu erlangen.

7. Huna-Gebete und -Segnungen Ho'oponopono neu betrachtet

Amama ua noa ... lele wale akua la

»Das Gebet erhebt sich und fliegt.
Lass den Regen des Segens herniederfallen.«

Segnen

Segnungen sind eine Form des Gebets oder der Anrufung, durch die Personen oder Dinge einen Anteil an göttlicher oder kosmischer Kraft beziehungsweise an der Gnade gewinnen sollen. Ziel der Segnung ist die Förderung von Glück und Wohlergehen oder die Bestimmung zu Schutz und Bewahrung. Der Segen ist oft mit gewissen Gebärden verbunden, zum Beispiel legt man die Hände auf oder breitet sie aus, man macht das Kreuzzeichen (merkwürdigerweise sprechen wir davon, ein Kreuz »zu schlagen«), es gibt Salbungen, die Segen bringen sollen und vieles mehr.

Wir verwenden den Ausdruck auch, wenn wir sagen, dass über etwas ein »Segen ruht«. Wir kennen Erntedanksegen, Segnungen bei der Taufe, der Hochzeit und auch bei Krankenbesuchen oder der Verabschiedung eines Verstorbenen.

Im Alten Testament finden wir das hebräische Wort *barach* für »segnen«, und zwar in der Schöpfungsgeschichte (Numeri

6,24–26). Darauf geht der sogenannte Aaronitische Segen zurück, der am Schluss einer Tempelfeier, einer heiligen Messe beziehungsweise eines Gottesdienstes gesprochen wird. Drei Segensformeln sind recht weit verbreitet:

- Der Herr segne dich und behüte dich.
- Der Herr lasse sein Angesicht leuchten über dir und sei dir gnädig.
- Der Herr hebe sein Angesicht über dich und gebe dir Frieden.

Im Neuen Testament lesen wir, wie Jesus Kinder segnet: »Wer das Reich Gottes nicht empfängt wie ein Kind, der wird nicht hineinkommen. Und er herzte sie und legte die Hände auf sie und segnete sie« (Mk 10,15–16). Im Christentum wird ein Segen meist mit der Geste des Kreuzes vollzogen. In der katholischen Kirche wird dies zudem oft von der Besprengung mit Weihwasser begleitet. Die meisten christlichen Gottesdienste enden mit dem Segen des Priesters.

Segnen bedeutet also, dem Menschen Heil, Schutz, Glück und Erfüllung im Namen einer höheren Kraft auszusprechen – sei es im Namen Gottes, Jesu Christi oder einer anderen Himmelswesenheit. Im Christentum enden viele Gebete mit dem Segensspruch »Im Namen des Vaters, des Sohnes und des Heiligen Geistes, Amen«, womit die Erfüllung des vorher Gesagten bekräftigt werden soll.

Jeder von uns kann Menschen, Tiere, Pflanzen, Gegenstände und vor allem auch sich selbst segnen. Durch den Segen werden Gegenstände und Tiere nicht verändert. Sie erhalten keine magischen Kräfte. Vielmehr sollen sich Einstellung und Beziehung des Menschen dazu ändern. Wir nehmen das, was wir segnen, als Schöpfung beziehungsweise Geschenke Gottes an und möchten es in diesem Sinne einer segensvollen Bestimmung und Wirkung zugeführt wissen.

Der Segen in der Tradition der Kahunas

Aloha Spirit, also »gelebte Liebe«, wird oft gebraucht, um auf offene und warme Art etwas oder jemanden willkommen zu heißen. Aloha steht in der Huna-Tradition ebenso für eine machtvolle Methode, mit der man jedes Problem lösen, jedes Ziel und damit jeden gewünschten Körper- oder Geisteszustand erreichen kann. In der hawaiianischen Sprache bedeutet Aloha nicht nur Liebe. Die tiefere Bedeutung des Wortes ist letztlich: »das freudige *(oha)* Teilen *(alo)* von Lebensenergie *(ha)* in der Gegenwart *(alo)*«.

Wenn wir diese Energie, diese Liebe teilen, werden wir eins mit der göttlichen Kraft, auch Mana genannt. Die liebevolle Art, diese Kraft zu gebrauchen, ist das Geheimnis wirklicher Gesundheit, vollkommenen Glücks, Wohlstands und Erfolgs. Es ist die Methode des Segnens. Schauen wir uns wichtige Formen von verbalisierten, laut augesprochenen Segnungen an.

Segnungen aussprechen

Bewunderung

Du sprichst Komplimente aus oder erwähnst etwas Gutes oder Schönes, das du siehst: Oh, welch schöner Sonnenuntergang! Ich mag dieses Kleidungsstück an dir. Es ist immer so lustig bei euch. Welch schöne Augen du hast! Wie schick bist du heute wieder angezogen ...

Übung

Wann und wen hast du in der letzten Zeit unbewusst oder bewusst gesegnet? Hast du heute eine Situation erlebt, in der du segnen konntest? Oder kannst du dir noch eine suchen?

Bestätigung

Eine Segnung, die Wachstum oder Andauern ausdrücken soll: Ich segne die Schönheit dieses Baumes. Ich segne die Gesundheit des Körpers.

Wertschätzung

Ein Ausdruck der Dankbarkeit dafür, dass etwas Gutes existiert oder passiert ist: Danke, lieber Gott, dass du mir geholfen hast. Ich danke dem Regen, dass er das Land nährt.

Erwartung

Eine Segnung für die Zukunft: Wir werden ein schönes Picknick haben. Ich segne dein höheres Einkommen. Danke für meine/n perfekte/n Partner/in. Ich wünsche dir eine gute Reise. Du sollst immer Rückenwind haben.

WIRKSAMKEIT

Um den größten Gewinn aus einer Segnung zu ziehen, musst du das Gegenteil der Segnung aufgeben: das Verwünschen in all seinen Varianten. Das bedeutet nicht nur, nicht mehr zu fluchen oder »dreckige« Worte zu benutzen. Es heißt vielmehr auch: nicht mehr zu kritisieren, sondern zu bewundern; nicht mehr in Frage stellen, sondern zu bestätigen; nicht mehr abzulehnen, sondern wertzuschätzen; sich nicht mehr zu sorgen, sondern vertrauensvoll zu erwarten. Immer wenn eine (meist unbewusste und ungewollte) »Verwünschung« ausgesprochen wird, hebt diese einen Teil der Segenswirkung auf. Je mehr wir »verwünschen«, desto schwieriger wird es und desto länger dauert es, bis wir Nutzen aus einer Segnung gewinnen.

Ein Kahuna sagte einmal: »Wir haben Angst vor der Furcht, wir sind deprimiert über unsere Traurigkeit und unglücklich über unser Unglücklichsein. Das Ergebnis ist, dass wir zu ängstlich werden, um an unseren Herausforderungen zu wachsen, zu mutlos, um aus unseren Verlusten zu lernen, und zu niedergeschlagen, um aus den natürlichen und notwendigen Zeiten des Kummers gestärkt hervorzugehen.«

Der Weg des Huna, die Verwirklichung des Aloha-Spirits, besteht darin, aus all unseren Erfahrungen zu lernen, dadurch zu wachsen und uns anzuschauen, was auch immer Gott und unsere Ahnen für uns als Lernprogramm bereithalten. So können wir die Großartigkeit unserer Seele erkennen.

Übung: Unbewusste Negationen bewusst machen

Frage dich einmal in Ruhe:

- Wann und in welcher Situation hast du einen Teil deines Potenzials nicht gesegnet, sondern irgendwie verwünscht?
- Wann und wie oft benutzt du destruktive oder »dreckige« Worte?
- Wann und in welcher Situation bist du ein Kritiker für dich selbst oder für andere?
- Wann und in welcher Situation lehnst du dich oder deinen Nächsten ab?
- Welchen Anteil in dir stellst du in Frage?
- Welchen positiven Aspekt deiner Mitmenschen ziehst du in Zweifel?

Vorschläge für Segnungen

Segnen bedeutet auch, das volle Potenzial in sich selbst und in Mitmenschen zu suchen, zu entdecken, hervorzuheben und damit sich und die Umwelt neu zu definieren und zu kreieren. Hier einige Vorschläge für die Segnung verschiedener Wünsche und Bedürfnisse:

Gesundheit

Segne gesunde Menschen, Tiere und Pflanzen, alles, was gut

gemacht oder stabil gebaut ist, und alles, was reichlich Energie aussendet. Segne bei kranken Menschen oder Tieren den gesundenden Anteil, den Teil, der heil oder heiler werden möchte. Unterstütze die Gesundheit des Menschen, indem du den Teil segnest, der dabei ist, heiler zu werden.

Freude

Segne alles, was gut ist, das Gute in allen Menschen und allen Dingen, jeden Ausdruck der Freude von Menschen und Tieren, die du siehst, hörst oder fühlst, und alle möglichen Quellen der Freude, die dich umgeben.

Wohlstand

Segne alle Zeichen des Wohlstands in deiner Umgebung – auch wenn es anderen »gehört« – alles, was durch Geld ermöglicht oder erreicht wurde, alles Geld, das du selbst hast, sowie alles Geld, das in der Welt zirkuliert.

Erfolg

Segne Errungenschaften und Vollendung, auch bei Gebäuden, Brücken und Sportmeisterschaften; alle Zielankünfte von Schiffen, Flugzeugen, Zügen, Autos und Menschen. Segne alle Zeichen des Vorwärtsgehens und des Durchhaltens, alle Zeichen von Freude und Spaß.

Zuversicht

Segne die Zuversicht in Menschen und Tieren. Segne alle Anzeichen von menschlicher, tierischer oder baulicher Stärke, zum Beispiel auch Stahl und Beton, Stabilität wie die der Berge oder hohen Bäume, und zweckorientierte Energie wie bei großen Maschinen, Starkstromleitungen und so weiter.

Liebe und Freundschaft

Segne Zuwendung und Pflege, Mitgefühl und Unterstützung. Segne alle harmonischen Beziehungen in der Natur und ebenso in Bauten. Segne alles, was verbunden ist oder sich zart berührt; alle Zeichen der Zusammenarbeit, im Spiel oder bei der Arbeit; alles Lachen und alle Fröhlichkeit.

Innerer Frieden

Segne die Ruhe, Stille, Gelassenheit und stille Heiterkeit – auch ruhiges Wasser oder Windstille; die weiten Aussichten auf den Horizont, die Sterne, den Mond … Segne Schönheit in Anblick, Klang oder Berührung; klare Farben und Formen; Details in der Natur oder in menschgemachten Dingen.

Spirituelles Wachstum

Segne das Wachstum, die Entwicklung und die Veränderung in der Natur; die Morgen- und die Abenddämmerung; den Lauf der Sonne, des Mondes und der Sterne; den Vogelflug; die Bewegung von Wind und Wasser.

Diese Ideen sollen dir helfen, solange du es nicht gewohnt bist zu segnen. Die Liste ist aber in keiner Weise vollständig. Denke daran, dass du jede Qualität, jeden Charakterzug und jeden Zustand jedes Lebewesens und jeder Sache segnen kannst. Zum Beispiel auch einen dünnen Pfahl oder ein schlankes Tier – das kann dir beim Abnehmen helfen. Du kannst wirklich alles segnen, es ist sogar gleich, ob es je existiert hat, »wirklich« existiert oder nur in deiner Fantasie lebt. Erinnere dich an das Gesetz der Kahunas: Die Welt ist das, wofür wir sie halten.

Übung: Segnungen mit dem Atem und der Vorstellungskraft verbinden

Wähle dir etwas, das du segnen willst, und suche die entsprechenden Worte dafür. Dann entspanne dich und spüre deine natürliche Atmung (sie könnte sich verändern, wenn du dich auf sie konzentrierst, aber das macht nichts).

Finde deinen Scheitelpunkt und deinen Bauchnabel, indem du sie berührst oder sie dir vorstellst. Wenn du nun einatmest, konzentriere dich auf den Scheitelpunkt, wenn du ausatmest, auf den Bauchnabel. Nach einer Weile fühlt es sich an, als ob du durch den Scheitelpunkt einatmen und durch den Nabel ausatmen würdest. Wiederhole dies, so lange du willst.

Wenn du ausreichend entspannt, zentriert beziehungsweise energiegeladen bist, stell dir vor, dass du von einer unsichtbaren Wolke aus purem Licht oder einem elektromagnetischen Feld umgeben bist und dass deine Atmung die Energie dieser Wolke oder dieses Feldes kontinuierlich verstärkt.

Stell dir vor, dass das Objekt deiner Segnung mit derselben Energie umgeben ist wie du. Sieh es vor dir und sprich oder denke die Segensworte, die du zuvor ausgewählt hast.

Variationen: Statt vom Scheitelpunkt zu Nabel kannst du die Aufmerksamkeit beim Atmen auch von der linken in die rechte Schulter und zurück verlagern oder vom Himmel zur Erde. Um dich besser auf das Energiefeld konzentrieren zu können, kannst du es dir auch in Farbe, als Ton, als Akkord oder als Kribbeln vorstellen.

Das Geheimnis vom Regen des Segens

Der »Regen des Segens« ist das von uns ausgesandte Mana, das vom Hohen Selbst, von Kane, umgeformt wurde, um unsere Bitte zu erfüllen. Es fließt dann als höher schwingende Lichtenergie Mana Loa zu uns zurück. Das von uns ausgestrahlte und ausgesandte Mana kommt also in veränderter Form als »Regen des Segens« immer wieder zu uns zurück, quasi als Lichtdusche oder Liebespotenzial.

Diesen Rückfluss erkennen wir an einem starken Aufströmen von Liebe aus dem Unteren Selbst, aus dem Ku. Das ist auch für das Mittlere Selbst, das Lono, der Beweis, dass der Kontakt zum Hohen Selbst hergestellt ist. Die Kahunas schließen jede Meditation mit der Bitte ab: »Lass den Regen des Segens niederfallen – danke«. Nur das Hohe Selbst, das Kane, ist also in der Lage zu segnen.

***

Ich wünsche dir einen Menschen

Ich wünsche dir einen Menschen,
dem du vertrauen kannst,
der dir sagt,
was er fühlt,
was er denkt,
der dir Sicherheit gibt
und Vertrauen,
sodass du dich geborgen fühlen kannst,
was immer geschieht.

Ich wünsche dir einen Menschen,
vor dem du dich nicht verstecken musst
und der vor dir nicht Verstecken spielt.
Wo du sein kannst,
wie du bist,
mit Freuden
und mit Fehlern,
mit deinem Lachen
und mit deinen Tränen.

Ich wünsche dir einen Menschen,
dem du deine Wahrheit sagen kannst,
der diese deine Wahrheit liebt
und daran glaubt,
dass eure Wahrheit
euch frei machen kann.
Ich wünsche dir einen Menschen,

der mit großem Respekt
vor dem Geheimnis
schweigen kann,
das du immer sein wirst.
Der deine Veränderung beachtet
und dich sein lässt,
wie du bist
und werden wirst.

Ich wünsche dir einen Menschen,
der vergessen und vergeben kann,
der dich zärtlich
in den Zauberwald
seiner Liebe führt
und sich dabei stets erinnert,
dass du ein Geschenk des Glückes
für ihn bist.

Ich wünsche dir einen Menschen,
der nichts von dir verlangt,
was du ihm nicht freiwillig gibst,
und der nie behauptet,
irgendetwas
ein für alle Mal
zu wissen,
zu können
oder zu glauben.

Ich wünsche dir einen Menschen,
dem du gefahrlos widersprechen kannst.
Und wenn dich
deine Seele schmerzt,
dann soll er dich pflegen
mit den Flügelspitzen
seiner Liebe.

Ich wünsche dir einen Menschen,
in dessen Augen
du die eigenen sehen kannst,
in dessen Atem
du den eigenen spüren kannst
und an dessen Herzschlag
du den eigenen fühlst.

Ich wünsche dir einen Menschen,
der an Gott glaubt
mit dir gemeinsam,
an den Gott der Liebe,
der Mensch geworden
und Mensch ist,
auch in euch beiden.
Und dieses Wunder
soll niemals mehr
zu Ende sein.

Und wenn es dennoch sein soll,
dann wünsche ich dir einen Menschen,
der geht,
wenn es Zeit ist zu gehen,
der dich in Ruhe lässt,
wenn du Ruhe brauchst.

Denn nicht obwohl
und nicht deshalb,
nicht trotzdem
und auch nicht weil,
sondern ohne Wenn und Aber
bist du geliebt,
ganz einfach DU,
weil du lebst
und – so lange du lebst.

Dieses berührende, kraftvolle, einfühlsame und zutiefst menschliche und zugleich himmlische Segensgedicht stammt vom Psychotherapeuten Rupert Walter Federsel* aus Steyr. Er ist, wie wir es wahrnehmen, ein erwachter Mensch und Lehrer, ein europäischer Kahuna, dessen umfassende überpersönliche Liebe aus jedem Satz leuchtet und unsere Herzen wärmen kann. Mahalo! Auch den folgenden wunderbaren, tiefsinnigen und hochstimmenden Satz hat er geprägt: »Das ›reine Selbst‹ in dir ist das, was du einmal warst, bevor du ›etwas‹ geworden bist.«

* Rupert W. Federsel, www.federrup.at. Er hat einige eigene Bücher veröffentlicht, zum Beispiel »Wie die Wahrheit heilt« und »Spuren in die Tiefe«. Im Buchhandel erhältlich oder über: Stefanie Ahrer, Tel.+43-(0)7252/70074

Ein neuer Blick auf Ho'oponopono

Ho'oponopono: wundersame Heilung durch Vergebung. Ho'oponopono ist eine Methode, Verzeihen zu praktizieren, Vergebung zu üben, um zu heilen und neue Harmonie herzustellen. Es gibt ähnliche Bräuche in der ganzen südpazifischen Inselwelt, in praktisch allen Inselkulturen dort. Dabei ging es zunächst wohl nicht um die Vergebung an sich, sondern um die Heilung seelischer und körperlicher Krankheiten. Diese Prozedur des Ho'oponopono wurde früher in Familienverbänden und in Gruppen durchlaufen. Inzwischen gibt es Vorschläge, wie man auch als Einzelner diesen Vergebungsprozess durchführen kann. Der Schwerpunkt, wie diese »Heilung durch Vergebung« bei uns meist angewandt wird, liegt auf der spirituellen Entwicklung, der Lösung traumatischer Blockaden, der Befreiung von Altlasten und der Bemühung um Erwachen. Ho'oponopono ist eine schamanische Methode, um durch einen Prozess der Kommunikation Konflikte zwischen Menschen aufzulösen, beziehungsweise um Krankheiten einer Heilung zuzuführen.

Eine Übertragung der Bestandteile dieses Begriffs lautet:

- *Ho'o* = »etwas tun«, »etwas bewirken«
- *pono* = »aufrecht«, »ausgeglichen«
- *ponopono* = »vollständig«, »vollkommen«

Deshalb liest man bisweilen auch, dass Ho'oponopono ein »Weg zur Vollkommenheit« sei.

Mögliche Deutungen nach unterschiedlichen Quellen

Ho'oponopono wird im Hawaiian Dictionary auch als »geistige Reinigung« definiert, als eine Art von Familienkonferenz, in der zwischenmenschliche Beziehungen durch gemeinsame Gebete, offene Aussprache untereinander, persönliche Schuldbekenntnisse oder Beichten, echte Reuebekenntnisse und gegenseitige Vergebung wiederhergestellt werden. Damit sollen sowohl physische wie psychische und spirituelle Probleme und Krankheiten Heilung und Lösung erfahren.

Ein interessanter Hinweis, der romantische Vorstellungen über eine rein hawaiianische Herkunft des Ho'oponopono ein bisschen dämpft, findet sich mit genauen Quellenangaben in einem längeren Eintrag bei Wikipedia*:

» ... der indigene Gelehrte Charles Kenn, geehrt als Lebender Schatz von Hawaii wie Morrnah Simeona, in der hawaiischen Gesellschaft als kahuna anerkannt und Experte für hawaiische Geschichte und Traditionen, war gegenüber Max Freedom Long zwar freundlich, sagte aber: ›Obwohl diese Huna-Studien eine interessante Sache seien, sind sie nicht ... und waren sie niemals hawaiisch.‹ Die hawaiische Autorin Pali Jae Lee, wissenschaftliche Bibliothekarin am Bishop Museum, kam nach intensiven Studien über Huna, die sich vor allem auf Interviews mit hawaiischen Ältesten gründeten, zu dem Schluss: ›Huna ist nicht hawaiisch.‹ Professor Lisa Kahaleole Hall schreibt, dass Huna ›absolut keine Ähnlichkeit zu irgendeinem hawaiischen Weltbild oder spiritueller Praxis besitze‹ und nennt es Teil der ›spirituellen New Age Industrie‹. In hawaiischer Literatur der Gelehrten findet sich damit kein Hinweis, dass ho'oponopono aus Huna entstanden wäre.«

Das bedeutet keineswegs, dass damit Ho'oponopono an sich entwertet wäre. Vielmehr heißt es, dass historisch-wissenschaftliche Untersuchungen und bestimmte Überlieferungen für dieses Verfahren keinen Anhaltspunkt geben. Da einerseits aber die

* http://de.wikipedia.org/Ho'oponopono (zuletzt aufgerufen im Frühjahr 2012).

Schriftsprache erst ab etwa 1825 von Missionaren entwickelt wurde, andererseits die Inseln lange Zeit »nebeneinanderher« unter verschiedenen Herrschern gelebt hatten, und da schließlich die Huna-Weisheit oft nicht im größten Tempel für alle, sondern im kleineren Kreis und für wenige übermittelt wurde, sind die Überlieferungen sehr wohl glaubhaft, dass es bestimmte Formen dessen, was wir heute Ho'oponopono nennen, schon immer gegeben hat. Es gibt sie auch, wie erwähnt, im gesamten südpazifischen Inselraum – aus dem die Bevölkerung Hawaiis immerhin ursprünglich kam.

Ebenfalls bei Wikipedia, in ganz genau demselben Eintrag einige Absätze darüber, ist eine völlig andere Darstellung nachzulesen. Man fragt sich also: Welche Forscher haben recht? Hier dieses, etwas längere Zitat*: »Die herausragende, hawaiische Gelehrte Mary Kawena Pukui schrieb, dass es eine Tradition im alten Hawaii war, deren mündliche Überlieferung von zeitgenössischen hawaiischen Ältesten bestätigt wird. Pukui, geboren 1895, zeichnete als Erste in ihrem 1958 erschienenen Buch auf, welche Erfahrungen und Beobachtungen sie seit ihrer Kindheit mit *ho'oponopono* machte, das sie von ihrem Großvater lernte.

Obwohl das Wort *ho'oponopono* nicht verwendet wurde, beschreiben frühe hawaiische Historiker einen Glauben, dass Krankheiten durch Tabubrüche oder Verstöße gegen geistige Gesetze entstehen und dass eine Krankheit so lange nicht geheilt werden konnte, bis der Leidende für diese Übertretung eine Buße vollzog, oft mit der Unterstützung eines oder einer *kahuna pule* (Gebetsheiler) oder *kahuna la‹au lapa'au* (Kräuterheiler). Vergebung wurde von den Göttern erbeten oder von der Person, mit der man im Streit lag.

Pukui beschrieb das Verfahren als ein Treffen weitläufiger Familienmitglieder, um zerbrochene familiäre Beziehungen wie-

* http://de.wikipedia.org/Ho'oponopono (zuletzt aufgerufen im Frühjahr 2012).

der in Ordnung zu bringen. Einige Familien trafen sich täglich oder wöchentlich, um Problemen vorzubeugen, die sich bereits ankündigten. Andere trafen sich, wenn jemand erkrankte. Sie gingen davon aus, dass Krankheiten durch Stress, Schuldgefühle, Gegenbeschuldigungen und fehlende Vergebung entstehen. *Ho'oponopono* korrigiert Fehlverhalten, stellt wieder ein gutes Verhältnis unter den Familienmitgliedern her und erhält es aufrecht, indem man während des Verfahrens mit ihren Göttern oder über Gott zu den Auslösern des Streits vordringt. Gewöhnlich leiteten die ältesten Familienmitglieder diese geistige Reinigung. Wenn es einer Familie nicht gelingt, ein Problem zu beseitigen, wendet man sich an eine außenstehende, fachlich bewanderte Respektsperson. Nach Patrick Ka'ano'i kann dies ein Mediator sein, der die Verständigung fördert, aber keine Partei ergreift.

Das Verfahren: Nach einem Gebet werden die Probleme formuliert und die Verstöße angesprochen. Es wird erwartet, dass die Familienmitglieder ernsthaft an den Problemen arbeiten und dabei nicht an Fehlern festhalten. Zum Nachdenken über die gefühlsmäßigen Verwicklungen und begangenen Verletzungen werden Schweigeminuten eingelegt. Jedermanns Gefühle sollen berücksichtigt werden. Dann erfolgen Schuldbekenntnisse, Reuebezeugungen und Vergebungen. Jeder lässt jeden los *(kala)*. Alle Anwesenden befreien sich von den Problemen *(oki)* und beenden das Ereignis durch ein zeremonielles Fest, genannt *pani,* das oftmals das Essen von Kala-Seegras *(limu kala)* enthielt, symbolisch für das erfolgte Loslassen.

Eine andere Art, um die Befreiung von Problemen anzuzeigen, wurde von der Familie des Kahuna Makaweliweli auf der Insel Moloka‹i benutzt, indem eine über die Schultern zu legende Kette *(Lei)* aus der Frucht des Hala-Baums überreicht wurde.

›Aunty‹ Malia Craver, die über dreißig Jahre im Queen Lili'uokalani Children's Center arbeitete, gab traditionelle *ho'oponopono*-Kurse. Am 30. August 2000 sprach sie darüber vor den Vereinten Nationen.«

Wir möchten mit diesem Buch die wunderbaren Möglichkeiten des Huna einem größeren Kreis zugänglich machen, fühlen uns dabei aber nicht verpflichtet, Widersprüche zu verschweigen, wie sie ja in den beiden Zitaten aus ein und derselben Quelle offensichtlich bestehen. Denken wir daran, wie auch die Bibel, obschon es sehr alte schriftliche Belege dafür gibt, keineswegs eine einheitliche und unwidersprochene Schrift darstellt. Im evangelischen Alten Testament fehlen Bücher, die in der katholischen Fassung enthalten sind. Beide Bibeln lassen eine ganze Reihe von sogenannten apokryphen Schriften »links liegen«. Das Thomas-Evanglium zählt nicht zum Neuen Testament … Was bedeutet das für unser Thema? Ganz einfach: Es gibt nie und nirgendwo eine Weisheitslehre, die ganz und gar unumstritten ist. Es wird immer unterschiedliche Sichtweisen geben.

Zurück zu Huna und zum Ho'oponopono: Manche Quellen berichten, dass auf den Inseln von Vanuata, Tikopia auf den Salomonen, auf Raratonga auf den Cook-Inseln, auf Samoa, Tahiti und auch bei den Maori auf Neuseeland ähnliche Traditionen bestanden haben, beziehungsweise auch jetzt noch gepflegt werden. Wir meinen, dass Huna – gleich, aus welchen Ursprüngen es sich im Einzelnen letztlich speist – einen noch weitgehend unerkannten und ungenutzten Schatz an Heilungs- und Erkenntniswegen birgt, den wir zumindest teilweise an dieser Stelle beschreiben wollen.

Kraft des Verzeihens

Nun also mitten hinein ins Ho'oponopono. Man kann davon ausgehen, dass Ärger, den man länger als zwei oder drei Tage mit sich herumträgt, unweigerlich zu Krankheiten führen wird. Um den Ärger aufzulösen, *bevor* sich Symptome einstellen, bedarf es des Ho'oponopono, eines Vergebensrituals.

Die Kahuna-Heilerin Morrnah Simeona (1913–1992) hat Probleme als Auswirkungen von schlechtem altem Karma betrachtet. Jeder ist Ursachengeber seiner eigenen Lebensumstände; Fehlverhalten in diesem und aus früheren Leben wird immer irgendwie gespeichert. Mithilfe von Gebeten und Ritualen, eben auch mit der *Ho'oponopono*-Praxis, kann man sich aus den eigenen karmischen Verstrickungen befreien und leidvolle gespeicherte Erinnerungen in reines Licht beziehungsweise neue Energie, in Mana umwandeln. Für Simeona spielen drei Aspekte des Selbst eine wichtige Rolle: *Unihipili* = das Kind, das Unterbewusste beziehungsweise Unbewusste, *Uhane* = die Mutter, das (Alltags-)Bewusstsein, sowie *Aumakua* = der Vater, das Überbewusste. Sind diese drei Aspekte durch die *Ho'oponopono*-Praxis in Harmonie gebracht worden, dann ist der Mensch auch wieder im Einklang mit dem Göttlichen.

Ho'oponopono knapp und einfach:
Es tut mir leid.
Bitte verzeih mir.
Ich liebe dich.
Danke.

Diese Form des Ho'oponopono wendet man gedanklich an, vielleicht mit einem Foto des betreffenden Menschen. Man spricht innerlich oder halb laut diese Worte, mit offenem Herzen und in aufrichtiger Haltung. Vermutlich glauben wir recht oft, dass nicht der andere uns etwas verzeihen müsste (da wir ja nichts getan haben, nicht wahr?), sondern dass wir ihm oder ihr vergeben müssten. Genau in diesem »ganz anderen Ansatz« liegt die seelische Reinigungskraft des Ho'oponopono. Probiere es aus.

Adressat ist dabei nicht ein anderer Mensch, mit dem man Streit hatte oder hat, der andere, der krank ist oder leidet, sondern immer man selbst. Schon die chassidischen Rabbis wussten ein Problem, mit dem ein Mensch zu ihnen kam, als ihr eigenes zu betrachten und es zunächst in sich zu lösen. In sich suchten sie die Wurzel des Übels zu finden, Umkehr und Heilung zu bewirken, bevor sie mit eben dieser Kraft aus sich heraus auch dem Bittsteller helfen konnten. Man betrachtet also das Thema oder Problem als das eigene. Es geht aber nie um Schuld, sondern um Erkenntnis und die Entscheidung, einen neuen Weg zu gehen.

Selbst wenn wir vermeintlich überhaupt nichts mit einem Problem zu tun haben – in dem Augenblick, in dem es in unserem Leben auftaucht, sei es als Bitte oder Frage oder sonstwie, zeigt es sich eben auch als Teil unseres Seins. Warum? Weil in unserer Schöpfung alles mit allem verbunden ist. Das ist ja der Grund, warum schamanische Arbeit, Symbolarbeit, Fernheilung und so fort überhaupt wirken können. Letztlich ist Ho'oponopono also eine Form von schamanischer »Resonanzarbeit«.

Dann könnte die Kurzform des Ho'oponopono auch
so lauten:
Es tut mir leid, dass ich mit meinem Denken oder
Tun Probleme erzeugt habe.
Ich verzeihe mir, dass ich so unbewusst war.
Ich liebe mich, weil mein wahres Selbst immer Licht
und Liebe ist.
Danke dem Schöpfergeist und meinem hohen Selbst.

Eine andere Form hat Dr. Ihaelakala Hew Len entwickelt. Es handelt sich um eine Liebes- und Verzeihensarbeit, die aus sechs Schritten besteht. Dr. Hew Len hatte übrigens früher in einer Gefängnisabteilung für psychisch kranke Gewalttäter gearbeitet und dort seine später weiterentwickelte Methode des

Ho'oponopono angewandt. So ist er einem größeren Kreis bekannt geworden. Darüber gibt es eine ganze Reihe anekdotischer Berichte*, auf die wir hier nicht näher eingehen. Dr. Hew Len bietet gelegentlich eigene Ho'oponopono-Seminare an.

Hier ist eine Möglichkeit, diese sechs Schritte zu machen.

1. Schritt: Du überlegst, wodurch oder warum du ein bestimmtes Problem in dein Leben hineingezogen hast (das überlegst du auf dich gerichtet auch dann, wenn es »eigentlich« um einen anderen Menschen geht). Die Ursachen für das Problem und die Gefühle, die in diesem Zusammenhang auftauchen, wie Trauer, Sorge, Scham und andere, werden »gesehen« und wertgeschätzt, indem du sie mit einem »Es tut mir leid« anerkennst.
2. Schritt: Du entwickelst Dankbarkeit dafür, diese Zusammenhänge erkannt zu haben. Das drückst du durch das Wort »Ich liebe mich« aus.
3. Schritt: Schon jetzt, mit deiner Intention der Transformation, ist die notwendige Verwandlung erfolgt. Die reine Absicht der Umwandlung bewirkt diese bereits. Deshalb sagst du jetzt: »Ich danke dafür.«
4. Schritt: Du schließt die Umwandlung ab, indem du dir selbst alle bisherigen Unzulänglichkeiten oder »Fehler« vergibst. Du sagst: »Ich verzeihe mir.«
5. Schritt: Nun bist du bereit, das ganze Thema dem Göttlichen zu übergeben, um dich vollständig davon zu lösen. Auf der göttlichen Ebene erfolgt die Vollendung, du kannst jetzt loslassen mit den Worten: »Ich übergebe es Gott.«
6. Schritt: Am Schluss wirkt es tatsächlich Wunder, wenn das

* Ein solcher Bericht, auf Englisch, ist unter diesem Link zu finden: www:rosariomontenegro.hubpages.com/hub/How-Dr-Hew-Len-healed-a-ward-of-mentally-ill-criminals-with-Hooponopono. Auf Deutsch findet man hier etwas zum Thema: http://de.spiritualwiki.org/Wiki/Hooponopono (zuletzt aufgerufen im Frühjahr 2012).

> Göttliche wirken kann, wie es will, ohne dass wir versuchen einzugreifen und »dem Heiligen Geist die Flugrichtung ansagen«. Die Transformation, die energetisch schon jetzt erfolgt ist, bekräftigst du mit den Worten: »Ich bin bereit, das Wunder zu bezeugen.«

Es kommt also besonders darauf an, Probleme wirklich loszulassen. Es spielt übrigens keine Rolle, ob wir wissen, ob Probleme spirituelle, mentale, emotionale oder physische Ursachen haben. Wenn jemand Ho'oponopono übt, lässt er sich darauf ein, dass die göttliche überpersönliche Kraft alles, wirklich alles heilen und befrieden kann.

Von der Vergebung zur Versöhnung

Viele Menschen haben schon einmal die reinigende Wirkung von Vergebung erlebt. Dabei kann es zu einer Katharsis kommen, zu einer seelischen Reinigung, wie es die alten Griechen beschrieben haben, oder zu einer psychischen Reinigung durch das, was die Psychologie »affektive Erschütterung« nennt.

Erwachte Menschen sehen das Thema Verzeihung und Vergebung womöglich noch etwas anders. Sie anerkennen, dass die Wirkung von Verzeihensübungen für zumindest einen der Beteiligten in bestimmten Situationen hilfreich und heilsam sein kann, vielleicht sogar psychologisch not-wendig, im besten Fall natürlich für beide. Sie sind sich jedoch auch dessen bewusst, was der Dalai Lama einmal so ausgedrückt hat: »Jeder Mensch strebt nach Glück.« Jeder Mensch versucht, das zu tun, was er für das Beste hält. Auch ein Lügner, Betrüger, Gewalttäter und sogar ein Mörder tun etwas, was sie im Augenblick für das »Beste« halten – so traurig das auch ist. Ein solcher Mensch (und das gilt sogar für Masochisten) strebt wie wir alle immer danach, das zu tun, was ihm (vermeintlich) am meisten Glück beschert. Dass er damit anderen schadet oder sie sogar vernichtet, ist schlimm genug. Dieser Mensch erkennt jedoch nicht, dass er sich selbst am allermeisten schadet – weil er sich geistig-seelisch einengt, auf eine vor-animalische Stufe zurückzieht, sich selbst in finsterste Abgründe stürzt, aus denen er lange, lange Zeit nicht mehr so einfach herauskommt.

Was gäbe es für einen erwachten Geist dabei zu verzeihen oder zu vergeben? Der erwachte Geist erkennt, dass der andere in völliger Verblendung gehandelt hat – ohne jegliche »spirituell-neuronale Verknüpfung« im Gehirn, ohne jede geistige Bewusstheit. Dieser erwachte Geist merkt, dass es nichts zu vergeben gibt und lässt das Geschehene ganz und gar los.

Wir können auch philosophisch auf die Spitze getrieben fragen: Muss Gott Luzifer verzeihen, muss er ihm vergeben? Hat Gott nicht gewusst, wenn er doch allmächtig, allwissend und allgegenwärtig ist, was und wen er mit diesem hohen Lichtfürsten erschaffen hat? Oder ist das eben eine Seite der Medaille des freien Willens, der das Gute und das Böse geschehen lässt im Vertrauen oder Wissen, dass alle Wesen eines Tages von selbst ins Licht gelangen beziehungsweise sich für das göttliche Licht öffnen?

Dieses Thema ist gar nicht so einfach, nicht wahr? Deshalb ein praktisches Beispiel dazu. Nehmen wir an, unsere Eltern haben in unserer Kindheit irgendetwas getan, was damals nicht recht war und es heute auch nicht ist. Schläge, Alkoholismus, missbräuchliche Übergriffe und so fort. Müssen wir ihnen verzeihen, sollten wir ihnen vergeben? Das kann uns befreien, weil wir von der Vergangenheit loslassen. Aber es könnte auch mittelbar beziehungsweise unsichtbar zu einer Art von Verständnis oder gar Einverständnis für Verhaltensweisen führen, die ganz und gar unerleuchtet sind.

Was wäre, wenn ich mir in einem solchen Fall klarmache, dass meine Mutter oder mein Vater das getan haben, was sie aus ihrer Sicht für das Richtige hielten oder das Beste, damit sie ihr Glück finden? Was wäre, wenn ich akzeptiere, dass diese Sicht ihr Bewusstsein damals bestimmt hat, dass ich diese Sicht nicht teile – auch heute nicht –, aber aus den Vorfällen der Vergangenheit keine Knüppel drechsle, mit denen ich entweder heute noch auf sie einschlage oder die ich mir immer wieder selbst und auch jetzt noch zwischen die eigenen Beine werfe? Was wäre, wenn ich erkenne: Die Ereignisse akzeptiere ich nicht; ich verstehe auch heute nicht oder nur wenig, warum ein Mensch so handeln konnte. Aber: Ich bin im Hier und Jetzt. Ich muss diese Dinge nicht mehr mit mir herumtragen. Ich darf sie ablegen, auch wenn ich nicht verzeihe oder vergebe – aber auch keinen Groll mehr hege, keine Vorwürfe mehr mache. Was wäre, wenn ich annehme, dass das Gras grün und der Himmel blau sind, Männer und Frauen etwas anders gebaut, Jungsein und Altern passieren … Was wäre, wenn ich das Leben so annehme, wie es ist – und weitergehe, einen besseren Weg suche, den nächsten Schritt mache?

Was wäre, wenn mir Versöhnung heute und ein für alle Mal wichtig ist, wichtiger als die knifflige Frage nach Vergebung? Kann ich mich mit dem Leben, mit meinem Leben, mit den Menschen im Leben, mit der Gesellschaft, mit »Gott« versöhnen? Kann ich mit dem Hannoverschen Philosophen Leibniz erkennen, dass »diese Welt die beste aller Welten« ist, ich aber jederzeit meinen Beitrag einbringen kann, um sie noch besser zu machen?

Aloha und Mahalo

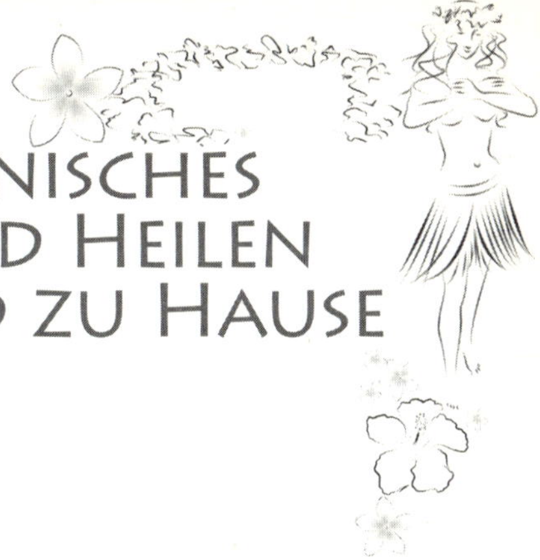

8. Schamanisches Arbeiten und Heilen im Alltag und zu Hause

Das Ego und sein Potenzial

Ego – das ist immer ein spannendes Thema. Die meisten Menschen meinen dabei zunächst einmal, dass es darum gehen sollte, dass wir alle nicht zu egoistisch sind, uns nicht zu wichtig nehmen, nicht in den Vordergrund drängen. Jahrhundertelang ist in unserer Gesellschaft von kirchlichen Stellen eine Form von Demut als Ideal hochgehalten worden, bei der es darum geht, das »schlimme Ego« zumindest zu beherrschen, wenn nicht sogar ganz auszulöschen.

Diese angeblich ideale Haltung dient nicht nur einer Art von Unterdrückung, sondern ist im Ansatz selbst völlig falsch. Ein Ego, ein »kleines Ich«, das egoistisch handelt, das den Menschen eigensüchtig macht, habgierig, angeberisch und so fort, ist leicht als Ego zu erkennen. Dann kann man es in seine Schranken weisen. Aber das wirkliche »Übel« des Egos (wenn man davon so sprechen wollte) besteht keineswegs in Großmannssucht, sondern darin, dass es uns etwas viel Schlimmeres vorgaukelt, nämlich: »Du bist klein!«, »Du verdienst es nicht!«, »Du bist zu nichts zu gebrauchen!«, »Du bist eh zu dumm!« und so weiter und so fort. Das Ego, das sich auf geradezu perfide Weise verstellt und als Bewahrer unser Demut auftritt, ist das Ego, das kleine Ich, dem wir seine (unsere) Masken abnehmen oder herunterreißen sollten.

Die verstorbene Münchner Yogalehrerin Anneliese Harf, Gründerin des MYZ, des Münchner Yoga-Zentrums, hat zu mir (Wulfing) einmal gesagt: »Erst wenn man ein starkes Ich, ein starkes Ego entwickelt hat, kann man ein starkes Selbst entwickeln.« Und einer meiner Lehrer am Gymnasium, Dr. Günther Triloff, der als besonders demütig galt, fragte, nachdem er deshalb wieder einmal gelobt worden war, ausdrücklich nach, »Wissen Sie eigentlich, dass es einen Stolz der Demut gibt?«

Der amerikanische Psychologe Chuck Spezzano hat die »Psychologie der Vision« entwickelt (etliche seiner Bücher sind im Integral Verlag erschienen). Darin verbindet er hawaiianisches Huna, die Einsichten aus »Ein Kurs in Wundern« und klassische analytische Psychologie auf inspirierte Weise. Er hat das Ego und seine Schichten und Motivationsmuster intensiv erforscht. Spezzano hat zu neuen Einsichten angeregt, die uns auch bei unserem Thema der Huna-Seelenkraft weiterhelfen können. Das Folgende ist daraus weiterentwickelt.

Das Ego baut auf Wettbewerbsmustern auf, auf Rivalitäten und Konkurrenzdenken. Es inszeniert einen Machtkampf, der sich nie gewinnen lässt – weder vom Ego oder von anderen Egos noch vom höheren geistigen Selbst. Das Ego erzeugt Angst und Schuldgefühle, vermeintliche Täter-Opfer-Beziehungen, Selbstwertmangel, Opfer- und Märtyrermuster. Es erschafft Probleme, um das Selbst von seinem schöpferischen, ja sogar göttlichen Potenzial abzulenken, ebenso wie davon, dass der Mensch unglaublich viele Talente und Gaben hat, Seelengaben und Himmelsgaben. Das Ego bauscht Probleme auf, lässt sie als unlösbar erscheinen, gestaltet sie zu »Fallen der Verschwörung«, denen man angeblich nie mehr entrinnen kann, wenn man einmal in sie hineingetappt ist.

Wie soll man damit umgehen? Sich ergeben, in einem Teufelskreis verharren? Nein, sicher nicht! Eine Möglichkeit besteht darin, sich zu fragen: »Welches Talent, welche Gabe, welche

Schönheit, welche Kraft steckt unter dem aufgebauschten Problem?« »Wovon versucht mich das Ego abzulenken oder fernzuhalten?« Diese Gaben, Kräfte oder Möglichkeiten sind wie ein kleiner Goldschatz, den man sofort entdeckt, sobald man den dicken Problemstein einmal zur Seite gerollt hat.

Das Ego ist nicht an sich »schlecht« oder »böse«. Wir brauchen es, wie schon angedeutet, um in dieser Welt zu leben. Wir brauchen es als Fundament für ein Körper- und Gefühlsleben auf dieser Erde. Aber wenn es einmal stabil geworden ist, neigt es dazu, sich weiter zu vergrößern, sich Bereiche anzueignen, für die es nicht geschaffen ist. Es fängt an, uns zu blockieren. Wir müssen das Ego wieder in seine natürliche Funktion zurückleiten.

Manche meinen, wir müssten es auflösen. Wir halten vom Begriff »auflösen« nicht so viel, weil man sich damit schnell etwas vormachen kann: Entweder verstrickt man sich in einen nicht zu gewinnenden Kampf gegen das Ego oder man hält sich schnell für super spirituell entwickelt oder egolos. Die einfachste Methode, das Ego ins Normalmaß zu führen, ist, die eigenen Gaben zu entdecken und zu entwickeln. Wenn es dunkel ist, reicht es, ein Licht anzuzünden. Wir müssen nicht auf die Dunkelheit einstechen und einschlagen. Wachstum, Erfolg, Glück, Liebe, Mitgefühl, Erfüllung entwickeln sich in dem Maße, in dem wir an uns selbst glauben, in dem wir unsere Verbindung zum Spirit, zum Universum, zu Gott, zum eigenen Herzen entwickeln.

Wir dürfen uns für Kreativität und den Fluss des Lebens entscheiden, wir dürfen Segnungen unserer Seele und des Himmels empfangen und annehmen. Wir brauchen nicht schwer zu arbeiten oder sogar um etwas zu kämpfen, wir brauchen uns nicht aufzuopfern. Das dient keinem – weder dem Leben noch uns selbst oder anderen. Opfer, Mühsal und dergleichen sind nur eine Hypothek für die zukünftige Entfaltung. Sie hält uns in unnötigen blockierenden Glaubenssätzen und Verhaltensmustern verstrickt.

Wenn wir merken, dass es in unserem Leben tiefe Schmerzen gibt, dass wir unbestimmte oder deutliche Abwehr- und Verteidigungsmuster haben, dass wir uns in unseren Plänen und Zielen leicht ablenken lassen, dass Vorhaben verzögert werden, dann dürfen wir davon ausgehen, dass es sich um irgendeine Form von Eigenangriffen und um Selbstsabotage handelt.

Das Ego nährt sich auch durch Gefühle der Über- oder Unterlegenheit. Das erwachte Selbst hingegen weiß sich eingebettet in einen Lebenssinn, der heilend und beglückend ist, und bei dem oben oder unten, klein oder groß, überlegen oder unterlegen gar keine Rolle spielen. Unsere Seele, unser Höheres Selbst, unser Spirit ist mit einer Art von Aufgabe oder Versprechen hierhergekommen. Man kann diesen Seelenplan, wenn du dieses Wort vielleicht vorziehst, mit einfachen Worten beschreiben: Heilung, Erfüllung, Glücklichsein, Selbstermächtigung, Ebenbürtigkeit, Achtung und Selbstachtung.

Manchmal ist das Ego sogar bereit, so weit mitzugehen und diesen Lebenssinn gutzuheißen, wendet dann aber mit scheinbar demütiger Stimme ein: »Na ja, das stimmt schon alles. Aber du weißt doch selbst, dass du viel zu … (klein, dumm, unentwickelt oder Ähnliches) bist, um einen solch hohen Lebenssinn auch wirklich in diesem Leben zu erfüllen.«

Was tun? Wir können uns an Kala erinnern, also daran, dass es keine Grenzen gibt. An Ike und daran, dass die Welt das ist, wofür wir sie halten. An Pono und daran, dass Wirksamkeit das Maß unserer Wahrheit ist. Wir können annehmen, tief im Herzen und hoch in der Seele, dass wir tatsächlich Königskinder sind, dass wir das Bindeglied zwischen schöpferischem Spirit und sichtbarem Leben sind, dass wir Himmelswesen sind, die eine Zeit lang hier auf der Erde wirken. Das wird uns befreien, das wird eine Tür zum Geist öffnen – wenn wir uns dafür entscheiden. An der Selbstverantwortung führt kein Weg vorbei. Da gibt es keinen Zaubertrank und keine magische Formel, keinen Gurusegen und keine rituellen Beschwörungen, die uns Wahl und Entscheidung, Herzöffnung und Klarheit des Geistes, eigene Entscheidungen und eigenes Handeln abnehmen können.

Wenn wir erst einmal bewusst darauf achten, fällt uns sicher häufiger auf, wie das Ego immer wieder einmal Hindernisse aufbaut, um vom Wesentlichen abzulenken und um Entwicklungen zu verzögern. Es macht sich selbst dadurch stärker.

Angst ist eine der tiefsten Ursachen für ein Ego, das nicht hilft, sondern hindert. Manche spirituellen Psychologen halten Angst für die letzte und tiefste Verschwörung, die uns vorgaukeln soll, dass es keinen Himmel und keine Wunder gäbe, keinen Selbstwert und keine Selbstermächtigung. In gewisser Weise geht es bei der Auseinandersetzung zwischen einem überbordenden, manisch aktiven Ego und dem in sich ruhenden Höherem Selbst um die Frage: Was ist die höchste Wahrheit – Mangel und Verlust oder Fülle und Teilen? Trauer oder Glück? Bittere Rivalität oder ebenbürtige Partnerschaft? Tod oder Leben?

Der ursprüngliche höchste Lebensplan sieht für jeden einzelnen Menschen vor, dass das Ego seine Funktion als Helfer erfüllt und dass das Selbst seine Rolle der spirituellen Führung übernimmt. In die Sprache von Huna übertragen geht es nicht und niemals darum, dass das Ku verurteilt oder gar abgeschnitten würde und dass Lono gerade einmal geduldet sei, und nur das Kane alle Macht innehat. Vielmehr geht es um eine partnerschaftliche Erfüllung von Rollen in einer natürlichen Ordnung, die für alle Wesen und für alle Ebenen des Lebens glückbringend ist.

Huna-Healing oder Hawaiianischer Schamanismus

Schamanen bewegen sich meist in verschiedenen Seinszuständen, die für sie völlig gleichwertig und reell sind. Die Welt, in der wir als Schamanen leben, ist für uns genauso real wie die Traumwelt. Die Bilder, die wir während der Sitzungen oder auch als »Eingebungen« bekommen, betrachten wir als ebenso real wie die Welt, die uns im Außen begegnet. Wir sind meist auf mehreren Ebenen gleichzeitig beschäftigt, begleiten Menschen auf ihren Reisen in die Innenwelten und auch auf den oft nebulösen Wegen durch die Vergangenheit. Wir lernen, uns auf den verschiedenen Ebenen und in den Seinsrealitäten gleichzeitig zu bewegen, Informationen aus der einen Welt in die andere Realität zu transportieren.

Meist jedoch dienen wir den Menschen in Übergangssituationen. Das kann der Übergang von einer Krankheit in die Heilung bedeuten oder der des nicht geborenen Lebens in das jetzige Leben sowie der Übergang von dieser Welt zum Tor der anderen Welt. Wir Schamanen dienen den Menschen und der Erde, weil unsere Absicht ist, immer zu helfen und die Welt ein wenig heiler zu hinterlassen. Wir dringen oft in Ebenen vor, in denen wenig Licht und Transparenz ist, wir holen Seelenanteile, die verirrt sind, wieder zurück, wir transformieren die dunkle Macht des Egos.

Wir sind aktiv, um zu verändern. Wir greifen in das Geschehen der Welt direkt ein. Wir bleiben jedoch immer in unserer Liebe und würden nie etwas tun, was nicht von der Liebe zu den Menschen geprägt ist. Wir sind Aktivisten, arbeiten an vorderster Front, immer heilend und harmonisierend. Unser Motor ist die Liebe zur Menschheit, unser Handwerk die Vorstellungskraft und Präsenz, unser Ziel die ganzheitliche Heilung. Wir tun all das bewusst. Jeder Gedanke, jede Handlung, jeder Impuls zur Veränderung – all das geschieht Kraft unseres Bewusstseins, der Quelle allen Heilens und jeder Heilung.

TRAUMARBEIT

Während du träumst, erlebst du deine Geschichte so, als würde sie gerade in diesem Moment stattfinden. Die Handlungen werden zum Teil vom Unterbewusstsein entworfen. Es besteht die Möglichkeit, während eines Traums Bilder von deinem Ku, aber auch von deinem Kane ins Bewusstsein zu bekommen und damit bewusst werden zu lassen. Botschaften aus dem Unterbewusstsein, Informationen aus der geistigen Welt können uneingeschränkt und ohne Zensur von Lono in dein Bewusstsein transportiert werden. Somit bekommst du einen Einblick, was deine Seele von dir will und wie dein nächstes Ziel aussehen kann.

Beispiel Partnerbeziehung

Nehmen wir an, ich befinde mich in einer Beziehungskrise und überlege, meinen Partner zu verlassen. Mein Verstand wehrt sich gegen die Trennung, mein Herz fühlt sich schmerzvoll und wund an. Mir ist jedoch klar, dass ich in dieser Beziehung nicht mehr glücklich bin. Die Leitlinie im Huna, nichts anderes als Liebe zuzulassen, bringt mir die Erkenntnis, dass es nun wichtig ist, wieder meine eigene Liebe zu mir ins Leben zu integrieren. Die Eigenliebe will wieder gelebt werden.

Care for yourself! Mein Kahuna, in diesem Fall ein Geistwesen, das mich führt (nicht ein »realer« Mensch!), meint, ich solle endlich wieder fürsorglich für mich selbst werden. Aus diesem Hintergrund heraus bitte ich ihn um Klarheit. Er schenkt mir diesen Traum: *Ich bewege mich in einer bunten Welt. Zunächst ist meine Familie mit dabei, dann bin ich allein. Ich befinde mich in einem großen Gebäude, es ist die Rückseite eines herrschaftlichen Hauses. Ein warmer Frühlingstag lässt die Kraft des Sommers erahnen. Links von mir steht mein Noch-Partner, er nimmt eine leicht gebückte Haltung ein. Rechts von mir bewegt sich eine Kutsche auf mich zu, sie wirkt wie aus alter Zeit, ist sehr gepflegt, weiß und hell. Stattliche Pferde ziehen das Gefährt, dann hält die Kutsche direkt vor mir. Der Kutscher sitzt noch auf dem Bock, und aus der Kutsche steigt ein großer, stattlicher Mann aus. Er ist schön gekleidet, strahlt die Energie eines weisen Mannes aus, zieht seinen Zylinder, verbeugt sich tief vor mir und bietet mir an, mit ihm zu fahren.*

»Warte noch einen Augenblick, hier gibt es noch etwas zu erledigen«, ist meine Antwort, und ich wende mich meinem Noch-Partner zu. Ich gehe mit ihm in das Innere des Hauses. Es befindet sich ein großer Saal im Erdgeschoss, bei genauerer Betrachtung ist es eine Küche. Sehr sauber und aufgeräumt, leicht vergilbte gelbliche Fliesen an der Wand und jede Menge Messer und Beile hängen an den Wänden. Der Tisch wirkt steril und kalt, lang, aus Edelstahl und blank poliert.

»Das sind all die Geräte, mit denen du mein Herz gequält hast.« Diese Erkenntnis kommt ganz tief aus meinem Innern, während ich die Worte zu meinem Partner sage. Die schonungslose Klarheit lässt mich erschauern. Er schaut zur Seite und geht nach außen.

Ich kann nicht in der kalten Küche bleiben. Mein Herz ausgebeutet und geschunden – nein! Ich begehre auf und erinnere mich: Alles, was du dir vorstellst, beginnt sich zu realisieren. Die Welt ist das, wofür wir sie halten ...

Nach einem Traum wie diesem beginnt die eigentliche schamanische Arbeit. Mit etwas Übung kannst du im Laufe der Zeit lernen, in Situationen im Leben, die du hättest »laufen lassen«, ohne selbst und aktiv etwas zu tun, nun bewusst einzugreifen, um klare Veränderungen auf den Weg zu bringen.

Hast du schon mal versucht, einen Traum zu verändern? Vermutlich nicht, weil du bisher vielleicht noch gar nicht auf die Idee gekommen bist, dass man das tun kann. Huna-Healing bedeutet, dir mehr und mehr bewusst zu machen, dass du jederzeit in der Lage bist, die Situation anders zu betrachten und damit deine Realität zu verändern. Nun die Fortsetzung, die Veränderung des Traums:

Ich halte inne und frage mich: Ist es das, was ich will? Will ich diesen Zustand erhalten oder will ich diese Realität verändern? Wie fühle ich mich jetzt, in diesem Augenblick, in diesem Raum, mit dieser Klarheit? Es braucht nicht viel Fantasie, ich entscheide mich für die Veränderung und die Verbesserung der Situation.

Zunächst beginne ich, den Raum zu verändern. Ich stelle mir einen Bagger vor, der nun zur Seite ist und die alten Mauern niederreißt. Es bleiben nur die Grundpfeiler stehen, eine neue Wand wird aufgezogen, viele Fenster integriert. Die Fliesen und die Gerätschaften werden in einem Container entsorgt, der wie von Zauberhand vor dem Haus wartet. Nun beginne ich, meinen neuen Raum gemütlich einzurichten. Es soll ja ein Herzensraum werden und meinem Herzen die Möglichkeit der völligen Ausheilung geben.

Die nächste Überlegung steht an: Was will ich nun? Freude. Glück. Ein warmes, weiches Herz. Denn mir ist klar, dass sich meine Zukunft nur dann gut gestalten lasst, wenn ich beginne, meine Wunden zu heilen. Und so male ich diesen Herzensraum in meiner Lieblingsfarbe aus – Rosa und Magenta in allen Schattierungen und Nuancen. Es werden Sofas aufgestellt, Kuschelecken, die Begegnungen mit vielen Menschen zulassen. Ein Brunnen aus Rosenquarz transformiert alten Herzschmerz und mein Ku fühlt sich wohl. Viele Rosen umranken nun die Außenmauern, Rosen zieren auch den Raum, ihr Duft verströmt sich zart und einladend.

Es wird heller, das Licht dringt von außen durch die Fenster, es wird wärmer, weiche Farben, Sofas zum Ausruhen, Wohlfühlen und Verweilen gestalten sich wie von selbst. Es ist ein Raum voller Licht und Wärme. Mein Herz wird weicher, ich beginne, mir zu verzeihen. Ho'oponopono, das Ritual des Verzeihens, darum geht es jetzt.

Ich denke an die Wunden, spüre und erkenne die Liebe in mir und beginne mit Ho'oponopono. Es tut mir leid. Ja, es tut mir leid, was passiert ist. Dass die Liebe dem Außendruck nicht standgehalten hat. Es tut mir leid, dass ich verletzt wurde. Es tut mir leid, dass ich verletzt habe. Es tut mir leid.

Ich verzeihe dir, mein Ex-Partner. Ja, ich verzeihe dir von ganzem Herzen, weil ich weiß, dass auch du es nicht besser konntest. Ich verzeihe mir, mit jeder Faser meines Herzens, ich verzeihe mir, diese Verletzungen zugelassen zu haben.

Ich spüre, wie es mir besser geht und der Raum noch heller wird. Ich liebe dich, mein früherer Partner, immer noch. Auf einer anderen, auf einer tieferen Ebene. Auf der Ebene der All-Liebe, losgelöst aus der Beziehung von Mann und Frau, auf der Ebene der All-Liebe.

Immer wieder spüre und spreche ich: Ich liebe mich. Ich liebe dich. Ich liebe mich. Ich liebe dich. Und ich beobachte mein Herz, ich spüre die Veränderung, ich erlebe Heilung meiner Wunden.

Danke. Danke dir, mein früherer Partner, dass du mein Herz berührt hast. Danke mir, dass nun alles gut wird. Danke dem Kosmos für diese tiefe Erfahrung und die Möglichkeit, mich noch tiefer im Herzen zu verankern.

Weichheit durchdringt mein Herz, ich denke an all die Menschen, die ich liebe. Sie kommen auf mich zu, sie besuchen mich in meinem Haus, sie erfüllen nun den Raum. Es werden immer mehr Menschen, ich spüre nur noch Liebe, und mein Herz beginnt zu heilen. Erfüllt von dieser Energie trete ich nach außen. Ich spüre die wärmende Sonne, genieße den Frühlingstag. Die Kutsche wartet, und so lasse ich mich von dem Kutscher in eine neue Zukunft fahren.

Erklärung zur Traumarbeit

Diese Geschichte soll dir aufzeigen, wie du deine Realität gestalten kannst. Mit etwas Übung wirst du lernen, dein Ku so zu programmieren, dass du klare Träume erleben kannst. Dann bitte dein Ku, dich daran zu erinnern, dass du jederzeit, unter allen Umständen und immer in der Lage bist, in die Handlung einzugreifen.

In dem dargestellten Fall geht es darum, dass die Träumerin Klarheit braucht, um ihr Leben neu zu gestalten. Die plastischen Bilder im Traum lassen erkennen, wie sehr sie verletzt wurde und dass sie die Verletzungen auch erduldet hat. Der Traum zeigt indes auch, dass bereits ein neuer Partner in der Zukunft da ist – groß und stattlich –, der auf sie wartet. Die Aufgabe besteht nun darin, alles zu tun, um diese Situation heil werden zu lassen. Nach Meinung der Kahunas ist es nicht sinnvoll, mit Gewalt oder durch Kampf als »Sieger« aus einer Situation herauszugehen. Abenteuerschamanen leisten Widerstand mit der schärfsten Waffe, die es gibt: Sie heilen mit der Kraft der Liebe.

Die Träumerin in der Geschichte erkennt ihre Wunden und findet Klarheit. Nun geht es darum zu entscheiden, ob sie weiterhin mit einem wunden Herzen und Narben leben will oder den Raum ihres Herzens wieder heil werden lässt. Sie entscheidet sich für Glück und Heilung und beginnt, aktiv einzugreifen.

An dieser Stelle wird die Fantasie gefordert. Jeder Mensch kreiert seine Bilder und Visionen, abhängig von der eigenen Biografie und den Lebensumständen. Eine andere Träumerin hätte sich vielleicht entschieden, das Haus abzubrennen oder einfach die Wände zu übertünchen, vielleicht wäre eine dritte Träumerin auf die Idee gekommen, den künftigen Traumprinzen zu überreden, die Küche gemütlicher zu gestalten – hier sind der Fantasie keine Grenzen gesetzt. Wichtig ist, dass dein Ku die vorgeschlagene Veränderung akzeptiert und mit Wohlgefühl darauf reagiert.

In unserem Traum gestaltet die Träumerin ihren Herzensraum weich und »kuschelig«. Ihr Ku akzeptiert dies und reagiert mit Weichheit und Wärme. Die Personen, die auftauchen, helfen der Träumerin, ihre eigene Herzensliebe wiederzufinden. Aufgrund der Verletzungen war sie eigenständig nicht mehr in der Lage, umfassende Liebe für sich selbst aufzubringen. Die Erinnerung an Menschen, die sie liebt und die sie lieben, weitet ihr Herz und bringt sie in die Herzensqualität zurück. Als weise Träumerin weiß die Frau, dass sie in der Zukunft nur glücklich werden kann, wenn sie die alte Beziehung in Liebe beendet. Und so entscheidet sie sich für das Ritual von Ho'oponopono, das bewährte Verzeihungsritual. Es wirkt aber nur, wenn Ku einverstanden ist. Allein ein oberflächliches »Ich verzeihe dir und mir« bringt keine Heilung. Erst wenn das Herz wirklich zur Transformation bereit ist, kann Veränderung stattfinden.

Ein besonders wirksames Symbol erscheint noch im Traum: ein Brunnen aus Rosenquarz. Die Träumerin hat ein verwundetes Herz, ihr Ku will von diesen Verwundungen gereinigt werden. Wir wissen: Jede Emotion wird im Ku gespeichert. In unserem Fall kreiert die Träumerin einen Brunnen, der aufgrund des dort gespendeten Wassers das Ku reinigt und der außerdem als weitere Kraftquelle zur Verfügung steht.

Im Huna weiß man um die Macht von Symbolen – fließendes Wasser kann Emotionen reinigen, ein Brunnen spendet Energie, die Farbe Rosa oder Grün heilt das Herz, ein Brunnen in der Mitte des Raumes transformiert Energien. Rosenquarz heilt das gebrochene Herz, die vielen Rosen wollen aufzeigen, dass die Träumerin jetzt in der Lage ist, wieder die Liebe für sich selbst zu entdecken und in die Realität zu bringen.

Erst wenn alle negativen Emotionen verwandelt, die Energie wieder ins Fließen gebracht, die Situation transformiert und verwandelt ist, wendet sich die Träumerin nach außen und kutschiert mit ihrem Traumprinzen in ein neues Leben.

Einführung in die schamanische Arbeit

Dieses Buch erklärt sowohl die Theorie hinter den Heilweisen der Kahunas, möchte aber auch anhand vieler Informationen und praktischer Beispiele aufzeigen, wie du Huna-Healing im Alltag selbst praktizieren kannst. Dabei geht es nicht um die großen Wunder oder um Zeremonien, die oft scheinbar magische Ergebnisse hervorbringen. Es geht vor allem um alltägliche Situationen, die wir erleben und verändern können.

Schamanisches Arbeiten bedeutet insbesondere, Klarheit in dein Leben und blockierte Energien zum Fließen zu bringen. Dazu bedarf es zunächst der Bestandsaufnahme. Führst du ein Leben, wie du es dir immer erträumt hast? Bist du glücklich und zufrieden? Hast du das Gefühl, alles richtig zu machen? Gibt es in deinem Leben Bereiche, die noch nicht so recht deinen optimalen Vorstellungen entsprechen?

Huna geht davon aus, dass wir ein natürliches Bedürfnis nach Wärme, Liebe und Wohlgefühl in uns tragen und es unser angeborenes Recht ist, dies im Leben zu erfahren. Die Kahunas ermuntern uns, unsere Träume in die Realität zu bringen, unsere Wünsche zu verwirklichen und ein Leben in Wohlstand, Glück und Liebe zu führen. Schamanische Arbeit hilft uns dabei.

Damit du mehr Klarheit in dein Leben bringst, ist es wichtig, dich mit deiner Vergangenheit auseinanderzusetzen. Du lebst momentan ein Leben, das aufgrund deiner Gedanken, Gefühle und Einflüsse aus der Vergangenheit geprägt wurde. Deine Biografie bis zum heutigen Tag ist eine Summe von verschiedenen Faktoren, welche die Weichen für dein jetziges Leben gestellt haben. Das wird geprägt durch Eltern und Familie, das Familiensystem, Erziehung, Glaubenssätze, Schulsystem, das soziale Gefüge und die Gesellschaft, um nur einige Aspekte zu nennen. All das hat Einfluss auf dein jetziges Leben.

Wir sollten uns zugleich bewusst machen, dass wir ständig die Welt in uns und um uns herum prägen. Es gibt keinen neutralen Gedanken, es gibt keine neutrale Energie – alles ist in Schwingung und wirkt sich entweder irgendwie positiv oder negativ auf uns aus.

Du entscheidest immer und in jeder Sekunde, auch wenn du noch nie darüber nachgedacht hast und dies noch nicht in dein bewusstes Denken vorgedrungen ist. Du hast dich jetzt, in dieser Sekunde, in diesem Moment, entschieden, diese Zeilen zu lesen. Und die Worte und Gedanken verändern dich. Vielleicht bist du sprachlos oder du glaubst das alles nicht. Dann werden Gedanken wie »Kann nicht sein, glaub ich nicht, es ist alles Unsinn« deinen Kopf füttern und irgendeine Reaktion in dir auslösen. Wahrscheinlich aber werden dich diese Worte eher etwas nachdenklich stimmen und dich einladen, das Thema zu vertiefen.

Die Kahunas meinen dazu: Du erschaffst nie die Form. Die Energie, der du erlaubst, durch dich hindurch zu wirken, erschafft die Form, die alles entstehen lässt. Das heißt, du kreierst dir deine Welt. Es sind nicht nur deine Gedanken und Gefühle, die diese deine eigene Welt schaffen. Es ist auch die Energie, der du erlaubst, in deine Welt zu kommen.

Du entscheidest in jeder Sekunde. Liest du ein gutes Buch oder schaust du dir einen Krimi an? Isst du viel Fast-Food, weil du zum Kochen zu müde bist, oder gönnst du deinem Körper gesunde Lebensmittel? Welche Musik hörst du überwiegend? Stimmt sie dich fröhlich oder zieht sie deine Energie nach unten? Welcher Energie gestattest du, Einfluss auf dich zu nehmen?

Deine Zukunft gestaltest du jetzt, in diesem Augenblick. Bei der schamanischen Heilarbeit sind wir immer und ausschließlich in der Gegenwart. Die Vergangenheit ist vergangen, die Zukunft ist nicht real. Es gibt nur das Hier und Jetzt.

Energiegesetze im Alltag

Die sieben Energiegesetze und das oberste Gebot »Heile immer, verletze nie!« bilden die Grundlage des Huna-Healing. Für Heilwerdung und schamanisches Arbeiten zu Hause bieten sie eine unschätzbare Hilfe. Die sieben Energiegesetze helfen dir, Klarheit in deine Lebenssituation zu bringen und deine Situation zu transformieren. Aus diesem Grund sollen die sieben Energiegesetze im Sinne des hawaiianischen Schamanismus erneut betrachtet werden – der vorher dargestellte Traum dient dabei als ein Beispiel. Auf manche der Gesetze wird knapper, auf andere ausführlicher eingegangen.

Makia: Energie folgt der Aufmerksamkeit

Die entscheidenden Fragen für das schamanische Arbeiten sind:

- Was will ich?
- Wohin lenke ich meine Aufmerksamkeit?
- Was will ich erreichen, welches Ziel habe ich?

Einzig und allein diese Faktoren sind entscheidend. Beim Beispiel des Traums stellen sich der Träumerin irgendwann noch die Fragen: Will ich das so noch weiter leben? Brauche ich eine solche Erfahrung weiterhin? Will ich etwas verändern?

Auch auf solche Fragen haben die Kahunas eine ganz einfache Antwort: Es ist völlig okay, wenn du dich für den Kampf und das Ego entscheidest. Aber jammere dann nicht herum, wenn es dir nicht gut geht. Du willst eine Ehrenrunde drehen? Auch in Ordnung. Aber sei dir der Konsequenzen bewusst.

Klarheit ist der höchste Zustand der Liebe, mein Lieblingsspruch der Kahunas. Je intensiver du dich mit Huna beschäftigst, desto mehr Klarheit wirst du bekommen und in dein Leben integrieren. Stell dir auch einmal die folgende bemerkenswerte Frage, die dir Aufschluss über dein gesamtes Leben geben kann: Stell dir vor, du könntest jetzt, in diesem Augenblick, dein Leben so gestalten, wie du möchtest. Was würdest du tun?

Mana: Alle Kraft kommt von innen

Deine Kraftquelle ist in dir. Niemand sonst kann deine Realität verändern, nur du allein kannst es. Für die schamanische Arbeit bedeutet das, dass du zur Realisierung deines Traums Kraft und Energie brauchst und diese dir auch zur Verfügung steht.

Wenn du einen Traum hast, so die Kahunas, dann hast du auch die Kraft, diesen Traum Wirklichkeit werden zu lassen. Im Traumbeispiel hat die Träumerin nicht gefragt, ob es ihr wohl gelingen würde, die Situation zu verändern. Sie hat nicht gezaudert. Sie nahm es als selbstverständlich hin, dass sie in der Lage dazu ist, dass sie jetzt in diesem Moment und aus sich heraus alle nötige Kraft besitzt, ihre Lage zu verändern.

Manawa: Jetzt ist der Augenblick der Macht

Du kannst nur in diesem Moment, in diesem Hier und Jetzt, Veränderungen vornehmen. Schamanen arbeiten ausschließlich in der Gegenwart, sie heilen Blockierungen aus der Vergangenheit, indem sie bewusst in der Gegenwart Energien verändern. Die Zukunft gestaltet sich ja aus der Gegenwart jetzt – eine andere Realität gibt es nicht.

Im Huna-Healing ist Arbeiten in früheren Inkarnationen nicht unbedingt erforderlich. Es mag zwar ab und an förderlich sein, Informationen aus der Vergangenheit auszugraben, um sie als das, was sie sind, zu behandeln: nämlich Informationen. Nicht mehr und nicht weniger. Wenn wir bei einer Krankheit spüren, dass es sich um eine Blockade aus der Vergangenheit handeln könnte, die sich in diesem Leben manifestiert, können wir selbstverständlich in die Vergangenheit reisen und die Situation dort wieder aufleben lassen. Wir können Seelenanteile zurückholen, Aka-Schnüre lösen oder andere wichtige energetische Dinge tun.

Wir sollten uns jedoch davor hüten, in der Vergangenheit herumzubohren oder unendlich viele Themen aus früheren Inkarnationen nachzuerleben. Dein jetziges Leben ist auch die Summe der früheren Leben. Heile also Themen aus der Gegenwart, damit heilst du auch die Vergangenheit und nimmst Einfluss auf die Zukunft.

Ein anderer sehr wichtiger Aspekt kommt hier ebenfalls zum Tragen: Wenn wir ständig die Aufmerksamkeit auf alte Inkarnationen lenken, darauf, was uns alles passiert ist, welche Fehler wir gemacht haben, wie oft wir wo ums Leben gekommen sind, welchen Partnern wir wann begegnet sind, dann lenken wir jedes Mal unsere Aufmerksamkeit auf die Vergangenheit, weg vom jetzigen Augenblick. Aber das Vergangene ist nicht mehr relevant und deshalb sollten wir ihm auch keine Energie mehr geben.

Im Fall der Träumerin bedeutet dieses Energiegesetz, dass sie nicht gewartet hat, bis sich die Situation irgendwann und irgendwie »von selbst« verändert. Nachdem sie erkannte, dass sie so nicht weiterleben will, hat sie augenblicklich, sofort, Maßnahmen zur Veränderung ergriffen.

Aloha: Lieben heißt, glücklich sein mit dir

Für das schamanische Arbeiten bedeutet das: Tu alles, was dir und der Umwelt guttut. Tu alles zum Besten des großen Ganzen. Teile die Schwingung der Liebe mit dir selbst, mit uns, lass auch andere Menschen glücklich sein, gestalte die Situation so, dass es für alle Beteiligten Liebe und Lösungen der Liebe gibt.

Verändere vor allen Dingen dein Leben so, dass du selbst wieder glücklich bist mit dir. Das bedeutet, glücklich zu sein über das, was du hast, oder über das, was und wie du es ändern willst. Je mehr du einen Traum liebst, desto schneller wird er sich verwirklichen. Kahunas sprechen in diesem Zusammenhang auch von der Leidenschaft, Gutes zu tun und Gutes zu lieben.

Wenn du beispielsweise den optimalen Partner suchst (den »perfekten« Partner beziehungsweise die »vollkommene« Partnerin kann es nicht geben, weil wir uns vor allem durch Beziehungen entwickeln), wenn du dich also danach sehnst, kannst du selbstverständlich immer in dem Gefühl des Mangels gebunden bleiben. Oder du kannst die Energie ausstrahlen, den geliebten Menschen endlich haben zu wollen. Das würde jedoch erneut eine Blockierung bringen, denn du schickst dann dieses Gefühl in den Kosmos und bringst damit zum Ausdruck, dass du etwas haben willst, was nicht vorhanden ist. Das aber verursacht erneut Stress und unnötige Gedanken.

Die Kahunas nehmen einen anderen Weg: Sie stellen sich vor, wie schön es ist, den ersehnten Partner zu finden; sie lassen Emotionen von Freude, Begeisterung und Enthusiasmus entstehen (über das Ku) und wissen, dass über diese Energie das gewünschte Ergebnis (hier der Partner oder die Partnerin) viel leichter ins Leben tritt. Willst du Liebe, beginne mit Begeisterung, die Liebe zu lieben.

Unsere Träumerin hat sich entschieden, ihr verwundetes Herz zu heilen. Sie hat die alten Mauern einreißen und die aggressiven Werkzeuge abtransportieren lassen. Sie hat ihren Innenraum, den Herzraum, neu gestaltet, sodass sie sich nun wohl und geborgen fühlt. In ihrem Traum hat sie Menschen, die sie liebt, auftreten lassen, hat die Liebe, die sie für diese Menschen empfindet, in ihr eigenes Herz transportiert und das Ritual des Ho'oponopono als Möglichkeit des Verzeihens auf allen Ebenen durchgeführt. Zum Schluss hat sie sich für eine neue Realität und eine neue Liebe entschieden.

Pono: Wirksamkeit ist das Maß deiner Wahrheit

Die Huna-Lehre ist effektiv und einfach. Wir benutzen viele Techniken, um ein bestimmtes Ziel zu erreichen. Für das schamanische Arbeiten zu Hause bedeutet das, dass du unterschiedliche Methoden ausprobieren und anwenden kannst. Wenn du mit deiner Technik Erfolg hast, ist diese die richtige für dich. Jeder Mensch hat andere Fähigkeiten und Möglichkeiten, das für sich richtige Werkzeug herauszufinden. Wenn es funktioniert, merkst du, dass du die Grundlagen von Huna gut integriert hast. Falls du jedoch mit deiner Methode noch nicht genügend Erfolg hast, versuch einfach eine andere Technik.

Es gibt Menschen, die mehr visuell arbeiten – sie erreichen mit der gezielten Vorstellungskraft ein für sie angestrebtes Ziel. Andere Menschen hören besser – sie können dann den Dialog mit Ku, Lono oder Kane anstreben, um Informationen zu erhalten. Wieder andere lieben es, Rituale zu zelebrieren – sie werden mit der Technik des Segnens oder der Gebete Wunder und Heilung erreichen. Es gibt aber auch Menschen, die je nach erstrebtem Ziel unterschiedliche Techniken einsetzen. Auch sie finden im großen System von Huna verschiedene Möglichkeiten, um in ihrem Leben Liebe und Weisheit, Wohlstand und Glück zu vermehren.

Huna arbeitet mit der Kraft der Freude. Wir werden deshalb zur Verwirklichung unserer Ziele Methoden anwenden, die uns Freude und Spaß machen – denken wir dabei an die Mitarbeit von Ku, das Freude vermehren und Leid vermeiden will. Wenn du freudvolle Ergebnisse erzielen willst, so die Kahunas, dann wende auch freudvolle Methoden an.

Ein Beispiel: Du willst eine Fremdsprache lernen. Nun hast du die Möglichkeit, zwischen verschiedenen Varianten zu wählen: Du könntest einen Sprachkurs in der Volkshochschule buchen. Du kannst dich entscheiden, einen Fernkurs an einer Uni zu belegen. Du hast die Möglichkeit, dir die Sprache autodidaktisch mit Büchern anzueignen. Du könntest auch ein Auslandssemester ablegen. Du kannst per Video Lehrmaterial ansehen. Du könntest über Hörbücher arbeiten.

Wichtig ist herauszufinden, mit welcher Methode du am meisten Freude hast. Vielleicht bist du gern unter Menschen, dann wäre die Methode des Kurses bei der Volkshochschule sicher richtig. Wenn du gern verreist, dann fühlt sich dein Ku bei dem Gedanken, in einem fremden Land die Sprache zu erlernen, sicher sehr wohl. Wenn du mehr ein Einzelgänger bist, könnte es sein, dass du dich bei dem Gedanken, einen Fernlehrgang zu absolvieren, am wohlsten fühlst.

Wie auch immer: Je freudiger dich das Mittel stimmt, desto besser das Ergebnis. Wenn es funktioniert, ist es richtig, gleich, welches Instrument gewählt oder welcher Weg eingeschlagen wurde. Die Wirksamkeit deines Mittels zeigt an, wie erfolgreich du deine Pläne umsetzen kannst. Wirksamkeit ist das Maß deiner Wahrheit.

Ike: Die Welt ist das, wofür wir sie halten

Dieses Energiegesetz ist für viele sicher das wichtigste bei der schamanischen Heilarbeit. Es gibt keine objektive Welt – jeder erlebt seine Welt subjektiv und einzigartig. Niemand kann deine Welt so empfinden und erleben wie du selbst. Und dieses Bild gestaltest du fortwährend weiter, du nährst es mit deinen Gedanken und Gefühlen und veränderst dadurch wiederum deine Wahrnehmung von dieser Realität.

Ein Heiler wird sich immer entscheiden, eine Blockierung oder Krankheit zu erkennen, aber den geheilten Zustand als wirklich zu betrachten. In der ganzheitlichen Alternativmedizin ist es deshalb durchaus sinnvoll, verschiedene Informationen von Krankheitsbildern zu besitzen und auch über anatomisch-wissenschaftliche Grundlagen zu verfügen. Nicht nur, um den Verlauf einer Krankheit besser einschätzen zu können, sondern vor allem, damit man sich blockierte Organe oder Gewebeteile in ihrem vollkommenen und gesunden Zustand vorstellen kann.

Wenn du weißt, wie eine Lunge aufgebaut ist, kannst du bei einem gesundheitlichen Problem der Lunge besser visualisieren, wie diese gesund wird und voll funktionsfähig arbeitet. Du kannst dann sehen, wie sich die Lungenbläschen ausdehnen, wie in den feinen Haargefäßen der Sauerstoffaustausch stattfindet, du siehst, wie der vermehrte Sauerstoff die Zellen versorgt und wie das Kohlendioxid ausgeatmet wird. Du kannst dir vorstellen, wie die Lunge ganz gesund arbeitet und dieses

Bild dann in das Unterbewusstsein transportieren. Ku wird sich daran orientieren und alles tun, um diesen Zustand zu bewirken und zu erhalten.

Schamanen erlösen den blockierten Zustand, transformieren ihn und schaffen neuen Raum für die Gesundheit. Sie nähren die Energie der Heilung, indem sie sich den kranken Menschen nach der Reinigung und Transformation als gesund und glücklich vorstellen. Dieser Gesundungsprozess wird so erlebt, als wäre bereits die vollkommene Gesundheit eingetreten. Schamanen werden während der Heilarbeit immer und unter allen Umständen die ganze Energie auf die Gesundheit des Menschen lenken. Die gesamte Vorstellungskraft, die präzise und zielgerichtete Imagination und radikale Konzentration wird auf die Heilung und die Heil-Werdung des kranken Menschen gerichtet.

Die Welt ist das, wofür wir sie halten. Das bedeutet auch, dass dein Unterbewusstsein (Ku), aber auch dein Lono nicht unterscheiden kann, ob du dir etwas nur vorstellst oder ob es tatsächlich so in der Realität zutrifft. Der Phantomschmerz ist ein Beleg für diese Sichtweise. Der Körper empfindet und meldet Schmerzen an einem Körperteil, das physisch gar nicht mehr vorhanden ist. Es ist dasselbe Gefühl, als wäre das abgetrennte Glied immer noch mit dem Körper verbunden. Die Schmerzen fühlen sich identisch an, die neurologischen Empfindungen produzieren absolut die gleiche Schmerzsymptomatik.

Wenn wir meinen, glücklich zu sein, werden wir uns so fühlen – egal, wie die Welt um uns herum aussieht. Wenn wir davon überzeugt sind, dass es uns nicht gut geht, werden wir auch entsprechende Bilder und Emotionen produzieren – unabhängig davon, wie sich unser tatsächliches Leben gestaltet.

Lono, und damit auch unser Verstand, entscheidet darüber, ob wir unsere ganz persönliche, subjektive Welt als positiv oder negativ bewerten. Lono gibt diese Bilder an Ku weiter, das dann die dementsprechenden Reaktionen auslöst. Lono gibt den Rahmen vor, Ku produziert die Gefühle und die dazugehörigen körperlichen Symptome. Du hast das sicher schon erlebt: Kaum ist jemand in der Familie krank (nehmen wir einen banalen Infekt an), kann es sein, dass du dich sofort selbst unwohl fühlst. Allein die Vorstellung einer möglichen Krankheit kann ausreichen, in dir körperliche Symptome zu produzieren. Wir kennen dieses Phänomen vom »eingebildeten Kranken«, der jede Krankheit, von der er hört oder über die er liest, als seine eigene annimmt und dann die entsprechende Symptomatik entwickelt.

Ein Freund von mir experimentierte, indem er während einer Grippe-Epidemie, damals noch völlig gesund, aus heiterem Himmel und mit viel Enthusiasmus die Arme ausbreitete und in den Raum rief: »Ich lade euch ein, ihr Grippeviren, alle zu mir zu kommen.« Er grinste dabei und sagte zu mir: »Jetzt bin ich neugierig, was passieren wird.« Du ahnst, wie die Geschichte zu Ende geht. Am selben Abend wurde Albert müde und fühlte sich erschöpft, die nächsten Tage verbrachte er mit einer hartnäckigen Erkältung im Bett. Dieses Experiment hat er nur einmal gemacht.

Wenn wir uns Krankheiten oder Blockierungen einreden können und schon die bloße Vorstellungskraft hilft, Symptome zum Vorschein zu bringen, ist der umgekehrte Weg selbstverständlich auch möglich. Wir können eine negative Situation ins Positive umkehren, indem wir anders denken und fühlen. Für die schamanische Heilarbeit ist es allerdings nicht nur wichtig, die Vorstellungskraft, die Imagination, zur Veränderung zu benutzen. Wir brauchen vor allem die Zustimmung von Ku. Ein Körper wird nur dann ganz heil werden können, wenn das Ku desjenigen von der Heilung überzeugt ist. Das heißt: Heilung kann nur dann geschehen, wenn das Unterbewusstsein des Erkrankten die Heilwerdung akzeptiert und fördert. Wenn das Ku von der Lösung oder der beginnenden Heilwerdung nicht überzeugt ist, wird die Heilarbeit schwieriger, was nicht bedeutet, dass sie aussichtslos ist, sondern dass ein vermehrter Energieaufwand nötig wird.

In diesem Fall gibt es einen besonderen Trick. Wenn das Ku des Klienten nicht in der Lage ist, einen Heilzustand zu akzeptieren, oder sich nicht vorstellen kann, gesund und glücklich zu sein, so sollte zunächst einmal Ku eine Heilung vorgeschlagen werden. Erinnern wir uns an den Wirkmechanismus: Ku will Freude haben, spielend leicht die Welt erleben, Leid um jeden Preis vermeiden. Und an dieser Stelle kann man gern mit Ku verhandeln: »Schau, mein liebes Ku ... Stell dir vor, mein liebes Ku ... Fühl dich mal ein, mein liebes Ku ... Wie geht es dir, wenn du gesund, kräftig und glücklich bist? Auch wenn du es dir jetzt noch nicht vorstellen kannst. Lass mal ein Gefühl entstehen: Welche Emotionen wären in dir, wenn dieser blockierte Zustand transformiert würde? Gibt es irgendetwas, woran du Freude hättest?«

Spätestens an dieser Stelle wird Ku umschwenken. Vom blockierten Zustand in die verlockende Vorstellung, dass alles leichter oder besser sein könnte. Ku wird Bilder kreieren, je nach Lebenssituation. Vielleicht erscheinen Visionen von Lust, Leichtigkeit, Freude, Wohlergehen, die mit den dazugehörigen Emotionen gepaart sind.

Wenn dies für Ku jedoch zu anstrengend ist und es keine freudigen Gefühle offenbaren kann, so orientiert sich das Untere Selbst des Klienten am Ku des Therapeuten. Das bedeutet, das Ku des behandelnden Heilers leistet bereits Heilarbeit, indem es Einfluss auf das Untere Selbst des Klienten ausübt. Ein gut gereinigtes und mit Energien aufgefülltes Ku des Heilers fungiert dann als Vorbild für das andere Ku. Das Untere Selbst des Ratsuchenden orientiert sich am Ku des Heilers, um Blockierungen aufzulösen. Wir wissen, Ku sucht zuerst nach eigenen Erfahrungen und ruft die dazugehörigen Emotionen ab. Wenn eine Situation noch nicht harmonisch ist und Ku auf einen eigenen positiven Zustand nicht zurückgreifen kann, wird es den positiven Zustand des Ku einer nahestehenden Person zu Hilfe nehmen und die dazugehörigen Emotionen produzieren.

Es ist so, als würde dann das Untere Selbst des zu Heilenden wie ein kleines Kind zum nicht blockierten Ku des Therapeuten aufschauen und die vorhandenen guten Gefühle mit übernehmen. Viele Heiler sind erst zu ihrer Berufung gelangt, nachdem sie eine eigene Krankheit ausgeheilt haben. Das Ku dieser Heiler hat bereits die Erfahrung gemacht, wieder gesund und glücklich sein zu können, und kann damit positiv auf das Ku der Patienten einwirken.

Diese Tatsache ist bei der schamanischen Arbeit zu Hause sehr wichtig. Wenn du ein Problem mit einer Situation hast, ist es nicht sinnvoll, dich nur mit Menschen zu umgeben, die das gleiche Problem haben. Suche dir bewusst Menschen, die dieses Problem entweder nicht haben oder es erfolgreich lösen konnten.

Ein privates Beispiel: Im letzten Winter lud mich mein Bruder, ein begeisterter Skifahrer, für einige Tage Winterurlaub zum Skifahren ein. Nach jahrzehntelanger Pause in dieser Sportart hat sich mein Ku über einige Jahre erfolgreich geweigert, der Einladung nachzukommen und immer andere Situationen kreiert, die es mir schier unmöglich machten, mit meinem Bruder Ski zu fahren. In diesem Winter jedoch habe ich mich bewusst für die erneute Erfahrung dieses Sports entschieden.

Mein Ku produzierte Angst, und die Vorstellung, zu stürzen oder verletzt zu werden, nährte diese Energie. Nun traf Lono, mein bewusster Verstand, die Entscheidung, dass es so nicht weitergehen könne – Angst vor dem Skifahren ist sicher nicht für mein Freizeitvergnügen förderlich. Lono produzierte Bilder von weichen, gut präparierten Pisten, von Pulverschnee und herrlichem Winterwetter, von Après-Ski mit guter Laune und von sportlicher Fitness. Daraufhin ließ sich mein Ku überreden, es einige Wintertage mit dem Skifahren zu probieren.

Mein bis dahin etwas verschrecktes Ku machte das einzig Richtige: Es orientierte sich am Ku meines Bruders. Nachdem mein Ku auf keine wirklich nachvollziehbare eigene Erfahrung zurückgreifen konnte, übernahm es die Gefühle von Sepp, meinem Bruder, und kopierte dessen Emotionen. Freude entstand, das Gefühl, die Berghänge erobern zu wollen, der Spaß, die für mich sehr steilen Abfahrten zu bezwingen, sogar den leichten Schneefall empfand ich als angenehm.

Nun ging ich noch einen Schritt weiter: Ich klinkte mich in das Feld meines Bruders ein. Das bedeutet, ich stellte mir vor, ich würde wie er die Berghänge runterfahren, ich visualisierte seinen Mut und seine Kraft, mein Ku produzierte dieselben Emotionen, die mein Bruder hat. Ich fuhr dann bewusst der Spur meines Bruders nach und mein Ku gewann nach und nach Freude und Vertrauen. Nach diesem Skiexperiment habe ich bereits einen neuen Urlaub im Winter – natürlich mit der Familie meines Bruders – gebucht. An diesem Beispiel sehen wir den Wirkmechanismus von Ku im Zusammenhang mit dem schamanischen Arbeiten und dem Energiegesetz: Die Welt ist das, wofür wir sie halten.

Kala: Es gibt keine Grenzen

Dieses Energiegesetz ist der Grundpfeiler für schamanisches Arbeiten. Die Schamanen können bestimmte Grenzen überwinden, indem sie diese zunächst einmal nicht akzeptieren. Sie setzen die Grenzen außer Kraft, indem sie sich darüber hinwegsetzen, so, als wären sie gar nicht vorhanden.

Für die Umsetzung im Alltag bedeutet das, bereits für kleine Dinge des Lebens eine gewisse Offenheit und immer die Bereitschaft zur Öffnung mitzubringen. Schamanen lernen, Regeln, Umstände und Gesetzmäßigkeiten zur Kenntnis zu nehmen, sie aber nicht übermäßig hoch zu bewerten. Schamanisches Arbeiten setzt dort an, wo Menschen Grenzen aufgezeigt werden. Sei es in der Heilarbeit oder aber im ganz privaten Bereich: Wir nutzen jede Gelegenheit, um eine Situation zu verbessern, lassen keinen Gedanken einer Beschränkung zu und tun alles, um uns immer weiter und größer, lichtvoller und präsenter zu erleben. Dadurch weiten wir unser Feld immer mehr und können mehr Energie zur Verwirklichung unserer Lebensziele in den Alltag integrieren.

Schamanisches Arbeiten zu Hause beginnt dann, wenn du dir erlaubst, dich ein wenig machtvoller zu fühlen, wenn du Grenzen, die dir aufgezeigt werden, nicht als selbstverständlich und unumstößlich ansiehst, sondern vielmehr versuchst, sie ein bisschen zu verschieben. Du weitest damit deinen Raum, bringst mehr Klarheit in dein Leben und hast mehr Möglichkeiten, Veränderungen durchzuführen.

Die Kahunas fordern uns auf, die Großartigkeit in uns zu erkennen. Aus dieser Grundhaltung heraus ist es nur natürlich, die eigenen Fähigkeiten und Begabungen auszubauen und auszuweiten, um darüber das Selbstbewusstsein zu stärken. Schon dadurch werden Grenzen ständig verändert und Begrenztheit außer Kraft gesetzt.

Wir beginnen, die Welt um uns herum zu verändern, indem wir uns verändern – weil es eben keine Grenzen gibt und jede Aktion eine Reaktion nach sich zieht. Weil wir das wissen und in ständiger Wechselwirkung mit unserer Umwelt stehen, werden wir versuchen, unsere Talente wohlwollend für alle einzusetzen.

Das Energiegesetz von Kala bedeutet für das schamanische Arbeiten deshalb ebenso, immer in der Liebe zu bleiben und die Liebe, auch die Eigenliebe, als wichtigstes Werkzeug für unsere Handlungen mit einzusetzen. Das setzt voraus, dass du bereit bist, dir und anderen zu verzeihen und alte Themen wirklich loszulassen, dass du dein Ku von allen Schuldgefühlen, von Be- oder Verurteilungen befreist. Damit achtest du die Liebe, die hinter allem steht, das Licht, das in jedem von uns wohnt, die universelle göttliche Intelligenz in jedem Menschen und in allem, was uns begegnet. Du erkennst die Großartigkeit des Spirit in dir und in den Mitmenschen. Das ist vielleicht das größte Geschenk, das uns Huna vermittelt.

Sich unterstützen lassen

Die Hintergründe für das schamanische Arbeiten zu Hause auf der Basis der sieben Energiegesetze und der entsprechenden Bewusstseinskräfte, die dahinterstehen, sind nun erklärt. Jetzt geht es darum, diesen Ansatz in die Praxis umzusetzen.

Es ist am Anfang sinnvoll, dass du dich mit einem Lehrer in Verbindung setzt, der bereits Erfahrung im Bereich der Heilarbeit und im Schamanismus besitzt. Solche Heiler und Helfer, seien es Männer oder Frauen, öffnen dein Energiefeld, damit du schneller und direkter mit dir selbst zu arbeiten und Heilung zu bewirken lernst. Wenn du niemanden kennst, der eine entsprechende Ausbildung und Erfahrung hat, oder du kein Vertrauen zu einem Heiler hast, bitte deinen Schutzengel, dich bei deiner Arbeit zu unterstützen und zu führen. Du kannst auch eine nahestehende Person bitten, dich in der Anfangszeit zu begleiten – wichtig ist, dass du dich dabei immer wohlfühlst.

Gute Therapeuten und »wahre« Heiler erkennst du unter anderem daran, dass du dich in ihrem Energiefeld gut aufgehoben fühlst und dich »fallenlassen« kannst. Solche Heiler haben ihre Themen bearbeitet, auch in der eigenen Familienchronik, und sie geben dir die Möglichkeit, dich ganz zu öffnen – ohne Angst, da könnte irgendetwas als falsch, verrückt, verdreht oder unmöglich angesehen oder missverstanden werden.

Ein Meister hat diesbezüglich mal eine Bemerkung gemacht: Wenn du einem Lehrer begegnest, bei dem du dich nicht wohlfühlst oder der dich kritisiert, dann laufe so schnell weg, wie du kannst. Dieser Lehrer ist sicher nicht gut für dich.

Spirituell aufgeschlossene Menschen wissen in der Regel bereits, wem sie sich anvertrauen können. Für Einsteiger gilt: Höre auf dein Ku, folge deinem Bauchgefühl. Fühlt sich die Person harmonisch und gut an, dann kannst du davon ausgehen, dass dieser Lehrer für dich richtig ist. Wenn Zweifel aufkommt oder du dich unsicher fühlst, dann ist es besser, gleich einen anderen Therapeuten zu suchen oder dich allein auf den Weg zu machen.

Wahre Heiler erkennst du auch oft daran, dass sie wenig Aufhebens um ihre Person machen. Sie wissen um die Fallstricke des Egos. Diese Therapeuten arbeiten dann im Hintergrund, wissen um ihre Begabungen, würden damit aber nie auf dem Jahrmarkt so mancher Plüschesoteriker irgendwelche großartigen Shows abziehen. Schamanen verändern die Welt. Sie wissen, dass sie Macht und Kraft besitzen, und müssen dies der Welt nicht ständig präsentieren.

So handhaben es auch die Kahunas. Sie legen zudem großen Wert darauf, immer die Großartigkeit der Seele des Gegenübers zu schätzen. Sie begegnen anderen mit Achtsamkeit und Freundlichkeit, Offenheit und unendlicher Liebe. Sie würden nie etwas tun, was verletzen oder brüskieren könnte – sie greifen immer nur heilend und klärend ein. Diese Wertschätzung ist ein besonderes Geschenk der Kahunas. Entsprechend ihrer Grundforderung: Heile immer, verletze nie!

Ku, Lono und Kane

Für das schamanische Arbeiten ist die harmonische Verbindung von Ku, Lono und Kane von entscheidender Bedeutung. Besonders Ku wird aufgefordert, uns anhand von inneren Bildern und den entsprechenden Gefühlen Informationen aus dem Unterbewusstsein zu liefern. Lono sollte diese Bilder dann wertungsfrei analysieren. Kane hat die Aufgabe, uns bei diesem Transformationsprozess wertvolle Hilfe aus der geistigen Welt und Einblicke in unseren Seelenplan zu geben. Sobald sich allerdings das Ego einschleicht, verliert die Heilarbeit teilweise oder ganz an Wirkkraft. Es geht nicht darum, eine für uns problematische Situation durch die rosarote Brille zu sehen, sondern vielmehr darum, Lösungs- und Heilmöglichkeiten zu erkennen. Auch hier erinnern wir uns an die Einsicht der Kahunas: Klarheit ist der höchste Zustand der Liebe.

Du kennst das aus dem Alltag: Wenn irgendwo ein Problem lauert, schwebt es wie ein Damoklesschwert über deinem Leben. Hast du jedoch Klarheit darüber, welche Gefahren auf dich zukommen können oder wie eine Situation zu entschärfen ist, bist du bereits auf dem Weg zur Heilung. Auch schwierige Lebenssituationen lassen sich mit der nötigen Klarheit meistern.

Raum und Zeit für die schamanische Arbeit

Du solltest dir für jede schamanische Sitzung einen ruhigen Platz suchen, wo du ungestört einige Zeit verbringen kannst. Therapeuten haben in der Regel einen Raum, in dem bereits ein entsprechendes Heilfeld aufgebaut ist.

Dein Raum sollte energetisch sauber sein, das heißt, du solltest dafür sorgen, dass du dich wohlfühlst. Auch eine gewisse äußere Ordnung ist sehr von Vorteil. Die Erfahrungen im Feng Shui zeigen, dass erst dann die Energie frei fließen kann, wenn auch die äußeren Räume gesäubert und mit Energie aufgefüllt sind.

Reinige zunachst den Ort, an dem du schamanisch arbeiten willst, mit entsprechendem Räucherwerk, Düften oder Edelsteinen. Öffne die Fenster und beginne mit dem eigentlichen Ritual, indem du beim Verbrennen des Räucherwerks um Säuberung bittest und dir vorstellst, alle belastende, negative Energie würde nun über die geöffneten Fenster nach außen weichen. Fühle dich in diesem Augenblick wie ein Magier oder wie eine Zauberin, die in der Lage ist, negative Energien zu transformieren. Du kannst auch mit Symbolen arbeiten wie im Reiki oder mit deinen eigenen heiligen Mantren, Gebeten oder Zeichen die Reinigung durchführen. Ein energetisch sauberer Raum macht es dir leichter, in die schamanische Arbeit einzutauchen.

Heilige Räume

Je öfter in einem Raum Heilarbeit vollzogen wird, desto größer ist das Energiefeld, das sich aufbaut. Du kannst dir vorstellen, dass mit jeder Heilung, mit jedem positiven Gedanken, jeder Auflösung eines Problems Energien transformiert werden. So wie deine Wohnung oder dein Haus im Äußeren gereinigt und geputzt werden will, so gestaltet es sich auch mit der energetischen Reinigung. Alle Gedanken, Gefühle, alle Menschen, die im Raum sind, hinterlassen energetische »Fingerabdrücke«. Das sind Energiestrukturen, die für hellsichtige Menschen deutlich sichtbar sind, von den meisten Menschen aber zumindest als angenehm oder unangenehm empfunden werden.

Du kennst sicher auch dieses Phänomen: Es gibt Räume, in denen fühlst du dich wohl und irgendwie aufgeräumt und geordnet, licht und hell. Und es gibt Orte, da würdest du am liebsten sofort wieder das Weite suchen und fluchtartig weglaufen, du fühlst dich unwohl, spürst, dass der Raum energetisch verschmutzt ist.

Je mehr du dich mit diesen Themen beschäftigst, desto sensibler wirst du in deinen Wahrnehmungen. Dann wirst du noch einmal sorgsamer mit dir und deiner Umwelt umgehen.

Arbeit in der Natur

Auch in der freien Natur kannst du sehr gut heilende Transformationsprozesse durchführen. Ein gesegneter Boden, besondere Energieplätze, Berge oder manche Orte bei Gewässern eignen sich besonders gut dafür. Du kannst die Kraft von Bäumen mit in deinen Heilungsprozess einbauen, kannst Mutter Erde bitten, mit dir zu arbeiten, kannst auf einem Berg alten energetischen Müll entsorgen, kannst dem Wasser deine belastenden Emotionen geben.

Deiner Fantasie sind keine Grenzen gesetzt, immer vorausgesetzt, dass du mit dir und deinem Umfeld im Reinen bist, es sich für dich stimmig anfühlt und du die Natur um Erlaubnis bittest. Die Kahunas mahnen wie viele andere auch, bewusst und achtungsvoll mit der Umwelt umzugehen. Eine Einstimmung auf die Natur und ein respektvoller Umgang mit den Ressourcen sollte selbstverständlich sein.

Sei in ständigem Kontakt mit der Umwelt und den Wesenheiten, die darin leben. Das ist angewandter Schamanismus. Du hast sehr viele Möglichkeiten: Bitte einfach einen Baum darum, mit dir zu arbeiten; frag das Wasser, ob es deine Emotionen transformieren will; achte die Erde für die Energie, die sie dir zur Verfügung stellt; kommuniziere mit dem Berg, der dir deine Probleme »abnimmt« und damit löst.

Aka-Schnüre

Wie schon erwähnt, kennen die Kahunas den Begriff der Aka-Schnüre. Diese Energieverbindungen bestehen zwischen den Menschen und ebenso zwischen Mensch und Umwelt. Sie sind auch ein Zeichen dafür, dass alles in ständiger Wechselwirkung miteinander steht. Aka-Schnüre durchziehen unsere Räume, kleben an unseren Energiekörpern, können uns Kraft geben oder Energie entziehen. Bei der schamanischen Arbeit ist es sinnvoll, belastende Aka-Schnüre zu durchtrennen – ganz so, wie du es auf Seite 206 im Zusammenhang mit dem Solarplexus-Chakra kennengelernt hast.

Wahrnehmungen

Die Beschäftigung mit Huna schärft die innere Wahrnehmung. Wir verlassen uns irgendwann auf die Bilder von unserem Unterbewusstsein, wir akzeptieren und analysieren die Informationen von Ku wertungsfrei, wir sind offen für die Botschaften von Kane, denen unser Seelenplan zugrunde liegt.

Wahrnehmen bedeutet, der eigenen Wahrheit zu vertrauen. Hier liegt eine große Herausforderung. Jeder, der im Bereich der Spiritualität schon einige Erfahrungen gesammelt hat, weiß um die Schwierigkeit der inneren Wahrnehmung. Wir sehen Bilder und denken, sie kommen ja »nur« von unserem Verstand, wir hätten uns dies und jenes nur »eingebildet«. Unser Ku liefert uns Emotionen dazu, und wir reden uns ein, dass wir diesen Gefühlen nicht vertrauen können. Wir hören Informationen, und sofort erklärt uns unser Verstand, dass wir nun kurz vor der Einweisung in die Nervenheilanstalt stünden. Wir sehen einen Menschen und fühlen uns wohl, und unser Verstand versucht uns einzureden, dass dies alles nur »Einbildung« sei. Wir haben das Bedürfnis, an einem besonderen Tag ein Kleidungsstück mit einer außergewöhnlichen Farbe anzuziehen, aber irgendwelche Regeln lassen das nicht zu. Wir haben uns über einen viel zu langen Zeitraum angewöhnt, unsere Wahrnehmung abzuwerten, wir haben sie uns regelrecht abtrainiert und dazu viel Kraft und Energie aufgewendet.

Kinder haben noch einen natürlichen Zugang zu ihrer inneren Wahrheit, sie sträuben sich, heute eine rote Hose anzuziehen, nur weil es die Mutter für richtig erachtet, oder lehnen sich auf, wenn sie auf Menschen zugehen sollen, die negative Energien ausstrahlen. Kahunas lieben ihre Kinder uneingeschränkt und unterstützen ihren freien Willen. Auch wir sollten den Instinkt unserer Kinder mehr beachten und damit ihre Persönlichkeit fördern. Über die Kinder können wir zudem einen neuen Zugang zu unserer eigenen Wahrheit und Wahrnehmung finden.

Wahrnehmen heißt: wahr nehmen. Nicht falsch nehmen. Unsere Sprache ist diesbezüglich äußerst treffsicher. Deine Wahrheit ist und bleibt deine Wahrheit: Die Welt ist das, wofür wir sie halten.

Dein Ku liefert dir Bilder aus deinem Unterbewusstsein? Wunderbar. Dein Verstand analysiert Informationen aus der geistigen Welt oder von Kane? Hervorragend. Du fühlst dich irgendwo wohl oder unwohl? Dann vertraue deiner Wahrnehmung und folge deiner inneren Stimme. Das ist schamanisches

Arbeiten im Umgang mit der eigenen Wahrnehmung. Steh hinter dir und deiner eigenen Wahrnehmung. Vertraue deiner Intuition, entscheide dich für deine eigene, subjektive Welt. Eine andere Welt in dir gibt es ja auch gar nicht.

Übung: Wahrnehmungsübung

Wenn du deiner Wahrnehmung lange keine Aufmerksamkeit mehr geschenkt hast, kannst du jetzt, in diesem Augenblick, damit beginnen, sie wieder zu trainieren. Nimm dir einige Augenblicke Zeit, such dir einen ruhigen Platz, nimm einige Atemzüge und versuche, dich ganz auf dich selbst zu konzentrieren.

Nun bitte Ku, Lono und Kane um Zusammenarbeit, und bitte Ku zusätzlich, dir im Folgenden Bilder und Emotionen aus den unterbewussten Tiefen zu liefern. Du kannst dir als Unterstützung vorstellen, die Stelle um dein Drittes Auge herum würde größer und freier werden, sich ausdehnen, damit mehr Raum für innere Bilder entstehen kann. Gern kannst du nun ein violettfarbenes Licht, die Farbe für die Transformation, visualisieren.

Nun beginnst du mit deiner inneren Reise: Du stellst dir vor, du befindest dich an einer herrlichen Bucht auf Hawaii. Das Wasser reflektiert das Sonnenlicht, die feinen Lichtstrahlen glitzern auf den Wellen. Du spürst den warmen Sand unter deinen Füßen. Du fühlst den lauen Wind, der deine Haare ein wenig durcheinanderwirbelt, du nimmst die Energie der Leichtigkeit und den bezaubernden feinen Duft auf, die dir dein Lei, der Blütenkranz, vermittelt. Von Ferne hörst du harmonische Klänge und leise Musik, du spürst die anmutigen Bewegungen der Hula-Tänzer und -Tänzerinnen. Du fühlst ihre innige Begeisterung im Tanz. Du tauchst ein in eine Welt voller Harmonie und Freude.

Du vergisst alles um dich herum, bleibst auf deiner Lieblingsinsel auf Hawaii und beginnst, diesen Zustand der Leichtigkeit, das Glücksgefühl und die inneren Bilder auszubauen. Du stellst dir vor, du würdest vielleicht mittanzen oder mitsingen oder einfach nur am Meer sitzen und die Energie aufnehmen.

Du gestaltest dir in diesem Moment deine Welt so, wie sie für dich stimmig ist. Dehne dieses Gefühl aus, verweile länger und länger im Moment, beginne, jeden Augenblick als eine kleine Unendlichkeit wahrzunehmen und das Glück in dir als einen natürlichen Zustand zu genießen. Verweile so lange, wie es dir guttut und du diese Energie als angenehm empfindest.

Komm dann wieder mit einer tiefen Einatmung in die Außenwelt deiner Umgebung zurück. Wie geht es dir jetzt? In diesem Moment? Welches Gefühl ist in dir?

Konnte dein Ku dir Bilder vermitteln? Hattest du die Möglichkeit, Musik zu hören? Konntest du die Leichtigkeit des Lebens spüren? Bist du immer noch im Urlaub auf Hawaii?

Wenn du ein Gefühl bekommen, ein Bild sehen oder vielleicht sogar die Leichtigkeit von hawaiianischer Lebensfreude empfinden konntest, hast du schon einen sehr guten Zugang zu deiner inneren Wahrnehmung entwickelt. Das, was du fühlst und siehst, ist wahr! Es ist deine Welt, in der du dich bewegst, die du kreierst. Vertraue dir und deiner Wahrheit!

Die Huna-Lehre ist einfach und doch sehr wirkungsvoll: Wenn wir einen schönen Seinszustand erleben dürfen, harmonische innere Bilder kreieren, wenn wir uns sehr wohlfühlen, einfach eins sind mit uns, tiefen Frieden oder übersprühende Freude empfinden, dann verweilen wir so lange wie möglich in diesem Zustand. Wir stellen uns vor, wir könnten ein Zeitfenster öffnen, das es uns erlaubt, diese heiligen Augenblicke unendlich auszudehnen.

Diese einfache und effektive Methode wirkt heilend. Jedes Mal, wenn wir einige Augenblicke der Harmonie ausgedehnt genießen, heilt ein Stück in uns. Jeder Moment der Hingabe an das Glück erfreut unsere Seele und lässt uns die Großartigkeit der Göttlichkeit in uns erkennen. Alte Traumata, Wunden oder Verletzungen können abheilen, ohne dass wir direkt aktiv etwas ändern müssen. Solche Augenblicke erschaffen die Wunder in unserem Leben.

Wirklichkeit verändern

Deine Welt spiegelt deine Wahrheit wider. Unser System kann nicht entscheiden, ob etwas in dieser äußeren Realität stattfindet oder nur in der Vorstellung – all das haben wir ja schon dargelegt. Nun geht es darum, diese Welt zu verändern, diese äußerliche Wirklichkeit, in der wir uns bewegen.

In der schamanischen Arbeit tun wir dies, indem wir zunächst einmal davon ausgehen, dass wir es auch tatsächlich tun können. Wir schenken den derzeitigen äußeren Umständen keine Bedeutung. Wir stellen uns vor, dass wir jederzeit und unter allen Umständen eine Situation verändern können, weil wir eben in unserer eigenen Welt leben und diese auch entsprechend formen können.

Mit Hilfe von Lono und damit auch unserem bewussten Verstand, können wir Bilder aus dem Unterbewusstsein wertungsfrei analysieren und Möglichkeiten der Veränderung anstreben. Wir können Botschaften der Seele als Informationen wahrnehmen und die Transformation vorbereiten. Wir können das innere Hellhören, Hellfühlen, Hellriechen üben und über die Hellsinnigkeit ein weiteres Werkzeug der präzisen Wahrnehmung trainieren. So sind wir im Laufe der Zeit in der Lage, über diese Wege auch Veränderungen der Wahrnehmung durchzuführen. Indem wir nun die innere Welt anders wahrnehmen, verändern wir entsprechend die äußere Welt. Dies bedeutet, dass wir direkten Einfluss auf die Welt in uns und um uns herum nehmen. Dieser aktive Teil bildet die Grundlage des schamanischen Arbeitens.

Wenn wir mit einer Situation nicht einverstanden sind, uns nicht wohlfühlen, unsere Wahrnehmung negative Gefühle erzeugt, dann haben wir nun also die Möglichkeit, die Realität aktiv zu verändern. Wir nehmen zunächst unsere Wahrnehmung wertungsfrei an, überprüfen dann, ob diese Wahrnehmung auch unserer Wunschvorstellung entspricht. Wenn nicht, bitten wir Lono, uns einen Lösungsvorschlag zu unterbreiten.

Diese Vision, diesen Gedanken bieten wir dann unserem Unterbewusstsein an. Wenn Ku sich damit wohlfühlt, werden wir unsere Wahrnehmung verändern, wir weden aktiv. Wir verändern die Welt in der eigenen Wahrnehmung. Mit dem Handwerkszeug der Innenschau kreieren wir Visionen, die unserem Wunsch entsprechen. Wir basteln quasi so lange an unserer Vorstellung, bis wir ein Bild entworfen haben, das unserem Wunschbild entspricht. Dann bitten wir Ku, die dazugehörigen Emotionen zu liefern, die sich in der Regel als Wohlgefühl, Glück oder Freude zeigen. Nun wird Ku die nötige Energie liefern, um unsere Wunschvorstellung in die Realität zu bringen.

Wir sind perfekte Maler unserer inneren Bilder – wir verändern sie so lange, bis die innere Vision genau so ist, wie wir sie haben möchten. Wir sind Akteure, bis die perfekte Lösung gefunden ist. Dazu benutzen wir unsere Vorstellungskraft (Lono), unsere freudige Energie und unsere Emotionen (Ku), verbunden mit der Information von unserem Seelenplan (Kane). Wir verweben alle drei Prinzipien zu einem großen Ganzen und bitten dann Ku, diese Vision Realität werden zu lassen.

So setzen wir die Wunschvorstellung in die Wirklichkeit um. Wir kreieren aufbauende Schwingungen, wir fühlen uns wohl, wir empfinden Freude, wir tun, fühlen, sprechen und handeln so, als wäre all dies schon in uns. Wir geben der neuen Realität Raum, indem wir so tun, als wäre alles schon hier. Wir bedanken uns für die neue Energie, wir nehmen alles an, als wäre es bereits geschehen.

Ein Beispiel: Oswald, fünfzig Jahre, steht kurz vor der Beförderung. Zuvor möchte ihn jedoch sein Chef auf »Herz und Nieren« prüfen und bittet ihn zu einem Gespräch, dessen Inhalt Oswald nicht kennt. Er weiß nur, dass sein Chef von ihm die Lösung eines schwierigen Problems erwarten wird. Oswald möchte diese Situation über Huna-Healing vorbereiten.

Er entspannt sich, bittet Kane, Lono und Ku um Zusammenarbeit, nimmt einige tiefe Atemzüge und lenkt die Aufmerksamkeit auf das kommende Gespräch. Es entsteht folgendes Bild: Oswald ist sehr nervös und aufgeregt. Einige Nächte vor dem Gespräch kann er nicht schlafen, die Unruhe treibt ihn um. Was will sein Chef? Hängt die Beförderung von der Lösung des Problems ab? Er sieht sich, wie er sich klein und unsicher vorkommt und zu seinem Chef ins Büro geht. Der Chef sitzt in seinem riesengroßen Sessel vor einem noch größeren Tisch, steht auf, ist gefühlte 2,50 Meter groß, breit, dick, mit scharfer Zunge und knallhartem Verstand. Er schildert Oswald ein Problem, das relativ leicht zu lösen wäre. Aufgrund der Übermacht seines Chefs hat Oswald aber jetzt keine Idee, wie er das Ganze knacken könnte. Er fühlt nur Angst und Panik und möchte so schnell wie möglich den Raum verlassen …

Hier setzt nun das Huna-Healing an.

Das Problem: Oswald fühlt sich dem Chef gnadenlos ausgeliefert und unterlegen. Sein Ku liefert Emotionen von Angst und Panik. Er hat keine Idee, was er tun soll.

An dieser Stelle frage ich ihn: »Lieber Oswald, was oder wer könnte dir nun helfen?«

»Mein Krafttier«, kommt es wie aus der Pistole geschossen.

»Na, dann hol es doch her!«

Und bevor dieser Satz noch ausgesprochen wurde, war sein Löwe schon energetisch anwesend.

Oswald stimmt sich in die Kraft des Löwen ein. Er stellt sich vor, wie groß, mächtig, energiespendend und selbstverständlich der Löwe auf ihn und seinen Chef wirkt. Mit dieser Energie spielen wir nochmals die Szene durch.

Oswald geht mit seinem Löwen an der Seite auf den Chef zu. Der Chef wirkt jetzt so groß, wie er tatsächlich ist, hat also normale Körpergröße. Oswald bittet seinen Löwen, bei ihm zu bleiben, dieser legt sich zu Füßen von Oswald hin und blickt erwartungsvoll zum Chef hinauf. Der Chef ist sichtlich beeindruckt, stellt Oswald eine Frage, die er aufgrund der Energie und Präsenz des Löwen sofort und ohne Zögern beantworten kann. Oswald fühlt sich sicher. Die Kraft des Löwen ist in ihm, und so kann er das Gespräch zu einem guten Ende bringen.

Anschließend lässt Oswald ein Bild entstehen. Er stellt sich Folgendes vor: Er kommt abends zu seiner Familie und erzählt freudestrahlend von seiner Beförderung. Alles sei ganz einfach gewesen, irgendwie selbstverständlich und natürlich, der Chef war ganz in Ordnung, das Problem leicht zu lösen. Sein Ku freut sich, die Bilder der bestandenen Prüfung und die Entspannung lösen augenblicklich den letzten Rest der Angst auf. Oswald ist ganz ruhig und gelassen.

Dieses Gefühl der Freude, die Gelassenheit, die innere Zufriedenheit, all das wird nun ausgeweitet, so als würde Oswald in einen zeitlosen Raum eintauchen. Er fühlt nur noch all die positiven, aufbauenden Schwingungen und lässt sie voll und ganz präsent sein ...

Nach der Sitzung ist Oswald gelöst. Für das Gespräch nimmt er die Energie des Löwen mit und erreicht tatsächlich in kurzer Zeit die Beförderung.

Fassen wir zusammen: Nachdem er Panik fühlt, entscheidet Oswald, das Problem zu lösen. Der Übermacht seines Chefs hat er sonst nichts entgegenzusetzen. Sein Ku liefert ihm nun aber das Bild eines Löwen, dessen Kraft Oswald schon immer beeindruckt hat. Er kennt es als Krafttier. Oswald nimmt diese Energie an und zusammen mit der spürbaren Präsenz des Löwen kann er das Gespräch meistern.

Er entscheidet sich aktiv zur Veränderung und lässt dann auch noch Bilder der inneren Zufriedenheit entstehen. Er spürt den Stolz seiner Familie und taucht in die Emotion der Freude ein. Er nimmt diesen Zustand des gelösten Problems so an, als wäre es bereits geschehen. Indem Oswald seine inneren Bilder und Emotionen verändert, transformiert er auch seine äußere Welt um sich herum. Der Chef ist nur normal groß, das Problem nicht übermächtig, alles ist in Ordnung und zu schaffen. Und so gelingt es ihm dann auch in der äußeren Realität.

Ebenen der schamanischen Arbeit

Beim schamanischen Arbeiten ist es wichtig, das vermeintliche Problem aus einer anderen und »höheren« Sichtweise aus zu betrachten (Kane), und dann aktiv in das Geschehen einzugreifen. Damit wird das Problem aus der egoverhafteten Zone herausgebracht und wertneutral beleuchtet. Das bedeutet, den aktuellen Zustand als einen Teil des eigenen jetzigen Seins zu akzeptieren, ohne Be- oder Vorurteile stehen zu lassen und den Spannungsbogen der problematischen Energie auszuhalten.

Diesen Teil der Anerkennung kennen wir auch aus dem Heilritual von Ho'oponopono. Mit dem Ausspruch »Es tut mir leid« erkennen wir die schwierige Situation, in der wir uns gerade befinden, an. Über die Akzeptanz dieser Problematik und das Aushalten der vermeintlich negativen Energie erreichen wir schon oft eine fühlbare Erleichterung. Es geht nicht mehr darum, gegen das Problem zu kämpfen oder es auf einer Stufe des Unterbewusstseins in eine neue Schublade zu stecken.

Die hawaiianischen Schamanen können ein Problem oft schon deshalb lösen, weil sie es wertfrei betrachten und ohne Be- oder Verurteilung der Person liebevoll auf diesen Zustand blicken. In der Praxistätigkeit ist dieser Aspekt von besonderer Bedeutung. Es steht niemandem zu, über dich oder deine Situation zu richten, weil niemand weiß, weshalb du die eine oder andere Erfahrung in deinem Leben machst. Andere können vielleicht erahnen, welcher Aspekt in deinem Seelenplan nun aktiviert ist – mehr zu erkennen ist jedoch nicht möglich. Gute Zuhörer, die wirklich gelernt haben, die Probleme der Mitmenschen einfach stehen zu lassen und nicht zu urteilen, sind deshalb auch oft gute Therapeuten.

Stellen wir uns einfach vor, wir haben ein Problem, über das zu sprechen uns peinlich ist. Beispielsweise wollen wir eine längere Bergwanderung machen, wissen jedoch nicht, ob wir die nötige Kondition haben. Wenn wir nun einem Freund unser Problem beschreiben und dieser Freund selbst wenig sensibel ist, wird er vielleicht mit »So ein Blödsinn!« auf unsere Angst reagieren. Unser Ku fühlt sich mit dem Problem eh schon sehr klein und unsicher und wird sich noch kleiner und schäbiger fühlen, wenn unser Problem als »Blödsinn« abgetan wird. Denn für unser Ku ist es dann ein vermeintlicher Fehler.

Schildern wir die Angst vor dem Kraftverlust einer liebevollen Person, dann genügt oft schon diese Aussage: »Ja, ich verstehe dich sehr gut. Aber schau, du kannst es ja probieren. Wenn es nicht mehr weitergeht und du keine Kraft mehr hast, dann gibt es immer die Möglichkeit, die Wanderung zu beenden und von einer anderen Stelle aus nach Hause zu gehen.«

Wie fühlt sich unser Ku nun? Es fühlt sich verstanden. Nicht mehr klein und schäbig, sondern angenommen und akzeptiert – trotz der vermeintlichen Schwäche. Ku wird nun versuchen, diese Bergwanderung durchzuführen, einfach nur deshalb, weil es ja jemanden gibt, der seine belastenden Gefühle akzeptiert und nicht wertet. Dies ist auch ein besonderer Aspekt der Heilung und Gnade.

Einfühlungsvermögen, Intuition, Fantasie und gute Wahrnehmung, gepaart mit der neutralen Haltung zur eigenen Problematik oder Situation, bilden die Grundpfeiler für die Heilarbeit. Im hawaiianischen Schamanismus heilen wir hauptsächlich mit der stärksten Waffe, die gegen alle Probleme hilft und der sich niemand widersetzen kann: Wir wirken über die Kraft der Liebe, insbesondere der Eigenliebe in uns. Damit haben wir die Möglichkeit, alle Situationen liebevoll betrachtend zu transformieren. Wir geben Ku die Möglichkeit, einen unglücklichen Zustand ohne Tadel oder Schamgefühl aufzulösen. Wir akzeptieren uns so, wie wir sind. Mit all unseren vermeintlichen Fehlern oder unglücklichen Situationen. Mit allem, was zu uns gehört – unserer Schwäche und unseren Stärken. Wir stellen uns nicht in Frage, wir deuten die Situation nicht aufgrund unserer Glaubenssätze oder philosophischen Hintergründe, wir urteilen nicht und kommen nicht auf die Idee, über uns selbst zu richten. Wir nehmen die Situation so an, wie sie sich momentan darstellt.

Wir betrachten unser Problem als das, was es ist: eine momentane Störung unseres inneren Gleichgewichts. In der Regel haben wir nicht das ganze Leben lang die gleichen Probleme. Und die großen Themenbereiche, wie chronisch belastende Situationen oder Urkonflikte, gehören ohnehin in die Hand guter und erfahrener Therapeuten. Kleinere Unstimmigkeiten können wir jedoch durchaus selbstständig lösen, wenn wir uns auf unsere innere Wahrnehmung konzentrieren, unsere Intuition schulen sowie fantasievoll und offen für neue Lösungsmöglichkeiten sind. Wir kreieren aktiv eine neue Realität. Das ist Schamanismus im Alltag.

THEMEN, DIE OFT ZU PROBLEMEN FÜHREN

In diesem Kapitel besprechen wir verschiedene Konfliktbereiche, die du eigenständig zu Hause behandeln kannst. Selbstverständlich ersetzt diese Art der Harmonisierung niemals den Arzt oder Heilpraktiker, wir als Autoren und der Verlag verweisen in diesem Zusammenhang ausdrücklich auf die Eigenverantwortung des Einzelnen. Ein guter Therapeut wird immer auf die ganzheitliche Heilung des Patienten einwirken. Das schamanische Arbeiten für zu Hause, wie wir es hier vorstellen, will dir die Möglichkeit eröffnen, eigenständig und fantasievoll kleinere Probleme selbst zu heilen.

ZWEIFEL

Zweifel, auch Selbstzweifel, sind ein fieser Trick des Egos, uns in der Unklarheit und im Chaos zu halten. Zweifel wollen dir einreden, du hättest keine wirkliche Wahlmöglichkeit, denn jede Entscheidung könnte falsch sein. Der Zweifel nagt an dir und deinem Selbstwert, er vergiftet die Seele. Er will dir einreden, du wärest noch zu klein, um zu wissen, was für dich richtig ist, du hättest keine Erfahrung, auf die du zurückgreifen könntest, du würdest – was immer du auch tust – sowieso nicht richtig handeln. Im Selbstzweifel erleben wir unser Ku als unreif und unfähig, im Leben zu stehen und Verantwortung für sein Tun und Wirken zu übernehmen.

Zweifel ist ein Komplex aus alten vermeintlichen Fehlern, Kopfkonstrukten und eingeredeten oder eingebildeten beschränkten Glaubenssystemen, die es uns schwer machen, in die Aktion zu kommen. Wenn wir an etwas oder uns selbst zweifeln, ist dies immer ein Sabotageprogramm von Lono, dem bewussten Verstand. Ähnlich wie bei den Ängsten versucht Lono uns mit Zweifeln einzureden, wir könnten dies und jenes nicht oder wir würden sowieso nicht wissen, was für uns richtig ist.

Die Kahunas weisen darauf hin, dass ein vermeintlicher Fehler, den wir begangen haben, hundertmal besser ist, als still und passiv das Leben an sich vorbeiziehen zu lassen. Kahunas kennen keine Fehler – sie gehen lediglich davon aus, dass wir eine Erfahrung gemacht haben und nun die Folge davon erleben.

Wenn wir eine Entscheidung treffen müssen und zweifeln, kann das einerseits bedeuten, dass wir es uns einfach nicht zutrauen, den dann anvisierten Weg zu gehen. Wenn wir schon viel Vertrauen zu unserem Ku entwickelt haben, Ku gut gereinigt und die Verbindung optimal aufgebaut haben, könnte ein Zweifel jedoch auch als Frühwarnsystem sinnvoll sein, das uns vor einer Situation warnen will. Zweifel, die uns allerdings hindern, aktiv zu werden und in die Handlung zu gehen beziehungsweise Entscheidungen zu treffen, können und sollten wir auflösen. Zweifel entstehen übrigens auch dann, wenn wir nicht oder zu wenig geerdet sind.

Wenn Zweifel oder Selbstzweifel auftauchen, sollten wir uns immer folgende Fragen stellen:

- Was zweifle ich an?
- Wo fühle ich diesen Zweifel im physischen Körper?
- Wie fühlt sich der Zweifel an?
- Gibt es noch weitere Informationen wie Bilder, Gerüche, Farben oder Klänge, die damit verbunden werden?
- Welche Gedanken sind mit dem Zweifel verbunden?

Frage eins: Was zweifle ich an?

Die Antwort auf diese Frage bringt dir die erste wichtige Klarheit. Frage dich: Zweifle ich an meinem Selbstwert, an meinem Gefühl, an der inneren Wahrnehmung, an meiner Darstellung der äußeren Umstände, an meiner Entscheidung? Wenn du weißt, warum du einen Zweifel hast, warum du dir nicht zutraust, dieses oder jenes zu tun, weshalb du deiner eigenen Wahrnehmung nicht vertraust, weshalb du dich nicht entscheiden willst, dann hast du über dein Verhalten schon sehr viel Klarheit erlangt. Damit bist du bei der Ursache deines Zweifels angekommen. (Die Ursache von Zweifeln zu erkennen, ist konstruktiver als sich lange mit dem »Wahrheitsgehalt« des Zweifels zu beschäftigen.)

Frage zwei: Wo fühle ich den Zweifel im Körper?

Jede Emotion ist irgendwo im Körper abgespeichert. Im Yoga kennt man dieses Phänomen sehr gut. Über die körperlichen Yogaübungen wird zugleich lösend auf die Psyche eingewirkt. Jedes negative Gefühl bewirkt eine Verspannung in uns, das kann in der Muskulatur wahrzunehmen sein, oder einen bestimmten Körperbereich betreffen. Erstaunlicherweise erfassen die meisten Menschen – auch wenn sie von dieser Art des Heilens noch nie etwas gehört haben – sofort die körperliche Stelle, an der sich die Blockierung manifestiert hat. Wenn du sie hast, nimm einfach wahr.

Frage drei: Wie fühlt sich der Zweifel an?

Jedes Problem (hier eben der Zweifel) birgt ein Gefühl in uns. Unser Ku liefert uns zu einem Problem die dazugehörige, irgendwann einmal abgespeicherte Emotion. Das bedeutet, dass sich Zweifel beispielsweise stumpf oder chaotisch, lau oder fein, aggressiv oder weinerlich anfühlen können. Wichtig ist hier, der inneren Wahrnehmung unter allen Umständen zu vertrauen. Es ist deine Wahrnehmung, es ist deine Welt, es ist dein Körper. Was du wahrnimmst, ist richtig!

Frage vier: Gibt es noch weitere Informationen zum Problem?

Oft gibt es eine weitere Information oder nützliche Hinweise auf das Problem. Manche Menschen haben einen guten Zugang zu Farben; sie werden Zweifel dann vielleicht als dunkles Grau oder bräunliches Gelb wahrnehmen. Andere Menschen folgen ihrer Intuition über das Hörvermögen; sie nehmen vielleicht disharmonische Töne wahr. Wieder andere sind visuell veranlagt; bei diesen Menschen entstehen Bilder, Landschaften oder ganze Filme, die Ku liefert, um das Problem sichtbar werden zu lassen. Jeder Mensch hat einen anderen, seinen einzigartigen Zugang zur Innenschau oder Intuition. Wir sollten das Werkzeug, das uns den leichtesten Zugang ermöglicht, auch benutzen. Wenn du sehr sensibel bist, kannst du auch andere Energiestrukturen wahrnehmen. Vielleicht reagierst du auf Gerüche – hier sind deiner ganz persönlichen Wahrnehmung keine Grenzen gesetzt. Nimm einfach wahr und bewerte nicht.

Frage fünf: Welche Gedanken sind mit dem Zweifel verbunden?

Lono interveniert sehr oft, wenn »unmögliche« harmonische Gedanken vorherrschen. »So schön kann das Leben doch gar nicht sein«, flüstert es uns zu. Unser Ego ist verliebt in den doch sehr fragwürdigen Zauber, der davon ausgeht, dass unser Verstand sagt, dass etwas völlig unmöglich sei. Unsere übernommenen Glaubenssätze verhindern oft eine neutrale Wahrnehmung unserer Gedanken. Daher ist es wichtig, alle Gedanken – wieder wertneutral – zu beobachten. Stell dir vor, du könntest jeden einzelnen Gedanken wie eine Wolke am Himmel einfach vorüberziehen lassen. Bei den Wolken würdest du nicht eingreifen, nicht werten, nicht verändern wollen, sondern nur als Beobachter wirken. Mach das genauso bei deinen Gedanken. Versuche, ob es dir gelingt, sie ohne Einmischung des Egos einfach sein zu lassen, so nach dem Motto: »Ah, wie interessant, das ist also der Gedanke, das sind die Gedanken zu diesem Thema!« Klappt das, dann hat die Heilung in gewisser Weise bereits eingesetzt. Alles darf sein, wie es ist. Alles ist erlaubt. Alles, was du in dir wahrnimmst, ist ein Aspekt deines Selbst.

Nun die Heilung

Du kennst nach der Beantwortung dieser Fragen einige Hintergründe, die dir den Umgang mit dem Zweifel erleichtern. Nimm dir jetzt einige Augenblicke Zeit und lass die entsprechenden Bilder, Gefühle, Farben oder Gerüche entstehen. Nimm einfach alles so an, wie es ist – ohne Wertung.

Dann beginnt der aktive Teil: Du hast den Ausdruck deines Zweifels, ein Bild, ein Gefühl, eine Farbe und vielleicht auch die dazugehörige Körperstelle. Nun betrachtest du die Summe der Wahrnehmungen und spürst ganz deutlich: Fühlt es sich gut an oder nicht? Fühle ich mich mit dieser Farbe stark oder schwach? Wirkt diese Vision einladend und heilend auf mich oder bekomme ich davon Angst? Welche Gedanken tauchen auf?

Alles, was dir nicht gefällt, veränderst du jetzt, in diesem Augenblick. Du überschreibst quasi dein bisheriges Bild mit einem anderen neuen Bild. Du holst aus dem schier unerschöpflichen Fundus deiner Fantasie eine andere Farbe, die dir mehr Freude macht, oder ersetzt Missklänge in deinem Ohr durch harmonische Musik, oder du visualisierst deine Gedanken zum Problem so, als wäre es bereits gelöst.

Erinnere dich an die Gesetze der Kahunas:
Energie folgt der Aufmerksamkeit. Was willst du erreichen? Wohin lenkst du bei diesem Problem die Aufmerksamkeit? Auf den Zweifel oder die Lösung?

Jetzt ist der Augenblick der Macht. Du veränderst beim schamanischen Arbeiten jetzt, in diesem Moment, deine belastende Situation.

Alle Macht kommt von innen. Du bist jetzt in der Lage, aus dir heraus, mit deiner eigenen Kraft, die Situation zu verändern. Dieses Potenzial steckt in dir.

Teile die Schwingung der Liebe mit mir. Liebevoll transformierst du eine negative Situation in eine positive – getragen von der unendlichen Eigenliebe in dir. Alles ist gut, wie es ist – und du liebst dich für deine Erfahrungen.

Wirksamkeit ist das Maß deiner Wahrheit. Hier entscheidest du, mit welchen »Werkzeugen« du arbeiten willst. Kannst du die Lösung eines Problems mehr visuell erreichen, willst du lieber über Affirmationen deinen Verstand umprogrammieren oder arbeitest du lieber über Farben? Entscheide dich für das System, das dir am meisten Kraft vermittelt.

Die Welt ist das, wofür wir sie halten. Ein Gefühl von Glück erzeugt Glück, eine Emotion der Freude ist Freude. Eine negative Situation kann jederzeit – aus dieser Ebene heraus – in eine völlig andere transformiert werden. Unser System kann nicht unterscheiden, auf welcher Realitätsebene wir uns gerade befinden.

Es gibt keine Grenzen. Schamanen kennen keine Grenzen – die Heilmöglichkeiten sind unbegrenzt, wir erfahren uns bei dieser Art der Transformationsarbeit als grenzenlose Lichtwesen.

Ein Beispiel aus der Praxis

Beate, eine dreißigjährige Buchhalterin, bangt um ihren Arbeitsplatz. In ihrer Firma werden reihenweise Leute entlassen, und es wurde bereits ein neues Computerprogramm angeschafft, das viele weitere Stellen überflüssig macht. Zu allem Übel wurde beim Jahresabschluss ein gravierender Fehler entdeckt. Beate zweifelt an ihren buchhalterischen Fähigkeiten. Der Chef hat für die nächste Woche ein Gespräch anberaumt. Beate ist mit sich, ihrer Arbeit und dem beruflichen Werdegang sehr im Zweifel und bittet um eine schamanische Auflösung.

Die erste Frage – was zweifelt sie an – kann Beate schnell beantworten: Sie zweifelt an ihren Fähigkeiten als Buchhalterin. Sie fühlt den Zweifel wie ein großes Loch in ihrem Bauchraum. In der Sitzung kommen noch andere Informationen dazu – das gefühlte Loch im Bauch ist graubraun, als würde sich ein riesengroßer Abgrund auftun, ihr wird übel, wenn sie an das Loch denkt, sie fühlt sich unvollkommen, klein und ohnmächtig. Ihre Gedanken kreisen von »Du kannst es eh nicht« über »Du hast nicht aufgepasst« zu »Hab dir ja gleich gesagt, dass es nicht geht«. So ungefähr sieht ihr Ist-Zustand aus.

Auflösung: Am auffälligsten ist das große Loch, das an einen Abgrund erinnert. Es kann bedeuten, dass hier einfach viel zu viel Energie verloren geht, sozusagen durch den Zweifel ins Nichts verpufft. In der Bauchmitte befindet sich normalerweise unser Hara, das Zentrum der Kraft. Ein Loch hier bedeutet auch, dass momentan keine Energie zur Verfügung steht. Auf die Frage hin, was ihr nun helfen könne, das Loch zu stopfen oder es zu verändern, kommt spontan die Lösung: Ich brauche Licht! Gelbes Licht!

Beate visualisiert nun gelbes Licht. Sie könnte jetzt noch gelbe Steine auflegen oder mit einer gelben Farbbrille arbeiten, einen gelben Schal auf den Bauch legen – es gibt viele Möglichkeiten.

Beate fühlt sich bereits deutlich besser. Jetzt konzentriert sie sich auf ihren Kopf: Welche Gedanken sind vorherrschend und wie fühlt sie sich damit? Sie hat die Vision, dass die Zweifel wie scharfe, spitze Pfeile ihren Kopf zermartern. Sie nimmt das zunächst wahr. Dann verändert ein weiteres Bild die Situation: Sie greift ein, holt mit einer Handbewegung die Pfeile aus dem Kopf und übergibt sie einem virtuellen Feuer. Nach dieser Sitzung fühlt sie sich ausgeruht, gereinigt und irgendwie freier.

Nach einer Woche ruft sie mich an – alles ist äußerst gut gelaufen. Ihr Chef war zum anberaumten Termin gar nicht da, ein Kollege teilte ihr mit, dass sich der vermeintliche Fehler aufgelöst hätte.

Mangelnde Eigenliebe

Mein Kahuna-Lehrer, also mein Geistführer, sitzt neben mir und wirkt traurig. Zum Thema Eigenliebe hat er viel zu erzählen. Für die Kahunas ist die Liebe das höchste Gut, und gelebte Eigenliebe ist ein natürlicher Zustand und das Grundprinzip der Huna-Lehre. Sie meinen: Du bist der Sohn/die Tochter des

Unaussprechlichen. Weshalb erlaubst du dir, dich als weniger als der Sohn oder die Tochter des Unaussprechlichen zu fühlen? Du bist ein Kind Gottes – wer gibt dir die Berechtigung, dich anders zu verhalten?

In der Huna-Weisheit ist Liebe in all ihren Formen und Facetten unser angeborenes Geburtsrecht. Aloha ist die Schwingung der Liebe. Dies in allen Seinsformen zu leben und zu teilen, stellt den Grundpfeiler der Huna-Seelenkraft dar.

In einer meditativen Wahrnehmung erklärt mir mein Kahuna: Ihr benehmt euch so, als wäre der natürlichste Zustand, die Liebe in allen Formen, für euch eine Mangelware. Ihr kämpft für einen kleinen Zipfel Liebe, ihr opfert euch dafür auf, besucht reihenweise Seminare, ihr arbeitet wie besessen, um Liebe zu erdienen, ihr lügt und betrügt dafür, um einen Funken der Liebe zu erhaschen. Jene Menschen aber, die mit offenem Herzen durch das Leben gehen, werden von euch deshalb als naiv oder dumm angesehen, und ihr unternehmt alles, um deren scheinbare Naivität herauszustellen. Ihr versucht zu beweisen, dass es nicht möglich ist, zu lieben und dabei dennoch klar zu sein. Ihr hütet die Liebe als euren wichtigsten Schatz, versteckt in der hintersten Kammer des Herzens, behütet und bis aufs Messer verteidigt. Ihr nehmt lieber Herzkrankheiten in Kauf, anstatt euch dieser Liebe hinzugeben, sie zu spüren, sie durch euch hindurch wirken zu lassen, auszutauschen, einzutauchen – weil diese Energie, diese Liebe, gefährlich machtvoll ist. Ihr habt zwar noch den Mut, Liebe zu zeigen, wenn ein Baby geboren wird oder ihr gerade frisch verliebt seid. Aber dann hütet ihr dieses wertvolle Gut voller Geiz, ihr verpackt es unter dem Deckmantel der Abhängigkeit oder der Verletzbarkeit und hütet die Liebe, als sei sie einzigartig und eine Mangelware. Dabei sucht ihr alle nur nach dieser Energie, die doch unendlich vorhanden ist, die ihr nur anzunehmen braucht, die nur wartet, durch euch hindurch zu strahlen. Es ist die Liebe des Unaussprechlichen, der in euch und durch euch wirkt.

Die Worte treffen mich. Sie sind klar, rein und beinhalten das ganze Dilemma, in dem wir stecken. Die einzige Krankheit, die wir im Westen haben, ist wohl die mangelnde Eigenliebe. Alle Krankheiten und leidvollen Erfahrungen und Situationen lassen sich darauf zurückführen.

Wo aber liegt die Lösung? Eigenliebe lässt sich nicht im Vorbeigehen erlernen oder aus dem Internet herunterladen. Es gibt unendlich viele Seminare zu diesem Themenbereich, viele spirituelle Lehrer verschreiben sich der Herzöffnung, der Entwicklung der Eigenliebe und der Ausbildung des Herzchakras. Für uns leistungsorientierte Westeuropäer aber ist es nicht einfach, bedingungslose Eigenliebe zu leben. Wir werden durch unser soziales System, die Schulbildung, die vielen Prüfungen, die wir bestehen müssen, durch Eltern und Pädagogen zum Leisten erzogen und dementsprechend bewertet. Gute Noten in der Schule gewährleisten Lob und Anerkennung, und dieser Aspekt zieht sich durch unser ganzes Leben.

Die Kahunas laden uns dazu ein zu lernen, uns auch ohne den Anspruch der Leistung voll und ganz zu akzeptieren und zu lieben. Die Praxiserfahrung zeigt, dass es uns in der Regel leichter fällt, Liebe zum eigenen Kind oder Partner oder einem Elternteil zu spüren, als die Eigenliebe zu uns selbst zu entdecken. Ein Weg in die Eigenliebe kann deshalb auch darin bestehen, zunächst die Liebe zu einer anderen Person wahrzunehmen und diese Liebe danach auf das eigene Herz auszudehnen. Diese Möglichkeit der Herzöffnung wird in der Regel als nicht anstrengend oder »gefährlich« gesehen. Wir öffnen uns ja »nur« der Liebe zu einem nahestehenden Menschen und sind dann bereit, diese Liebe auch zu uns selbst strömen zu lassen.

Übung: Vorübung zur Eigenliebe

Diese Übung gelingt in der Regel rasch sehr gut und öffnet den direkten Weg in die Eigenliebe:

Denk an eine dir sehr nahestehende Person. Vielleicht dein Kind, deinen Partner, ein Elternteil, deinen besten Freund oder deine beste Freundin. Visualisiere nun einen sehr glücklichen Moment in eurem Leben – vielleicht, wie du nach der Geburt dein Kind das erste Mal im Arm gehalten hast, vielleicht denkst du an den Heiratsantrag, den dir dein Mann gemacht hat, vielleicht strömt in deinem Herzen gerade die Liebe zu deinen Eltern.

Nimm dieses Gefühl ganz bewusst wahr, öffne dich für diese Emotion und stell dir vor, du könntest diesen Augenblick ausdehnen, um noch länger und intensiver in diesem Gefühl zu verweilen. Du weitest diesen Moment aus, nimmst die Gefühle stärker und durchdringender wahr. Du bist in dieser Sekunde in der Unendlichkeit mit deiner Liebe ganz eins.

Du bleibst in diesem Seinszustand und weitest diese Schwingung der Liebe auf dich selbst aus. Du verweilst in der Liebe zu der Person und gleichzeitig erkennst und erlebst du deine Liebe zu dir selbst. Du lässt sozusagen die Energie der Liebe auf dich überschwappen. So, als sei dies der natürlichste Zustand der Welt.

Ein Beispiel aus der Praxis

Helmut, ein siebenunddreißigjähriger Projektmanager, ist sehr leistungsorientiert. Er leidet seit einiger Zeit unter ziehenden Herzschmerzen. Schulmedizinisch betrachtet sei alles in bester Ordnung, versichert er mir. Weder Internist noch Hausarzt konnten irgendwelche Unregelmäßigkeiten feststellen.

Bei unserer schamanischen Arbeit wird schnell klar, weshalb Helmut diese Herzschmerzen bekam. Sein Herz fühle sich starr und steinig an, kann er nun wahrnehmen.

»Weshalb?«, ist meine Frage, die Helmut überraschenderweise schnell beantworten konnte: »Ich bin zu ehrgeizig mit mir und kann mir meinen Fehler, den ich begangen habe, nicht verzeihen.«

»Was für einen Fehler?«

»Ich hätte die Lösung eines Problems in der Firma schneller erkennen müssen. Durch meinen Fehler wurde einem Mitarbeiter gekündigt und der Firma ist ein Schaden entstanden.«

»Unverzeihlich«, fügt Helmut noch hinzu.

Seine Gedanken kreisen von »Unmöglich!«, »Unverzeihlich!«, »Wie konntest du nur!« und »Nicht tragbar!« bis hin zu »Jetzt kannst du gleich zu arbeiten aufhören!«

Es ehrt Helmut zwar, dass er sich so viele Gedanken um seine Arbeit und die Mitarbeiter macht. Es hilft ihm jedoch gar nichts, immer wieder in das Gefühl der Selbstvorwürfe oder mangelnder Liebe einzusteigen, die schon als Herzschmerzen somatisiert wurden. Vielmehr sollte er versuchen, aus eigener Kraft, aus einem eigenen Impuls heraus, Liebe und Eigenliebe wahrzunehmen und aus dieser Energiequelle neue Wege zur Lösung zu finden.

Die eben beschriebene Übung hilft Helmut, seine Liebe wiederzuentdecken. Er denkt an seine kleinen Kinder, an die liebevolle Beziehung zu ihnen und zu seiner Frau und erlebt, wie sein Herz heilen kann. Diese Übung macht Helmut nun täglich am Abend, er dankt für die harmonische Familie und lässt die Liebesenergie mehr und mehr in sein Herz einfließen. Aus diesem Heilzustand heraus kann er in der Arbeit gute Wege für die weitere Zeit finden und so die Folgeschäden des früheren Fehlers in Grenzen halten. Für den entlassenen Mitarbeiter wird aufgrund von Helmuts guten Beziehungen eine andere adäquate Arbeitsstelle gefunden.

Mangelnde Liebe zu anderen Personen

Die andere Seite der mangelnden Liebe ist, wenn jemand andere Menschen, auch nahestehende Personen, nicht (mehr) lieben kann. Dies geschieht häufig dann, wenn diese Personen etwas tun, was wir nicht verstehen, worin wir keinen Sinn erkennen.

Die Huna-Lehre weist uns immer wieder darauf hin, dass wir unseren eigenen Lebensplan und unsere eigenen Seelenaufgaben genau so wie die jedes anderen Menschen achten und ehren sollten. Wir können unseren eigenen Seelenplan im Laufe der Zeit vielleicht ansatzweise erahnen – und auch das nur dann, wenn wir uns wirklich viel mit unseren Themen und Talenten auseinandergesetzt haben. Wir sollten uns aber hüten, das Leben der anderen Menschen durch unsere Brille zu be- oder verurteilen. Das wird nie gelingen.

Ein weiteres Problem neben der Be- und Verurteilung der bis dahin geliebten oder geschätzten Person besteht darin, dass es oft zu persönlichen Verletzungen kommt. Wir fühlen uns gekränkt, ent-täuscht, missachtet oder gedemütigt. All diese Konflikte sollten behutsam und mit sehr viel Einfühlsamkeit und Mitgefühl durch einen guten Therapeuten an die Oberfläche geholt, zunächst wertneutral betrachtet und anschließend harmonisiert und geheilt werden.

Lösungswege

Huna schlägt vor, so weit wie irgend möglich in der Liebe zu sich und dem einst geliebten Menschen zu bleiben – was zugegebenermaßen nicht immer ganz einfach scheint. Wenn wir jedoch ganz neutral und ohne jeden Ansatz eines Besserwissen-Wollens oder einer Bewertung in unserem Herzen bleiben, in unserer Liebe zu uns und zur anderen Person, werden wir schnell erkennen, dass alle Be- und Verurteilungen nichts anderes als eine Falle des Egos sind. Unser eigenes Ego – hier im negativen Sinn – will uns erklären, dass diese oder jene Verhaltensweise des Kindes, des Bruders, der Schwester oder der Eltern einfach »unmöglich« sind und nicht im Sinne unseres Familiensystems. Das Ego will uns weismachen, dass wir besser wüssten, was für diesen Verwandten und sein Leben gut wäre, und es will die Trennung und die Kluft durch Konflikte ausbauen. Die Liebe löst das Ego jedoch auf – sie ist die stärkste Waffe, die wir Menschen besitzen.

Die Kahunas lehren: Du musst das, was passiert ist, nicht gutheißen. Du musst auch nicht verstehen, weshalb es geschehen ist. Du solltest dir nur klar werden, wie viel Energie es dich kostet, in diesem negativen Zustand zu verweilen.

Nach dieser Aussage wird rasch deutlich, dass es nicht darum gehen kann, zu allem Ja und Amen zu sagen, vor allem auch dann nicht, wenn wir als ältere oder reifere Menschen ahnen, in welche Falle beispielsweise unsere Kinder gerade tappen. Es wird jedoch klar, dass der Energieaufwand, den wir brauchen, um einen negativen Zustand aufrechtzuerhalten, ein sehr viel größerer ist als der, mit dem wir alle egoverhafteten Reaktionen aufgeben und im Herzen endlich wieder die Liebe zu diesen Personen spüren und leben.

Ein Beispiel aus der eigenen Biografie

Vor vielen Jahren hatten meine Mutter – eine sehr starke Persönlichkeit – und ich (Petra) einen riesengroßen Streit. Es gab eine Situation, die jeder von uns untragbar erschien. Energie folgt der Aufmerksamkeit, und bald weitete sich dieser Streit zu einer großen Familienfehde aus. Die Fronten verhärteten sich und es schien keinen Ausweg aus dieser Situation zu geben. Aller Rat von außen war der, die endgültige Trennung herbeizuführen.

Schweren Herzens, aber mit Stolz in der Brust habe ich dann alle Kontakte zu meiner Familie abgebrochen, während meine Familienmitglieder alles taten, um mir diesen Schritt zu erleichtern. Ich bin weit weggezogen, allein, ohne Kontakte zu meiner geliebten Familie, die mich nicht verstehen konnte und auf deren Hilfe ich nun auch verzichten musste. Ich wurde bei den Familienfeiern negiert, es wurde so getan, als würde es mich einfach nicht geben. In dieser Zeit haben wir alle viel gelitten – vor allem meine Mutter und ich. Zeitgleich habe ich begonnen, mich mit der Huna-Lehre näher zu beschäftigen und die ersten Seminare belegt. Bleib in deinem Herzen, lass nichts anderes als Liebe zu, hörte ich. Diese kontinuierliche Forderung der Kahunas ließ mich nach und nach erkennen, dass es keinen Sinn machte, ein Leben lang Streit mit der Mutter zu haben, zumal die Ursache des Streits eh schon Vergangenheit war.

Eines Tages – nach einem Energieschub durch das Huna – habe ich bei meiner Mutter angerufen. Die hat kurzerhand den Hörer auf das Telefon geknallt und sich bei meinem Vater über mein »unmögliches Verhalten« beschwert. Ich aber konnte die Liebesenergie kontinuierlich halten und habe immer wieder bei meiner Mutter angerufen, bis diese sich eines Tages bereit erklärt hat, sich mit mir zu treffen. Aus dieser inneren Bereitschaft heraus geschah das eigentliche Wunder, das wir beide heute immer noch als solches werten.

Bei der Kommunion meiner älteren Tochter – wir wohnten damals einige hundert Kilometer von meiner alten Heimat entfernt – stand meine Mutter plötzlich neben mir in der Kirche. Einfach so. Sie hatte den langen Weg auf sich genommen, um ihre Enkelin an diesem wichtigen Tag zu besuchen und stand nun wie selbstverständlich und schon immer neben mir in der Kirche. Es braucht nicht viel Fantasie, sich auszumalen, wie der Tag weiter verlief. Wir konnten uns nach anfänglich stacheligem Umgang miteinander freundlich verständigen und aussprechen. Aus dem kontinuierlichen Aufeinanderzugehen und dem Sein in der Liebe wuchs ein starkes Band der Liebe, das uns jetzt trägt.

Wir haben beide begonnen, uns gegenseitig zu verzeihen, ja, wir haben gemerkt, dass es eigentlich gar nichts zu verzeihen gibt. Wir hatten uns beide in eine Situation verrannt, in der es scheinbar keinen Ausweg mehr gab. Wir konnten nur und einzig die Liebe in uns wahrnehmen, das Band, das Mutter und Tochter verbindet. Ich liebe meine Mutter – so wie ich mich jetzt von ihr geliebt fühle. Aus dem Streit wurde der Beginn einer tiefen Vertrautheit und Liebe, die ich so zuvor noch nicht erleben durfte. Meine Mutter ist eine sehr weise, kluge und äußerst liebenswerte, ältere Dame und unser täglicher Kontakt erfreut unsere Herzen.

Der Schlüssel für die Wunder in unserem Leben steckt in uns selbst: wenn wir beginnen, endlich nur auf die Stimme unseres

Herzens zu hören und die Liebe, nichts als die Liebe, in uns wirken und fließen lassen.

Aggression

Als Aggression bezeichnet man ein Verhalten mit der Absicht, anderen zu schaden. Im Falle einer emotionalen Aggression reagieren wir auf das Verhalten einer Person oder Situation, die uns physisches oder psychisches Leid erfahren ließen. Aggressionen rufen in uns unterschiedliche Reaktionen hervor: Hitze, Stauungsgefühl, Kälte, aber auch Schweißausbrüche oder das Gefühl, aus der Haut fahren zu wollen. Aggressionen wirken in der Regel schädigend auf den Organismus.

Ausgenommen hierbei sind Aggressionen, die bewusst bei depressiv erkrankten Menschen hervorgerufen werden, um eine gewünschte Reaktion zu erzeugen. In der chinesischen Medizin versucht man beispielsweise Menschen, die depressiv veranlagt sind, aus der Lethargie zu befreien, indem man sie in ein Gefühl der Wut bringt.

Aggression kann sich gegen andere Menschen, gegen die Lebensumstände allgemein oder gegen konkrete Situationen richten. Wird sie gegen die eigene Person gerichtet, sprechen wir von Autoaggression. So etwas trägt jeder von uns noch mehr oder weniger stark in sich. Erstaunlicherweise laufen in uns oft Sabotageprogramme ab, die uns daran hindern, unsere Autoaggressionen zu erkennen und damit auch zu behandeln und zu heilen. Auch hier ist wieder Klarheit und Ehrlichkeit gegenüber dem eigenen Verhalten notwendig, um die Ursachen von Aggressionen und Autoaggressionen zu erkennen und zu therapieren.

Lösungswege

Die wichtigste Erkenntnis bei der Behandlung von Aggression oder Autoaggression ist die Bewusstmachung. Leider werden diese Themen in der Regel nicht gern angesprochen. Vor allem Menschen, die sich mit Energiearbeit oder feinstofflichen Heilweisen beschäftigen, schämen sich häufig, solche Gefühle noch zu spüren. Viele von uns haben schon verschiedene Verzeihungsrituale durchgeführt, Verletzungen abgeheilt, alte Wunden harmonisiert, und dennoch schleicht sich dann und wann eine Aggression gegenüber Menschen oder sich selbst ein. Wenn wir die Offenheit gegenüber uns selbst besitzen, eine aggressive Stimmung ans Licht zu bringen, kann Heilung einsetzen. Wir sollten es schaffen, voller Liebe auch diesen Aspekt in uns zu akzeptieren, der scheinbar so schwer anzunehmen ist.

Die Kahunas erklären uns, dass es keine »schlechten« Eigenschaften in uns gibt. Wir haben einfach noch nicht gelernt, alle Aspekte in uns liebevoll zu durchlichten. Es geht nicht darum, die Aggression in uns schönzureden oder zu vertuschen. Es geht nur darum, in uns zu erkennen, dass auch wir selbst aggressiv reagieren können. Schau auch auf diesen Teil, der noch nicht durchlichtet ist. Gib dir die Möglichkeit, liebevoll auf dich zu blicken, dann kann sich der disharmonische Zustand auflösen. Das ist die Huna-Weisheit zu diesem Thema.

In der Praxis erlebe ich immer wieder, dass sich Klienten mit einem Aggressionspotenzial schämen oder diese Energie am besten »weghaben« wollen. Aggression ist aber energetisch betrachtet nichts anderes als fehlgeleitete Energie. Es ist eine gehörige Menge Energie, die gestaut oder blockiert ist. Deshalb geht es zunächst darum, diese Stauung aufzulösen und die Energie wieder in Fluss zu bringen. Die Energiemenge ist im Körper immer gleich – wenn irgendwo eine Energie gestaut ist, fehlt sie in einem anderen Körperteil, so einfach ist es zumindest in der Theorie. Also kann der Heilvorschlag nur lauten, gestaute Energie ins Fließen zu bringen und sie wieder gezielt dort hinzuleiten, wo sie im Augenblick fehlt.

Ein Beispiel aus der Praxis

Werner, ein sechzigjähriger, geschiedener Steuerberater, hat sich in eine erheblich jüngere Frau verliebt. Seit einigen Wochen klagt er über Kopfschmerzen und das Gefühl, nur noch müde zu sein. Bei der schamanischen Arbeit kann Werner keine Bilder sehen, er sei nicht visuell veranlagt, erklärt er mir. Auf die Frage, wie sich sein Körper denn so anfühle, sagt er: »Es fühlt sich so heiß und unruhig im Bauchraum an.«

Wo genau denn die Stelle sei, will ich wissen.

»Rechts in Höhe der Leber«, antwortet er.

Dieses heiße Gefühl könne er nur mit der Farbe Rot umschreiben, es fühle sich an, als würden tausend Wespen in diesem Bereich herumschwirren.

Auf die Frage, ob seine Füße kalt oder warm sind, sagt er, er wisse es nicht. Er denke aber, sie seien warm – was aber nicht stimmt. Auch der Kopf sei glühend heiß, er habe das Gefühl, als würde er fast zum Zerbersten voll sein.

Auf meine Frage, was er jetzt tun möchte, antwortet Werner, er möchte das Gefühl »weghaben«, und er will einen leeren Kopf haben.

An diesem Beispiel lässt sich gut erkennen, wie versteckte Aggressionen in uns wirken können. Das Gefühl der Wespen im Bauchraum zeigt, dass hier Energien gestaut sind, ebenso die Tatsache, dass Werner nicht weiß, ob er kalte oder warme Füße hat. Der Kopf, der zum Bersten voll ist, zeigt an, dass in ihm viel zu viele Gedanken aktiv sind und ihn wohl vom Fühlen abhalten.

Mit dem heißem Gefühl im Bauch, den vielen Wespen, die herumschwirren, kann Werner ein Bild entstehen lassen: Die Wespen fliegen aus dem Bauch heraus und schwärmen auf und davon. Er fühlt sich nun besser. Die Gedankenflut kann er durch eine bestimmte Klopftechnik positiv beeinflussen. Zum Schluss fühlt er die warmen Füße, den befreiten Kopf und weiß nun den Grund für seine Aggression: Er hat einfach Angst, seiner möglichen künftigen Partnerin nicht gut genug zu sein. Er ärgert sich, ihr noch nicht all seine Gefühle gezeigt zu haben, und freut sich nun umso mehr, nicht in seine Ängste eingestiegen zu sein, sondern sich wieder im freien Energiefluss zu befinden.

Überflüssig zu erwähnen, dass Kopfschmerzen und Müdigkeit nun wie weggeblasen sind.

Immer wiederkehrende Gedanken, die sich im Kreis drehen

Wir kennen alle dieses Problem und haben es mit mehr oder weniger Erfolg immer mal wieder einigermaßen lösen können: Gedanken, die uns keine Ruhe lassen und unser treuester Begleiter Tag und Nacht sind. Gedanken, die ständig wiederkehren und in den unmöglichsten Situationen auftauchen. Solche Gedankenkreisel hindern uns daran, ganz im Hier und Jetzt zu leben, denn meistens bearbeiten sie Ereignisse, die in der Zukunft stattfinden werden, oder die Relikte einer vergangenen Zeit. Oder wir haben Angst vor dem Unbekannten und denken ständig: »Wie wird das sein …, was wird passieren …, wie kann ich …, was soll ich …?«

Gedanken, die immer wiederkommen, hindern uns, unser Leben unbeschwert zu verbringen. Sie tauchen vor allem in der Nacht auf, wie riesengroße Gespenster, scheinbar aus dem Nichts, und wir scheinen sie auch durch nichts wieder verscheuchen zu können. Jeder Therapeut kennt das Problem der wiederkehrenden Gedanken, und viele Therapieformen beschäftigen sich hauptsächlich damit, die Gedankenflut zum Stoppen zu bringen, um den Klienten die gewünschte Erleichterung zu verschaffen. Wir sollten uns bewusst machen, dass Gedanken nicht nur unser seelisches Gleichgewicht empfindlich stören können (wir sprechen hier von belastenden Gedanken), sondern auch den physischen Körper sehr belasten. Im Yoga kennt man dieses Phänomen, und über bestimmte Übungen wird sowohl der Körper trainiert und harmonisiert als auch vor allem der Kopf – die Gedanken werden zur Ruhe gebracht. Jeder Anfänger der Meditation weiß ebenso, wie schwierig es ist, »nichts« zu denken oder die Gedanken zum Schweigen zu bringen.

Lösungsvorschläge

Wenn wir uns das Energiegesetz von Makia – Energie folgt der Aufmerksamkeit – vor Augen halten, wissen wir sehr schnell, weshalb manche belastende Gedanken immer und immer wieder kommen: In dem Moment, in dem wir einem negativen Gedanken unsere Aufmerksamkeit schenken, vervielfältigen wir durch unsere Energie, die wir in das Problem stecken, diesen Gedanken. Es ist so, als würden wir durch das »Hindenken« ständig neue Gedankenkonstrukte schaffen. Die Lösung ist hier: Raus aus der Gedankenflut. Dazu einige Vorschläge.

Vorschlag Nr. 1: Zunächst ist es wichtig, das Energiegesetz von Makia zu berücksichtigen, also die Klarheit zu haben, dass jeder Gedanke neue Gedanken nach sich zieht. Willst du das wirklich? Sicher nicht. Der erste Schritt kann nun darin bestehen, dass du dir ein großes Stopp-Schild vorstellst, das immer dann aufleuchtet, wenn du den belastenden Gedanken denken willst. Stopp. Stopp. Stopp! Du wirst feststellen, dass kurz nachdem du »Stopp« gedacht hast, der Gedanke sofort wieder da ist. Keine Sorge. Wenn du oft genug »Stopp« denkst, verläuft sich der Gedanke – es ist so, als hätte dein Kopf dann keine Lust mehr weiterzudenken, weil ja ohnehin ein Stopp kommen wird.

Vorschlag Nr. 2: Wenn du ein Problem hast, das dich sehr beschäftigt und das dir sehr viel Kraft raubt, hat sich auch dies bewährt: Jedes Mal, wenn du an den belastenden Gedanken denkst, stellst du zeitgleich deinem Verstand eine für ihn schwierige Aufgabe, die er jetzt, sofort, auf die Sekunde, zu lösen hat. Du lässt ihn beispielsweise die Wurzel einer beliebigen Zahl errechnen oder eine andere komplizierte Mathematikaufgabe lösen. Du fragst nach längst vergessenen Vokabeln, die du vielleicht in diesem Augenblick nachschlagen musst. Du stellst deinem Verstand also einfach eine neue, schwer zu lösende Aufgabe. Und diese Aufgabe muss dein Lono jetzt sofort meistern. Erst dann »darf« es wieder an die störenden Gedanken. Du wirst sehr schnell feststellen können, wie mühsam es für dich und den Verstand ist, diese komplizierten Aufgaben zu rechnen oder dich an bereits Gelerntes und wieder Vergessenes zu erinnern. Wenn du diese Möglichkeit der Gedankenhygiene ein paarmal angewendet hast, wirst du merken, dass dein System bei einer neuen, belastenden Gedankeninvasion sofort ruft: »Hilfe, nein, bitte nicht, ich höre schon auf zu denken, aber bitte nicht wieder diese grässliche Strafe, ständig rechnen oder recherchieren zu müssen.« Probier es aus! Es funktioniert immer.

Vorschlag Nr. 3: Ablenkung! Energie folgt der Aufmerksamkeit, die Welt ist das, wofür wir sie halten, jetzt ist der Augenblick der Veränderung – all diese Energiegesetze funktionieren beim Ablenkungsmanöver. Der Vorschlag wirkt besonders gut im Dämmerzustand oder des Nachts, dann also, wenn wir nicht so ganz hellwach und glockenklar sind. Wenn dich ein belastender Gedanke stört, dann fang an, an etwas anderes zu denken oder etwas anderes zu tun. Etwas, was du im Halbschlaf kannst – vielleicht ein Gebet aufsagen, ein Mantra intonieren, ein Wiegenlied singen oder ein Gedicht sprechen. Lenke deinen Verstand durch aufbauende Gedanken oder Bilder ab. Stell dir vor, dass dein Gebet jetzt gerade zum Himmel steigt, stell dir den Himmel in allen Farben vor, fantasiere mit allen nur erdenklichen Mitteln. Oder visualisiere deine neue große Liebe, den supertollen Arbeitsplatz … Lass Bilder entstehen, die dich in eine neue Energie bringen, werde kreativ in deinem Wunschdenken. So lange, bis der Gedanke quasi übermalt ist.

Vorschlag Nr. 4: Du hast einen negativen, belastenden Gedanken? Dann ist es das Beste, ihn zunächst nicht wichtig zu nehmen. So etwa nach dem Motto: Ah, wie interessant. Du bist also auch da. Du darfst auch da sein, aber ich schenke dir nun kein weiteres Interesse mehr ... Bei diesem Vorschlag ist es wichtig, den Gedanken als das zu sehen, was er ist, nämlich nur ein Gedanke. Nicht mehr und nicht weniger. Versuche unter keinen Umständen, ihn zu verdrängen, sondern betrachte ihn so neutral wie nur möglich. Das wird am Anfang nicht so leicht gelingen, im Laufe der Zeit lernt dein System aber, alle Gedanken zunächst einmal einfach wertneutral zu betrachten. So, als würdest du ein neues Warenlager errichten: Die Ware wird angeliefert, du packst sie aber noch nicht aus, sondern lagerst sie zunächst in die Regale ein, um sie dann – bei Gelegenheit – auszupacken, zu bewerten oder ins Leben zu integrieren. Du wirst feststellen, dass viele dieser negativen oder belastenden Gedanken im Regal völlig verstauben oder sich irgendwann sogar auflösen und nie mehr wieder zum Vorschein kommen.

Vorschlag Nr. 5: Bewegung ist eine gute Möglichkeit, mit aufdringlichen Gedanken fertigzuwerden. Wenn sich wieder mal die Gedankenmühle dreht, fang an, dich zu bewegen. Hol die Jogginghose raus, schwing dich aufs Fahrrad, geh zum Fitness oder steig auf einen Berg, schwimme oder mach deine Yogaübungen. Jede Art von Bewegung bringt Gedanken wieder in eine andere Richtung und dein Kopf wird klar und frei.

Vorschlag Nr. 6: Wenn sich die Gedanken in deinem Kopf wieder einmal verhaken und verheddern, probier es mit der folgenden Übung. Nimm einige tiefere Atemzüge, um zur Ruhe zu kommen. Stell dir dann vor, du könntest deinen Kopf von innen betrachten. Du wirst vielleicht wahrnehmen, dass die Gedanken wie Spinnfäden oder wie ein verfranster Knäuel oder wie ein Balken im Kopf sind. Jedes Bild, das du empfängst, ist richtig. Versuche nun, dieses Knäuel zu entwirren, den Balken aus dem Kopf herauszubekommen oder die Spinnfäden wie im »wirklichen« Leben mit einem Staubwedel zu entfernen. Welche deiner Wahrnehmungen ist wahr? Visualisiere einfach einen klaren, reinen Kopf.

Vorschlag Nr. 7: Lass ein Bild von deinen störenden Gedanken im Kopf erscheinen. Visualisiere dann, wie sich links an deiner Schläfenseite eine kleine Öffnung zeigt. Durch diese Öffnung schiebst du alle belastenden Gedanken hinaus. Nach der Übung bittest du die transformierende Kraft des violetten Lichts oder deinen Engel, alle Gedanken aufzulösen.

Vorschlag Nr. 8: Oft ist es so, dass wir von einer Gedankenflut regelrecht überschüttet werden. Diese Gedanken werden aber nicht immer nur von uns selbst produziert, sondern auch oft von vielen Menschen (Beispiel: »Geiz ist geil ...«) Erinnern wir uns an das Energiegesetz von Makia: Energie folgt der Aufmerksamkeit. Wenn viele Hunderte oder Tausende von Menschen einen Gedanken hegen, ist das eine sehr machtvolle Energie, die damit in Bewegung kommt. Denken wir nur an Revolutionen, die anfänglich aus einer einzigen neuen Idee entstanden. Viele Menschen kreieren eine mächtige Energiewelle, die dann unter Umständen nicht mehr zu stoppen ist. Wir als Einzelne können uns aber durchaus wehren. Zunächst solltest du dir überlegen, welchem Ideal oder welchem Gedanken du wirklich deine Aufmerksamkeit schenken willst. Du kannst Gedankenhygiene betreiben, indem du ganz klar entscheidest, welche Gedanken in deinem System Platz haben. Die Kahunas erklären dazu: Du erschaffst deine eigene Welt, indem du entscheidest, welche Energie durch dich wirken darf. Das bedeutet wieder ganz klar: Jeder Gedanke, dem du es erlaubst, gedacht zu werden, verändert dich selbst und damit die Welt.

Vorschlag Nr. 9: Hier geht es um den »Einbau von Filtern«. Visualisiere das Bild, indem du um dich herum, um Haus, Wohnung oder Arbeitsplatz einen Filter einbaust, der nur positive Gedanken in dein System lässt. Entscheide, welche möglichst aufbauenden Gedanken dich erreichen dürfen. Alles andere, alles Belastende oder Negative, bleibt im Filter hängen, wie in einem Fangnetz.

ÄNGSTE

Wir alle kennen bewusste oder unbewusste, wiederkehrende oder einmalig auftretende Ängste, die uns lähmen, unsere Verdauung durcheinanderbringen und uns daran hindern, das Leben wirklich zu genießen. Kahunas gehen davon aus, dass Ängste als Teil des unerlösten Egos funktionieren. Sie halten uns davon ab, unsere Talente zu leben oder etwas Neues im Leben zu beginnen.

Angst kommt von Enge, und wer schon mal so richtig Angst empfunden hat, kann das nachempfinden. Ängste entstehen im Ego, auch im nicht durchlichteten Teil von Lono. Die Emotionen dazu werden von Ku produziert. Allein die Vorstellungskraft von Lono reicht aus, um unser Ku an alte Energien zu erinnern oder im Zellgedächtnis alte Emotionen, sogar aus früheren Inkarnationen, abzurufen. Oder aber wir docken an die negativen Erfahrungen anderer Menschen an. Lono kreiert die Bilder, Ku liefert die Gefühle. So einfach, so wirkungsvoll. Wichtig ist wieder der bewusste Umgang, das gilt auch bei den Ängsten. Stell dich ihnen, verdränge sie nicht, werte sie weder ab noch überbewerte sie. Du solltest dir klarmachen, dass du im Moment der Angst einfach nicht ganz bei dir und mit dir bist.

Lösungsvorschlag

Ängste kannst du nur auflösen, indem du dich mit ihnen beschäftigst. Du kannst sie nur durchlichten, indem du der Angst die Tür aufmachst und dich ihr stellst: »Aha, so siehst du aus. Aha, dieses Bild entsteht. So also bist du in Wirklichkeit ...« Lass Bilder, Eindrücke, Gefühle entstehen und stell dich der Angst. Du wirst feststellen, dass sie in dem Augenblick, in dem du deiner Angst die Stirn bietest, oft augenblicklich verschwindet.

Eine der größten Ängste ist die Angst vor der Angst, ein besonders fieser Trick des Egos, dich in die Enge oder in eine Schreckstarre zu treiben. Im ersten Schritt akzeptierst du auch hier, dass du Angst hast, bewusst oder unbewusst. Du kannst diese Angst dann Gott, den Engeln oder deinem geistigen Führer übergeben und damit die Zukunft in eine höhere Hand legen. Du solltest nun aber auch beginnen, in die Liebe zu dir selbst zu gehen, diese Liebe auszuweiten und deine Ängste mit der Waffe der Liebe zu durchlichten. Sage dir: »Ja, es ist in Ordnung, wenn ich jetzt Angst habe. Ich habe aber auch die Kraft, die Liebe, mein Talent, meine Gnade in mir, um diese Angst aufzulösen und zu transformieren.« Tu das jeden Augenblick ein wenig mehr – bis die Angst verblasst und die Erinnerung daran in der Vergangenheit ruht.

SCHULDGEFÜHLE

Der strengste Richter steckt in uns selbst. Wir vergeben anderen schnell eine vermeintliche Schuld, verurteilen uns hingegen aber oft ein Leben lang für einen »Fehler« und sind unter keinen Umständen bereit, uns zu entschulden. Es gibt eine Beschuldigung, zu der wir uns verurteilen, weil wir aus der Verbindung zu Gott herausgefallen und in die Trennung gegangen seien. Es gibt eine Beschuldigung, die uns weismachen will, dass ein großer Mystiker unseretwegen ans Kreuz genagelt worden sei – weil wir eben »schuldig« seien. Es gibt sie, die Schuld, an die wir glauben, weil wir aus dem Paradies vertrieben wurden. Und die Schuld(en) in unserem Leben häuft sich und lässt kein freies, glückliches Leben zu.

Kennst du auch den Spruch: »Na, jetzt geht es mir gut, aber mal schauen, wann der nächste Hammer kommt«? Auch das ist ein Hinweis auf eine versteckte Schuld in dir. Viele Leute fühlen sich gern und ein Leben lang schuldig, denn nur so können sie an alten Traditionen oder Ritualen festhalten. Mit Schuld im Gepäck kannst du nie große Sprünge machen oder ein freies Leben führen. Sie bringt dich in Dauerspannung und lässt dein Leben fahl und blass erscheinen. Sie verschafft dir das Gefühl, nur Opfer von Umständen zu sein, und macht es dir nur möglich, das Leben zu führen, das du kennst und das dich auf alle

Fälle daran hindern wird, zum eigenverantwortlichen Handeln zu gelangen.

Schuld zu sein ist nicht nur übel, sondern es dockt an die Erfahrungen der früheren Inkarnationen an und wird von der Gesellschaft liebend gern jeden Tag neu aufgewärmt. Ein Schuldiger muss immer her, irgendein Kopf muss immer rollen, jemand muss ja für dies und jenes die Verantwortung tragen. Aber das Gleichnis von Jesus und der reuigen Sünderin erinnert uns: »Wer ohne Schuld ist, der werfe den ersten Stein.« Die Schuldfalle hat viele Schichten und Facetten.

Lösungsvorschlag

Bei Schuldgefühlen kann die Huna-Lehre uns sicher weiterhelfen. Wir wissen, dass alle Emotionen im Ku gespeichert werden, also auch Schuldgefühle. Auch Schuldgefühle werden von Ku produziert. Augenblicklich. Sobald ein Gedanke oder ein Gefühl, eine ähnliche Situation auftritt, die dein Ku an die vermeintliche Schuld erinnert, legt es los.

Nachdem wir uns oft nicht bewusst an unsere Schritte erinnern können, die Schuld hervorgerufen haben, erfolgt die Heilwerdung und die völlige Ausheilung all unserer Schuldgefühle einzig und allein über Ku. Wir sollten täglich mit Ku Kontakt aufnehmen, es liebevoll und fürsorglich behandeln, mit ihm sprechen, es streicheln, einfach für es da sein. Wenn dann bewusste Schuldgefühle auftauchen, bitte Ku um ein Bild, eine Vision, ein Symbol, eine Farbe, die es mit dem Konflikt verbindet. Und dann beginne wieder, schamanisch in das Geschehen einzugreifen: Lass eine andere Farbe, ein heilendes Symbol, einen positiven Gedanken entstehen und fühle die heilende Energie in dir.

Lass immer wieder die Emotionen von bedingungsloser Liebe in dir entstehen. Fühle und spüre die Entlastung und die Weichheit in dir und verweile in dieser Energie. So lange, bis sich die vermeintliche Schuld auflöst und eine harmonische, entspannte Energie sich in dir ausbreitet.

LEICHTE DEPRESSIONEN

Wir wollen uns hier mit den leichteren Formen der psychischen Niedergeschlagenheit auseinandersetzen. Selbstverständlich gehört eine manifeste Depression in die Hand eines erfahrenen Arztes oder Psychiaters.

Leichtere Verlaufsformen zeigen sich oft in Form von Mutlosigkeit, Stimmungsschwankungen, unbegründeten Ängsten, Furcht vor der Zukunft, Sinnentleerung oder dem Gefühl, zu versagen und dem Leben nicht gewachsen zu sein. Das sind nur einige wenige Symptome, denen eine depressive Grundstimmung zugrunde liegen kann.

Aus einer anderen Sicht betrachtet weigern wir uns bei einer leichten Form der Depression, unser Leben so weiterzuführen wie bisher. Es gab unter Umständen einen Verlust, den wir nicht vergessen wollen oder können. Wir fühlen uns erschöpft, müde, verletzt und weigern uns schließlich, uns um uns selbst zu kümmern. Unser Ku wird völlig übergangen, die einfachsten Grundbedürfnisse werden nicht erfüllt. Die andere Version ist, dass sich unser Ku wie ein kleines Kind benimmt, wütend, verstimmt, missmutig, traurig, bockig wird und uns nicht mehr ausreichend mit den lebenserhaltenden Energien versorgt.

Aus diesem Mangelzustand heraus haben wir immer weniger Kraft und Energie für die tägliche Arbeit und ziehen es vor, im dunklen Zimmer den Muff des Egos einzuatmen. Wir haben auf irgendeiner Ebene aufgehört zu leben und ziehen uns in die Isolation zurück. Aus dem Gefühl eines Mangels heraus zieht uns diese depressive Grundstimmung immer mehr in ein schwarzes Loch, aus dem es scheinbar keinen Ausweg der Heilung gibt.

Depressiv verstimmte Menschen können aus ihrer Isolation nicht einfach herausgeholt werden, schon gar nicht mit einem Satz wie: »Na, wird schon wieder, stell dich nicht so an« oder »Ich hab ein ähnliches Problem gehabt, das ist auch gutgegangen.« Hier helfen keine Tipps und Tricks. Weil depressive Menschen sich entschieden haben, in ihrer isolierten Welt zu bleiben und zusätzlich von ihrem Unterbewusstsein und der Versorgung von beziehungsweise durch Ku abgeschnitten sind, macht es das Problem so vielschichtig und komplex.

Depressionen verhindern, dass wir uns mit der Zukunft auseinandersetzen, sie lassen in uns das Gefühl entstehen, dass alles ohnehin keinen Sinn mehr hat. Depressiv gestimmte Menschen verbreiten deshalb oft die Ausstrahlung von einer gewissen Starre und Leblosigkeit.

Lösungsvorschlag

Der wichtigste Schritt, um aus einer depressiven Stimmung herauszukommen, ist, dass dem Betreffenden überhaupt klar wird, dass es da ein Problem gibt. Es ist notwendig zu erkennen, dass es nicht »normal« sein kann, sich im Zimmer zu verbunkern oder dem Leben zu misstrauen. Erst, wenn er sich wünscht, aus diesem blockierten Zustand herauszukommen, kann Heilung beginnen.

In der Traditionellen Chinesischen Medizin versucht man deshalb, die Menschen mit einer momentanen depressiven Stimmung in die Bewegung zu bringen. Es ist der erste Aspekt der Heilung, wenn wir den betroffenen Menschen zu einer emotionalen Reaktion verhelfen, die aus der Stagnation der Gefühle führt. Am einfachsten gelingt dies, indem wir eine Situation kreieren, in denen die Menschen Wut oder Ärger empfinden. Das ist ein erster Weg zur Befreiung und Heilung.

Menschen in die Bewegung zu bringen, kann auch bedeuten, sie dazu zu bringen, sich körperlich zu betätigen, um den Energiefluss wieder anzuregen. Egal, für welchen Weg du dich entscheidest – du kannst Menschen mit einem depressiven Verhalten am besten helfen, indem du sie anstachelst und ermunterst, irgendetwas zu tun. Und wenn es nur das wäre, sich über etwas zu ärgern.

Jede Veränderung des Verhaltens bringt auch das Ku wieder in Bewegung. Wir erinnern uns: Unser Ku will eigentlich Spaß und

Freude haben und ist mit der Situation der Isolierung und Bockig-Seins in Wahrheit nicht besonders glücklich. Alle Formen von Bewegung bringen seine blockierte Energie ins Fließen, und dann kann die Hinwendung an das eigentliche Thema beginnen. Erst, wenn du beginnst, dich aus der Depression herauszubewegen, wenn du den Mut hast, dem Leben wieder ins Auge zu blicken, kannst du anfangen, das eigentliche Problem aufzulösen.

Bei der schamanischen Arbeit mit dem Thema der depressiven Verstimmung ist es deshalb wichtig, wieder den Kontakt zu Ku herzustellen. Lass in solchen Phasen Bilder entstehen – wie fühlst du dich, was fühlt dein Ku, hast du irgendwelche Eindrücke von deinem Ku, was möchte es gern?

Dann versuche, dein Ku in Bewegung zu bringen. Locke es aus der Verstarrung und Isolation heraus – mit einem besonders leckeren Bonbon. An dieser Stelle ist es oft sinnvoll, eine Bezugsperson hinzuzunehmen. Deine Freundin oder ein Freund oder der Partner, der dich am besten kennt. Dieser Vertraute weiß auch um deine innersten Wünsche und Hoffnungen und kennt die Bereiche, in denen du viel Spaß hast oder hattest.

Eben diese Situationen, in denen du Freude hast, malst du dir dann in allen Farben bunt und schillernd aus. Lass eine Erinnerung von diesem schönen Zustand aufkeimen und beginne, gemeinsam mit Ku dieses Gefühl auszukosten. Genieße jeden Augenblick dieser schönen Emotion und verweile darin so lange wie möglich.

Ein Beispiel aus der Praxis

Walter ist fünfundvierzig Jahre und arbeitet selbstständig. Seit einiger Zeit macht ihm das Leben keine Freude mehr. Er fühlt sich mehr und mehr erschöpft, seine Frau und seine drei Kinder können ihren Mann und Vater kaum wiedererkennen und machen sich große Sorgen um ihn.

Mit der Diagnose einer beginnenden depressiven Störung versucht Walter, über Huna-Healing sein Verhalten zu verändern. Während der schamanischen Reise und der Rückverbindung mit Ku wird als Ursache sehr schnell klar, dass Walter im letzten Jahr einen großen finanziellen Verlust nicht verkraftet hat. Er fühlte sich dem Gesetz gegenüber ohnmächtig und verdrängte seine Gefühle.

Erst über die Verbindung mit Ku kann Walter seiner Wut, seiner Aggression und dem Ärger über die Behörden Luft machen. Die Wut kann er als roten Energieball im Bereich der Leber zuordnen. Walter beginnt nun, diese Wut rauszulassen – zunächst, indem er über das ungerechte System redet. Seine Worte werden zunehmend ärgerlicher, die Stimme lauter, bis er schließlich anfängt, lauthals zu schimpfen.

An dieser Stelle ermuntere ich die Menschen immer, all ihren Emotionen Raum zu geben – warum also nicht schreien, wenn es für Ku so am besten ist? Weshalb nicht weinen, wenn das befreiend wirkt? Warum beschränken wir uns auf Worte, wenn es doch so wichtig wäre, in diesem Zustand die blockierten Energien zum Fließen zu bringen? Lass also deiner Energie freien Raum – schrei, heule, stampfe, weine, trommle, bewege dich – tu alles, was dir guttut.

Zurück zu Walter: Nachdem die gestaute Energie wieder ins Fließen gekommen ist, kann er das ganze Problem anders betrachten. Er nimmt den roten Energieball, stellt sich vor, wie die Energie aus der Leber heraus in Richtung Füße wandert (Erdung) und auch den Unterbauch wohltuend mit Kraft versorgt. Er hat Zugang zu seinem Ku bekommen und kann seiner normalen Alltagstätigkeit wieder nachkommen. Seine Wut gegenüber der Behörde hat er mittlerweile in eine Art Frühwarnsystem verwandelt und damit transformiert. Er ist vorsichtig geworden und bemerkt schon im Vorfeld, wenn irgendetwas dabei ist, sich zu seinem Nachteil zu verändern.

Schamanisches Arbeiten bei körperlichen Symptomen

Bislang ging es um Beispiele für schamanisches Arbeiten bei emotionalen oder mentalen Blockierungszuständen. Auch bei manifesten körperlichen Symptomen kann man schamanisch vorgehen. Wir warnen allerdings wieder ausdrücklich vor therapeutischen »Alleingängen«. Schamanisches Arbeiten für sich selbst und zu Hause kann nie den Arzt oder Therapeuten ersetzen! Du kannst es jedoch bei den verschiedenen Befindlichkeitsstörungen zur Unterstützung und Anregung der Selbstheilungskräfte jederzeit einsetzen. Im Folgenden wollen wir dir anhand von ein paar wenigen Beschwerden Anregungen dafür geben.

Allergien

Bei diversen Allergien arbeitet das Immunsystem unkontrolliert. Es befindet sich in einer Art »Übereifer des Gefechts« und greift alles an, was es für gefährlich erachtet. Gleich, ob es sich um Pollen oder Tierhaare handelt: Das Immunsystem befindet, dass es eine Gefahrenquelle ist, die schnellstmöglichst eliminiert werden sollte.

Auch hier gilt wieder: Lass ein Bild, ein Gefühl oder eine Vision entstehen, die dein Immunsystem symbolisch darstellt. Du kannst dir beispielsweise ein Feld vorstellen, auf dem sich Gut und Böse gegenüberstehen und sich bekämpfen. Wer der Gute ist und wer der Feind, das bestimmst du. Lass die Bilder in dir wirken und schaue dir einfach an, was geschieht. Wie scharf schießen die »Guten«? Welche Waffen benutzen sie? Woher kommen immer wieder die »Angreifer«, wo werden sie »produziert«, wer bringt sie herbei? Das ist eine Möglichkeit, eine Vorstellung von deiner Allergie zu bekommen.

Im nächsten Schritt beschließt du Waffenruhe. Stell dir vor, es käme ein weiser Politiker, ein Heiliger oder Mentor, der Anerkennung von beiden Seiten genießt. Dieser Heiler oder Vermittler bringt nun beide Parteien dazu, sich ruhig zu verhalten, die Kämpfe einzustellen und sich gegenseitig zu respektieren. Du schließt einen Friedensvertrag für immer. Dazu nimmst du Papier und Schreibzeug, schreibst alles auf, was nun in Frieden miteinander sein soll, und unterschreibst mit deinem Namen. Bitte dann Ku, sich an diesen Vertrag zu halten, unter allen Umständen.

Bei der mikrobiologischen Blutuntersuchung im Dunkelfeld können wir allergische Erkrankungen daran erkennen, dass viele kleine Mikroorganismen in einem völligen Durcheinander wie wild umherwirbeln. Diese kleinen Mikroben wirken völlig chaotisch und aufgeregt. Bei Allergien ist es deshalb meist sinnvoll, erste einmal wieder eine grundlegende Ordnung und echten Frieden ins System zu bringen.

Entzündungen

Entzündungen können durch bakterielle oder virale Fehlbesiedelung oder eine mechanische Überbeanspruchung entstehen. Feinstofflich gesehen ist immer zu viel Energie am Ort des Geschehens. Wir sollten uns bewusst machen, dass die Energiemenge im Körper immer gleich groß ist. Es gibt kein Zuviel oder Zuwenig. Vielmehr gibt es blockierte oder frei fließende Energie im Körper. Wenn wir an einer Stelle eine Entzündung haben, also ein Zuviel an Energie, fehlt uns an einer anderen Stelle des Körpers diese Energie.

Lass zur Heilung wieder ein Bild von der entzündeten Stelle in deinem Körper entstehen. Das gelingt in der Regel leicht, denn echte Entzündungen tun richtig weh. Der Körper reagiert mit Schmerzen, Pochen, Schwellungen und die Nerven liegen oftmals blank. Du kannst bei Entzündungen gut mit Farben arbeiten. Ein tiefes Blau eignet sich insbesondere, entzündliche Erkrankungen positiv zu beeinflussen. Blau wirkt kühlend und schützend gleichzeitig. So kannst du bei einer Angina einen blauen Schal um den Hals legen, bei einer Zahnentzündung eine blaue Lampe auf den betroffenen Zahn leuchten lassen, du kannst entzündete Gelenke mit Kälte behandeln.

Kälte oder blaues Licht wirken einer Entzündung entgegen. Wenn du keine Möglichkeit hast, mit Kälte oder blauem Licht darauf einzuwirken, so visualisiere blaues Licht und lenke es auf den entzündeten Körperteil. Je besser du visualisieren kannst, desto schneller wirst du Erleichterung erfahren.

Dazu ein Beispiel: Renate, eine Kahuna-Schülerin von mir (Petra), hat seit Jahren Probleme mit einem ständig entzündeten Zahn. Dieser Zahn ist aber der einzige, der die Zahnprothese stabilisiert. Würde er gezogen, müsste die gesamte Prothese erneuert werden. Das würde körperliche und finanzielle Probleme nach sich ziehen.

Bei einer Kahuna-Sitzung können wir mit dem Zahn kommunizieren: Er ist es leid, die ganze »Last« der Zähne zu tragen. Renate redet nun über einen längeren Zeitraum hinweg mit dem Zahn, visualisiert blaues Licht, nimmt ihm die Verantwortung ab, für alle Zähne der tragende Pfeiler zu sein, und überlässt es ihm schließlich, zu bleiben oder zu gehen ... Ja, beim schamanischen Arbeiten können wir mit unseren Organen Dialoge führen. Für Schamanen ist es selbstverständlich, dass Organe, Organteile, Körperteile oder auch Zähne ein eigenes Bewusstsein haben.

Nach einem Vierteljahr – der Zahn sitzt immer noch sehr sicher, die Entzündungen gehören der Vergangenheit an – lässt Renate ihre Zähne röntgen. Der Zahnarzt kann zu seiner Verwunderung und zur Freude von Renate weder Entzündungszeichen noch Zeichen des Zahnverfalls, die zuvor noch zu sehen waren, feststellen. Renate singt nun täglich ein Dankeslied für diesen Zahn ... Schamanismus macht Freude. Versuche immer und unter allen Umständen, mit Leichtigkeit und Humor deine Ziele zu erreichen.

Müdigkeit

Wenn du dich ständig müde und ausgelaugt fühlst, kann das natürlich die verschiedensten Ursachen haben – angefangen von wirklich manifesten Erkrankungen über Eisenmangel oder mangelnde Sauerstoffzufuhr bis hin zu dem Gefühl, energetisch ausgelaugt zu sein. Auch eine echte Erschöpfung oder ein Burnout-Syndrom sind möglich. Schamanisch zu arbeiten bedeutet hier auch, den Urkonflikt oder die Ursache der Müdigkeit zu behandeln. Die Kahunas sprechen bei Müdigkeit von einem Ungleichgewicht der Energien, von fehlgeleiteten oder blockierten Energien.

Müdigkeit bedeutet aber auch immer, dass der Zugang zum Ku unterbrochen ist. Wenn du wirklich gut mit deinem Ku verbunden bist, wirst du frühzeitig erkennen, wann du dich schonen solltest, was du tun kannst, um deine Energien wieder aufzutanken, welche Nahrungsmittel du zu dir nehmen sollst, um wieder Kraft zu erhalten. Bei chronischer Müdigkeit ist es deshalb wichtig, Ku zu fragen, was eigentlich los ist. Ku wird dir in der Regel sehr schnell ein Bild oder ein Gefühl für die Müdigkeit schicken – vielleicht hast du es versäumt, den lang aufgestauten Urlaub zu beantragen, vielleicht nervt dich einfach ein Konflikt mit dem Partner, unter Umständen fehlt dir ein Mineralstoff oder Spurenelement, oder etwas anderes ist die Ursache.

Über die Verbindung mit Ku wirst du den Weg zum geeigneten Therapeuten finden oder fällst wie zufällig über einen Zeitungsartikel, der über ein bestimmtes Vitamin berichtet. Ku liefert dir aber auch die Zusammenhänge über Konflikte, die mit der Müdigkeit zu tun haben. Die Kahunas meinen, dass Müdigkeit unter Umständen auch auf eine gewisse Verweigerungsstrategie hinweisen kann.

Die Problematik bei der Müdigkeit liegt eben darin, dass die betroffenen Menschen es in der Regel verlernt haben, auf ihr Bauchgefühl oder Ku zu hören. Wir erinnern uns: Ku liefert uns Energie und ist für die lebenserhaltenden Funktionen zuständig. Wer fortwährend seine Intuition ignoriert, wer sich immerzu überfordert, wer nie anfängt, auf seine innere Stimme zu hören, der verliert auch den Zugang zum Ku. Jede Art der körperlichen Betätigung, bei der du dich ganz und sensitiv spürst und wahrnimmst, kann helfen, den Zugang zu Ku wieder zu kräftigen. Yoga eignet sich in besonderem Maße dazu, den Kontakt zum eigenen Körper wiederherzustellen oder zu optimieren. Wenn wir gut mit dem physischen Körperbewusstsein verbunden sind, ist der Zugang zu Ku automatisch geebnet. Wenn du also mental oder bildhaft keinen Zugang zu Ku erreichen kannst, probier es mit einer Methode, die dein Körpergefühl festigt.

Es gibt jedoch Zeiten, in denen wir zwar wissen, dass wir uns eine Auszeit gönnen sollten, dies aber nicht sofort umsetzen können. Hier gibt es die Möglichkeit, mit Ku zu verhandeln: »Liebes Ku, ich weiß, wir brauchen dringend Urlaub. Ich weiß, wir müssen mal wieder richtig ausschlafen, uns gesund ernähren oder eine bestimmte Diät einhalten. Aus diesem und jenem Grund ist es mir momentan aber nicht möglich, all dem nachzukommen. Ich bitte dich, mein liebes Ku, diese eine Woche, diesen einen Monat noch durchzuhalten. Bitte gib mir in dieser Zeit noch die nötige Energie – ich werde dann aber unbedingt den Urlaub, die Ernährungsumstellung, das Ausschlafen nachholen.«

Wichtig: Wenn du mit Ku verhandelst, und das ist möglich, dann musst du unter allen Umständen auch zu deinem Wort stehen! Ku reagiert wie ein Kind: Wenn du ihm etwas versprichst, und dein Versprechen dann nicht einhältst, reagiert es verärgert, bockig oder glaubt dir nicht mehr.

Ich (Petra) spreche oft mit meinem Ku – auch jetzt während des Schreibens – und verhandle eine Verschiebung der Auszeit. Spätestens nach der Beendigung meiner »wichtigen« Tätigkeit gebe ich meinem Ku dann sofort wieder Raum zur Entfaltung und die nötige Aufmerksamkeit. Schamanismus für zu Hause bedeutet auch, fürsorglich mit dir und deinen Ressourcen umzugehen, deine Energien bewusst und gezielt zu lenken und all das zu tun, was dir guttut. Zum höchsten Wohle für alle.

9. Mahalo: Mit Huna ins Herz, mit Huna ins Glück

Ohana – Familie

Sonntags, nachmittags von 15 Uhr bis 17 Uhr, trifft sich im *Coffee of Hawaii* im kleinen Ort Kualapuu auf Molokai die Musik- und Hulagruppe *Na Ohana Hoaloha,* die »Familie von Freunden«. Ohana, das ist die Familie. Menschen, die in Liebe verbunden sind, das ist dann eine »Familie von Freunden«.

Die Gruppe spielt authentische hawaiianische Musik, manchmal mit einigen englischen Versen, damit auch Nicht-Einheimische besser folgen können. Man sitzt zwanglos auf einer offenen Veranda im milden Klima Hawaiis, isst vielleicht etwas oder trinkt den auf Molokai angebauten Kaffee – Hawaiianer und Festlandamerikaner sowie Menschen aus aller Herren Länder. Es gibt nichts Besonderes zu tun, man kann gern eine Spende in den Korb legen, man genießt das Leben, lässt sich von der Musik in andere Sphären tragen, folgt den Hula-Tänzern und -tänzerinnen, die mit ihren Bewegungen Geschichten erzählen. (Es gibt übrigens eine DVD von dieser Gruppe, die man leicht im Internet finden kann.)

Leben, einfach leben. Erfahren, wie es ist, ohne Zweckbestimmung zu sein, nicht auf bestimmte Ziele hinzuarbeiten, keinen Nutzen erbringen zu müssen ... Molokai ist ein wunderbarer Ort, um diese Erfahrung zu machen. Einfach, auch ärmlich, Ko-

kospalmen, Macadamia-Nüsse (von Purdys Macadamia-Farm, die auch einzelnen Besuchern eine kleine kostenlose Tour anbietet), Kumus Biofarm mit saftig-süßen Papayas, Regenbogen über Regenbogen und ringsherum viel Meer und noch mehr Meer. Ein Meer, das hier ruhig und sanft die Wellen schaukeln lässt, dort mit brausender und tosender Brandung die Küste herausfordert. Wale, die in Sichtweite dahinziehen, bunte Rifffische, die leicht zu beobachten sind, ein junger Mann, der, als wir ihn nach einem bestimmten Lokal fragen, sagt: »Ich komme nicht so häufig in die Stadt, ich glaube, es ist dort ...« Er ist mit dem Pick-up-Truck da, die »Stadt« ist ein Nest mit zwei Straßen.

Ohana – wir sind eine Familie. Eine Familie von Menschen, die, wie der Dalai Lama immer wieder betont, alle nach etwas suchen, das wir »Glück« nennen. Wir alle wollen glücklich sein. Wir sind Wesen, die ein Körperleben mit allen wunderbaren Möglichkeiten und beängstigenden Beschränkungen erfahren. Wir sind Wesen, die ein bewusstes Sein nicht nur haben, sondern vor allem sind. Wir sind geistige Wesen, die eine irdische Erfahrung machen. Aber vor allem sind wir hier auf der gemeinsamen Erde eine Familie von Freunden.

Ein Traum der Befreiung

Ich (Petra) möchte in diesem Schlussabschnitt einen Traum erzählen, der während der Arbeit am Buch auftauchte und eine wichtige Botschaft enthält. Sie wirkt auf den ersten Blick vermutlich paradox, enthält jedoch eine sehr tiefe beziehungsweise hohe Huna-Weisheit.

In einem bewegten Leben bin ich mit einem Mann unterwegs. Wir leben in einer Stadt, in der ein buntes Treiben herrscht. Ich lebe *mein* Leben. Ich bin anders als die anderen. Ich traue mich, ich selbst zu sein. Der Mann ermuntert mich dazu. Wir fahren in einem Bus, in dem wir irgendwelche alten Sachen transportieren. Regale, sperrig, die (Alt-)Lasten schränken mich ein. Aber wenigstens sind es weiße Regale ...

Der Mann und ich leben frei. Das stört die Umwelt. Ich spüre Widerstände, Aggressionen. Ich will fort, aber das geht irgendwie nicht. Wir werden eingesperrt. Zum Tode verurteilt. Jeder Versuch zu fliehen misslingt, wirklich jeder. Jeder »Ego«-Versuch, das Problem zu lösen, ist zum Scheitern verurteilt.

An einem Vormittag versammeln sich Schaulustige, um mitzuerleben, wie Menschen jetzt sterben sollen. Ich sehe meine Fingernägel an – sie sind ganz rein, ganz weiß. Deutliche Zeichen der Unschuld. Wir sollen abgeführt werden, zur Hinrichtung. Der Mann (mein geistiger Führer, mein höheres Selbst, ein Kahuna?) sagt: »Nein. Wir akzeptieren das nicht. Wir gehen einfach erhobenen Hauptes nach draußen.«

Das tun wir auch. Ich gehe hinaus, aufrecht, stolz, durch die Meute hindurch, in die Freiheit ...

Träume sind selten logisch, sie sind meist symbolisch. Dieser Traum hat mir erneut deutlich gemacht, dass es darum geht, den eigenen Weg zu finden, sich selbst treu zu sein, das eigene Selbst zu leben. Das ist ein Aspekt der Essenz von Huna.

Wege zum inneren Huna

Wenn wir ganz mit dem Göttlichen in uns verbunden sind, erleben wir vermutlich alle manchmal eine gewisse Leere. Und dann gibt es mit einem Male keine Seelenaufgaben mehr. Seelenaufgabe = Seelen-Auf-Gabe. Da ist eine Gabe. Gaben empfangen wir wie Geschenke und freuen uns darüber. Wir nutzen Gaben, Talente, Möglickeiten, Fertigkeiten.

Was ist eine Aufgabe? Eine Pflicht, schwere Arbeit, eine Herausforderung? Eine Gabe, die wir aufgeben, loslassen, freigeben, sich ganz natürlich aus ihrer Eigendynamik entwickeln lassen? Etwas das wir abgeben – an ein größeres Ganzes, an das Leben, an Kane, an unser Aumakua?

Und wie gehen wir mit dem Tod um, mit unserer körperlichen Sterblichkeit? Mit unseren Grenzen, die wir in Krankheit und Leid, in Not und Kummer erfahren und die sich uns allzu oft wie dunkle Wolken eines fernen Gewittersturms bedrohlich nähern oder plötzlich in unseren Alltag einbrechen und unser Leben und unser Selbst kleinmachen – wie gehen wir damit um?

Solange wir uns um Huna *bemühen,* solange wir meinen, wir müssten uns Freiheit und Selbstlosigkeit, Güte und Menschlichkeit schwer erkämpfen, solange wir glauben, wir müssten unser Ego niederringen, um Aloha zu spüren und auszustrahlen – solange bleiben wir in Vorstellungen befangen, in einem Teufelskreis des Ich-Bewusstseins. Erst wenn wir »nichts tun«, kann das bewusste Sein in einer Weise aufdämmern und lebendige Wirklichkeit werden, wie es die Mystiker und Meister, die Lehrer und Kahunas aller Zeiten zu beschreiben versucht haben. Alan W. Watts, der große Mittler zwischen Ost und West, schrieb dazu schon 1954: »Es ist das universelle Zeugnis der ‚Gott-Erkennenden', dass das geistige Leben des Menschen in dem Augenblick aufdämmert, in dem er in einem tiefen und besonderen Sinn nichts tut.

›Ich tue nichts aus mir‹. Dies ist keine gewöhnliche Untätigkeit, denn untätig zu sein mit der bestimmten Absicht, heilig zu werden ... ist noch aktives Tun. Es bedarf einer Leistung, Gott zu entdecken. Der wahre Zustand göttlicher Vereinigung aber ist ›ohne jeden Zweck‹ und tritt ein, wenn der Mensch ›aufgibt‹ – nicht um irgendetwas zu erreichen, sondern weil er mit Gewissheit weiß, dass er keine andere Möglichkeit hat. ...

Anders ausgedrückt: Das Bewusstsein befreit sich nicht von der Ich-Täuschung durch Unbewusstwerden, durch irgendeinen Versuch, zur ›Natur‹ oder primitiven Unschuld zurückzukehren, noch weniger durch irgendeinen Zustand des Vergessens, des Untertauchens in ekstatische Empfindungen ... Das Ich kann nur auf bewusste Weise aufgelöst werden, indem es ganz bewusst die Bedeutung des ›Ich‹ erkennt, sodass es von ihm nicht mehr bezaubert werden kann.«*

Der Hinduismus sagt zu dieser Einsicht *neti, neti* – »weder dies noch das«. Sowie *tat vam asi* – »Du bist das« oder »Du selbst bist, was du suchst«.

Huna ist kein einmal dogmatisch fixiertes spirituelles Modell, sondern eine lebendige Weisheitslehre, die sich in immer wieder neuen, der Zeit angemessenen Weisen zum Ausdruck bringen lässt. Wir können die Einsichten, wie sie Alan Watts sehr kultiviert ausgedrückt hat, auch etwas »volksnäher« sagen: Nimm deine Ego-Probleme nicht mehr ernst. Schau dir deine Themen zwar an und kehre nichts unter den Teppich – aber dann lass los, nimm sie einfach nicht zu wichtig. Vertraue darauf, dass sie sich auflösen dürfen und auflösen werden. Wenn du das Gefühl hast, in einem emotionalen Misthaufen zu stecken, brauchst du ihn nicht erst lange zu analysieren: Wie bin ich nur da hineingeraten? Wieso hilft mir keiner? Wo kommt der Haufen überhaupt her ... Du kannst einfach herausklettern und dich

* Alan W. Watts: *Mythus und Ritus des Christentums*, übersetzt von U. v. Mangoldt. O.W. Barth Verlag München 1956, Seite 163 f.

unter die Dusche stellen. Und dann geh weiter. Es ist gar nicht möglich, alles immer »richtig« zu machen – aber das ist okay.

Aloha heißt auch: Liebe dich selbst, liebe dein Selbst, liebe deine Ganzheit – das Göttliche, Kosmische, Himmlische sowie das Menschliche, Irdische, Begrenzte in dir. Sein kennt kein Ende – weil es keinen Anfang hat! Bewusstsein hört niemals auf, sondern ist immer. Es lässt sich indes nicht in der Vergangenheit finden, noch in der Zukunft erhoffen oder fortsetzen, sondern nur im Augenblick erfahren. Im Einlassen auf diesen Moment.

Erlebe es: Atme jetzt einige Male tiefer ein und aus, vielleicht durch die Nase ein und hörbar durch den Mund aus. Komm ganz zu dir, noch mehr zu dir ... Sei ganz in deinem Hier und Jetzt – spüre, fühle dein Sein jetzt ... Genieße die »Leere«.

Aloha Spirit

An einem kleinen »Supermarkt« in Kaunakakai, dem größten Ort auf Molokai, der noch ursprünglichsten Insel von Hawaii, hängt ein Schild:

Aloha Spirit required here.
If you can't share it today, please
visit us some other time. Mahalo.

»Hier brauchen wir den Spirit von Aloha.
Wenn du den heute nicht teilen kannst,
komm doch bitte später vorbei. Danke.«

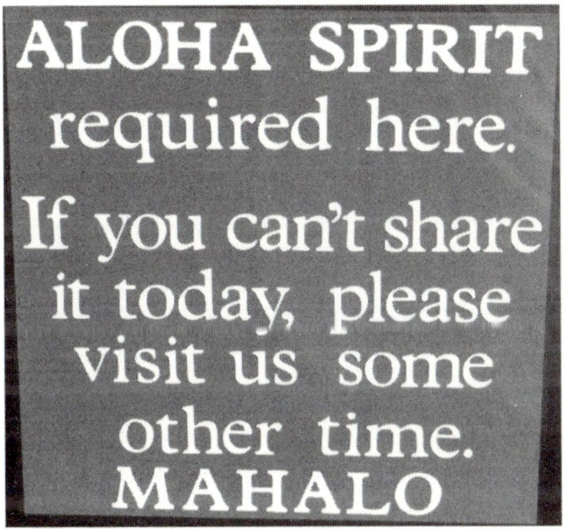

Nicht nur im Laden auf Molokai wird Aloha Spirit erwartet, auch in unserem gesamten Leben brauchen wir den Geist von Aloha. Wir benötigen ihn: »required« heißt ja auch »erforderlich«. Das Leben verlangt und fordert den Geist der Liebe, den Aloha Spirit. Wie sollten wir ohne ihn, wie sollten wir, wenn wir keine Liebe in uns spüren und keine Liebe mit anderen teilen und austauschen können, hier leben wollen? Das wäre ja nur ein Gerade-mal-so-Durchkommen, ein Dahinvegetieren, oder nicht?

Auntie Nana erklärt, dass alle Hawaiianer Menschen sind, die den Aloha Spirit in sich tragen und ihm Raum zur lebendigen Ausstrahlung geben. Sie sagt in ihrem Buch »Change We Must«, dass wir alle Hawaiianer werden müssen. In einem buddhistischen Tempel auf Hawaii gibt es eine Erklärung des Aloha Spirits, die Ost und West, Antike und Moderne, Geist und Materie wunderschön beschreibt. Da heißt es, dass der Aloha Spirit das Zusammenwirken von Geist und Herz ist, das in jedem Menschern stattfinden kann. Diese Verbindung führt den Menschen zu seinem Selbst. Damit sind der natürliche Wunsch und die selbstverständliche Handlung verbunden, gute Gefühle auszustrahlen und an die Umwelt und andere Menschen fließen zu lassen.

Auntie Nana zitiert dann ein Poster, das sie in einem Zen-Tempel sah*:

- A steht für *akahai,* das bedeutet Güte, die sanft und zärtlich zum Ausdruck kommt.
- L steht für *lokahi,* das Einheit bedeutet, die sich durch Harmonie ausdrückt.
- O steht für *'olu'olu,* das Zustimmung bedeutet, die sich mit Freundlichkeit zum Ausdruck bringt.
- H steht für *ha'aha'a,* was Demut bedeutet, die sich in Bescheidenheit ausdrückt.
- A steht für *ahonui,* was Geduld bedeutet, die mit Beharrlichkeit wirkt.

Auntie Nana schreibt, dass sie beim Anblick dieses Posters bemerkte, dass sich ein Kreis geschlossen hatte. Vom Aloha des alten Hawaii über die Liebe und den Glauben der Pfingstge-

* Veary, N.: *Change We Must,* Seite 112 (Übersetzung W. v. Rohr).

meinden zu einer weltoffenen Spiritualität und zur Metaphysik der Science of Mind schließlich zu einem Zen-Meister, der Aloha lehrt.

Wo ist Hawaii? Überall da, wo der Aloha Spirit lebendig ist. Was ist Huna? Dein authentischer Weg zu deinem Selbst, das sich als einzigartiger Ausdruck einer Schöpferkraft erlebt, die alles durchdringt. Was ist Glück? Wenn wir sind, wer wir sein können. Wenn wir leben, wie es schöpferisch kreativ ist – uns selbst entfalten und dabei achtsam und liebevoll sind. Wenn wir immer mehr im Augenblick des Jetzt sind. Das wünschen wir euch und uns allen.

Wenn du Menschen liebst, siehst du nicht ihre Fehler, Unvollkommenheiten und schlechten Angewohnheiten. Du siehst die Menschen als wundervoll, schön und heil an, und vor allem siehst du, dass sie sich verändern.

Wir können unsere eigene Wirklichkeit wählen, weil wir einen freien Willen haben. Wir können uns entscheiden, diesen Augenblick als die einzige Zeit zu erfahren, die es gibt, und in der Wirklichkeit des Jetzt zu leben.
Auntie Nana*

Du musst deinem Herzen folgen. Es gibt keine andere Art zu leben. Aber ich fange jetzt erst an zu fühlen, dass mein Herz Flügel hat.
Auntie Nona**

Mahalo

Danke

* Veary, N.: *Change We Must,* Seite 74, 75 (Übersetzung W. v. Rohr).

** Harden, MJ: *Voices of Wisdom,* Seite 97 (Übersetzung W. v. Rohr).

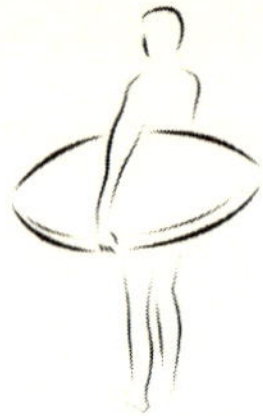

Anhang

Glossar einiger hawaiianischer Begriffe

Aka Energiesubstanz; über sogenannte Aka-Schnüre wird Energie oder Mana »übertragen«

Aloha Geist der Liebe; Leben aus dem Herzen; Offenheit für Liebe; Mitgefühl; eines der sieben Energiegesetze und Bewusstseinskräfte

Aumakua Geistführer, das können Ahnen, persönliche Gottheiten oder auch Krafttiere sein. Die Sängerin Amy Hanaiali'i schreibt auf ihrer CD 'Aumākua Mary Kawena Puku'i: »Als Götter und Verwandte in einem geben sie uns Kraft, wenn wir schwach sind, warnen uns vor Gefahr und führen uns in der Verwirrung, und sie inspirieren uns in unseren Künsten.«

Ho'oponopono Prozess der Bewusstwerdung, Kommunikation, Vergebung und Versöhnung; Prozess der Mediation in Familien, um Probleme zu bereinigen

Ike sehen; erkennen; eines der sieben Energiegesetze und Bewusstseinskräfte

Haipule Integration von Körper, Verstand und Geist, um zu harmonisieren, zu heilen oder Bedingungen oder Umstände zu verändern

Hula darstellender Tanz, der Geschichten erzählt; eine eigene spirituelle Kunst- und Kulturform auf Hawaii

Kahuna Meister beziehungsweise Meisterin; Priester; Experte auf einem bestimmten Gebiet; bei uns häufig speziell für hawaiianische Heiler und Schamanen verwendet; eigentlich bedeutet *ka huna* »Geheimnis«

Kahiki Tahiti

Kala eigentlich »Kragen«; aber auch Entgrenzung; eines der sieben Energiegesetze und Bewusstseinskräfte

Kane Mann; männlich; hoher Schöpfergott; Hohes Selbst

Kapu verboten; heilig; Tabu

Ku Unteres Selbst

Kumu Lehrer beziehungsweise Lehrerin

Kupuna Älteste; geachtete ältere Mitglieder der Familie, des Stammes, der Gesellschaft

Lei Blütenkranz, oft aus *mauna-loa*-Ranken und mit Plumeria- und Hibiskusblüten

Lomilomi hawaiianische Massagekunst

Lono Mittleres Selbst

Mahalo Danke

Makia Energie folgt der Aufmerksamkeit; eines der sieben Energiegesetze und Bewusstseinskräfte

Mana spirituelle Kraft; Macht; »Chi«; eines der sieben Energiegesetze und Bewusstseinskräfte

Manawa Herz, Frieden, Wohlsein; die Ausrichtung beziehungsweise Lenkung von Mana; eines der sieben Energiegesetze und Bewusstseinskräfte

Ohana Familie; eine Gruppe nicht blutsverwandter Menschen, die sich zusammengehörig fühlen; aber auch Familie im Sinne von Menschheit, von allen Menschen als einer einzigen Familie

Pono Güte, Aufrichtigkeit, Balance; eines der sieben Energiegesetze und Bewusstseinskräfte

Ukulele kleines Saiteninstrument, das 1879 von Portugiesen nach Hawaii gebracht wurde; wörtlich: »hopsender Floh«

Wahine Frau; weiblich
Wailua Spirit; Geist

Wir sind uns durchaus bewusst, dass es ein reiches Angebot an unterschiedlichen Übertragungen von Worten und Begriffen aus dem Hawaiianischen gibt. Diese Hinweise dienen als erster Einstieg. Wenn jemand andere, bessere Übertragungen weiß beziehungsweise findet, sind wir für Hinweise dankbar.

Mahalo

Literaturangaben

Deutsche Bücher

Hoppe, Geoffrey und Linda: Adamus Saint-Germain. Die Meister der neuen Energie; Ansata Verlag (übersetzt von W. v. Rohr)

King, Serge Kahali: Der Stadtschamane; Lüchow Verlag

ders.: Healing Relationships. Mit Huna im Einklang mit sich und der Umwelt; Lüchow Verlag (übersetzt von W. v. Rohr)

ders.: Huna. Der hawaiianische Weg zu einem erfüllten Leben; Lüchow Verlag (übersetzt von W. v. Rohr)

Lazarus, Petra: Die Lazarusmethode. Entgiftung von Körper, Geist und Seele; Allegria Verlag (Koautor W. v. Rohr)

dies.: Pilze und Parasiten im Blut. Neue Erkenntnisse der Dunkelfelddiagnose; Knaur Verlag (Koautor W. v. Rohr)

dies.: Kahuna-Yoga. Über die praktische Verbindung von Huna und Yoga; Verlag Neue Erde

Rohr, Wulfing von: Kleine Erleuchtungen. Ein Weg zu Erfolg und Erfüllung; Knaur Verlag

ders.: Was lehrte Jesus wirklich? Die geheime Botschaft der Bibel; Schirner Verlag

ders.: Kuan Yin. Die weibliche Fürsprecherin im Buddhismus; Schirner Verlag

Spezzano, Chuck: Karten der Heilung, Buch und Kartenset; Urania Verlag (übersetzt von W. v. Rohr)

ders.: Wenn es fesselt, ist es keine Freiheit; Integral Verlag (übersetzt von W. v. Rohr)

Wiegel, Suzan: Die Botschaft der Kahunas; Schirner Verlag (Koautor W. v. Rohr)

Englische Bücher

Harden, M. J. (Hrsg.): *Voices of Wisdom. Hawaiian Elders Speak* (Biografische Notizen und Auszüge aus den Lehren von 24 Kahunas); Aka Press, Kula, Hawaii

Long, Max Freedom: *The Secret Science Behind Miracles* (neu bei: Wildside Press, www.wildsidepress.com)

ders.: *Mana Or Vital Force*, o. A.

ders.: *Recovering The Ancient Magic* (neu bei: Kessinger Publications)

ders: *The Secret Science At Work* (neu bei: Kessinger Publications)

Piercy, LaRue W.: *Hawai'i This and That* (Antworten auf die häufigsten Fragen); Mutual Publishing, Honolulu

Provenzano, Renata: *A Little Book of Aloha,* Mutual Publishing, Honolulu

Schütz, Albert J.: *A Pocket Guide to the Hawaiian Language,* Island Heritage Publishing, Waipuha, Hawaii

Veary, Nana: *Change We Must. My Spiritual Journey* (Leben und Einsichten einer Kahuna); Institute of Zen Studies, Honolulu

Westervelt, William D.: *Myths and Legends of Hawai'i;* Mutual Publishing, Honolulu

Die Autoren

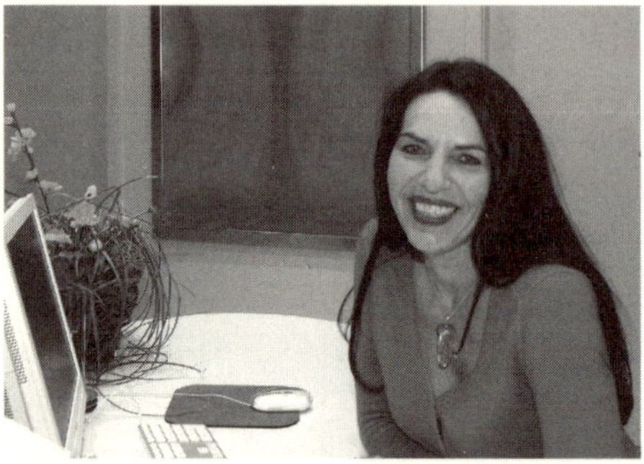

Petra Lazarus ist Heilpraktikerin, Schamanin, Yoga- und Huna-Lehrerin. Sie leitet Kahunakurse und Ausbildungen, deren Grundlage die hawaiianischen Huna-Lehren sind. Im Mittelpunkt ihrer Arbeit hier steht, das Potenzial der Teilnehmer und Teilnehmerinnen zu erfassen und für diese selbst erfahrbar zu machen. So gelangen die Menschen in eine Selbstermächtigung und können neue Ziele erreichen.

Im Yoga hat Petra Lazarus zunächst klassische Hatha-Yoga-Kurse geführt, nun indes eine neue Verbindung von Huna und Yoga entwickelt, die sie in speziellen Huna-Yoga-Kursen anbietet.

In ihrer Naturheilpraxis in Bad Reichenhall gehören zu ihren Arbeitsschwerpunkten Dunkelfeldblutdiagnostik nach Prof. Dr. Enderlein, Regulationsdiagnostik, Mikrobiologie, Radionik, Akupunktur, Wirbelsäulenbehandlung, Psychokinesiologie nach Dr. Klinghardt, Schwermetallausleitung, Farbtherapie und Energiearbeit. Seit einigen Jahren setzt sie auch insbesondere das schamanische Arbeiten und Kahuna-Healing ein.

Petra Lazarus ist Mutter von zwei erwachsenen Töchtern. Von ihr sind bisher drei Bücher erschienen; siehe Literaturangaben.

Kontakt

Hp Petra Lazarus, Naturheilpraxis
Huna-Zentrum für hawaiianischen Schamanismus
Rathausplatz 5, D 83435 Bad Reichenhall
Tel. +49-(0)8651-766369
E-Mail: info@lazaruspraxis.de
Webseite: www.lazaruspraxis.de

Petra Lazarus bietet regelmäßige Huna-Kurse zum hawaiianischen Schamanismus an, zusammen mit Wulfing von Rohr gibt es dabei auch Wochenendseminare. Außerdem laufen spezielle intensive Kahuna-Ausbildungen mit Zertifikat. Ab Herbst 2013/Frühjahr 2014 sind auch Kurse auf Hawaii geplant.

Übersicht zu den Huna-Kursen mit Petra Lazarus

Erlebnisabende zur Einführung: in Bad Reichenhall und andernorts
Regelmäßige Huna-Treffen: in Bad Reichenhall
Wochenenden: Die drei Selbste / Die sieben Energiegesetze und die sieben Bewusstseinskräfte: in Bad Reichenhall und andernorts
Sieben Vertiefungsseminare zu den sieben Kräften jeweils ein Tag: in Bad Reichenhall
Hunawoche am Mittelmeer (Malta – Insel der Göttin)
Meisterkurs: auf Hawaii

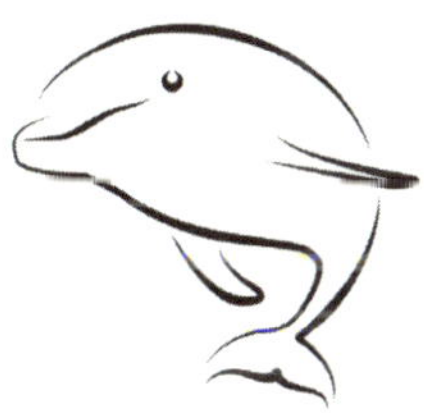

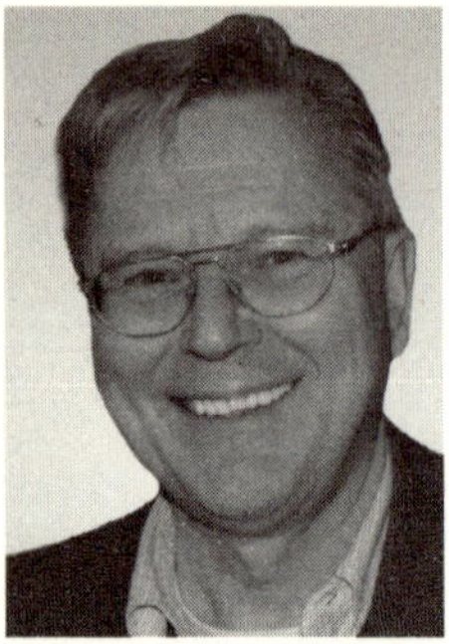

Wulfing von Rohr, Jahrgang 1948, ist Bewusstseins- und Kulturforscher, Buchautor und Koautor, Seminarleiter, Übersetzer und Herausgeber. Er tritt als Moderator und als Organisator von spirituellen Treffen in Erscheinung, zum Beispiel auf der Internationalen Friedenskonferenz München 1999, bei den Interreligiösen Gesprächen Luzern 2000; den Friedenstagen Salzburg 2002, den Engeltagen Salzburg und München 2006, 2007 und 2008; The Gathering-Konferenz für LichtarbeiterInnen in Solothurn 2008, den Lebenskraft-Symposien in Zürich 2008, 2009, 2010 und 2011, sowie Aura Basel 2009 und 2010. Bei der Crimson Circle New Energy-Konferenz in Colorado Juli 2009, München 2010, Santa Fe 2011 und Wien 2012 war er einer der Gastredner.

W. v. Rohr war von 1974 an zwanzig Jahre lang Fernsehjournalist und Produzent von Fernsehdokumentationen für ARD und ZDF; Gründungs-Chefredakteur der Zeitschrift ENGELmagazin 2008 und 2009; Empfänger des internationalen »Inspire Consciousness Award« 2010. Er war langjähriges Mitglied der Internationalen Gesellschaft für Tiefenpsychologie und hat bis 2010 ehrenamtlich als Mitglied des Pfarrgemeinderats am Marienwallfahrtsort Großgmain gewirkt. Im deutschsprachigen Raum gilt er als ein führender Kenner der spirituellen Bewegungen und Entwicklungen in Europa, Nordamerika und Teilen von Asien.

Kontakt

Feldgasse 51, Rust am Neusiedler See, Österreich
E-Mail: wulfing@gmx.at
Webseite: www.wulfingvonrohr.info